国家出版基金项目
NATIONAL PUBLICATION FOUNDATION

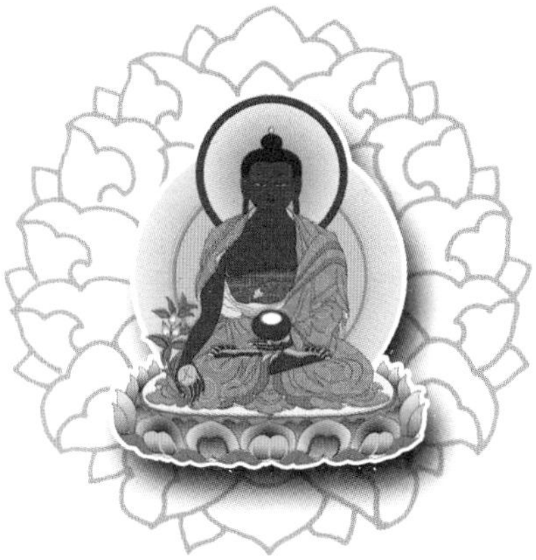

བོད་སྨན་ཚོད་ལྡན་འཁྲུངས་དཔེ།

སྨན་མིང་རྒྱ་མཚོ།

藏药古本经典图鉴四种

药名之海

藏汉对照

噶玛·让穹多吉　著

毛继祖　　　　等译

青海人民出版社

图书在版编目(CIP)数据

药名之海 / 噶玛·让穹多吉著；毛继祖等译．--
西宁：青海人民出版社，2016.5（2020.4 重印）
（藏药古本经典图鉴四种）
ISBN 978-7-225-05055-3

Ⅰ．①药… Ⅱ．①噶…②毛… Ⅲ．①藏医—中草药
—图解 Ⅳ．①R291.4-64

中国版本图书馆 CIP 数据核字(2016)第 099118 号

藏药古本经典图鉴四种(藏汉对照)

药名之海

噶玛·让穹多吉　著　毛继祖　等译

出 版 人　樊原成
出版发行　青海人民出版社有限责任公司
西宁市五四西路 71 号　邮政编码:810023　电话:(0971)6143426(总编室)
发行热线　(0971)6143516/6137730
网　　址　http://www.qhrmcbs.com
印　　刷　青海西宁印刷厂
经　　销　新华书店
开　　本　787mm×1092mm　1/16
印　　张　10
字　　数　125 千
版　　次　2016 年 10 月第 1 版　2020 年 4 月第 5 次印刷
书　　号　ISBN 978-7-225-05055-3
定　　价　36.00 元

噶玛・让穹多吉简介

噶玛・让穹多吉（1284~1339年），元代藏传佛教噶玛噶举派黑帽系杜松钦巴第三代转世活佛。公元1288年到楚普寺依噶玛拔希弟子邬坚巴学法，先后游历康藏各地，募化布施，修整寺庙，建造桥梁多处。公元1331年应诏至北京，次年为元宁宗帝后传时轮大灌顶。1334年经五台山返藏，住居桑耶寺，备资缮写《甘珠尔》和《丹珠尔》各一部，并著有显密论著和历算集论多部，他撰著了《药名之海》等医著，对藏医药的发展做出了积极的贡献。1336年又应诏至北京见元顺帝，后在北京圆寂，享年56岁。

《药名之海》翻译人员

顾　　问　卡　洛　牛多丹

译　　汉　毛继祖

参加人员　卢永昌　许生胜　达洛嘉　钱　帅

前 言

《度母本草》《妙音本草》《宇妥本草》三大本草，成书于公元8世纪中叶，是藏药最早的经典本草，早于《医学四续》。第司·桑杰嘉措著的《蓝琉璃》中说："《度母本草》《妙音本草》《宇妥本草》称为三大本草。"通称《图鉴》。三大本草是藏药最根本最古老的藏药本草图鉴。其后的所有藏药本草，皆是以这三大本草为基础撰著而成的。书中论述了药物的生地、形态、性味、功效等，并载有藏药方剂及其所治疗的疾病。

噶玛·让穹多吉著的《药名之海》，也是一部藏药经典著作，成书于公元14世纪初叶，书中论述了药物的性味、功效，是当时盛行的医书之一，后世医家多有引用。《药名之海》一书对药物进行了系统分类，《晶珠本草》对药物的分类也采用了这种分类形式，可以说该书是三大本草至《晶珠本草》之间承前启后的著作之一。

研究藏药应该识源识流，故将这四部典籍翻译出版，称为《藏药古本经典图鉴四种》。三大本草和《药名之海》的藏文原文，皆选自青海省藏医药研究所和《藏医药经典文献集成》编委会编、民族出版社于2006年6月出版的《藏医药经典文献集成》之第40集《草本药库》。《草本药库》对藏文原文进行了校勘，改正了错别字，并将改正后的字词加注在括号内。这次翻译的《藏药古本经典图鉴四种》（藏汉对照）中的藏文原文只用了校勘后的文本。

三大本草为同一时期的藏药经典，虽然各为独立的本草专著，但是有一些药物是相同的，汇集在一起显得有点重复。然而各书中所述的内容并不完全一致，有所偏重，汇集在一起，互为参照，更有意义。

三大本草和《药名之海》皆为七言偈颂体，通畅流利，易读易记。为了体现藏文原文的这些特点，译文也用七言偈颂体。但由于两种文字的差异和不同的特点，翻译要做到内容准确、语言规范、风格等同，并不容易。尽管方剂中药味的次序前后略有调动，还是只体现了节奏和谐，未能体现韵脚，不如原文那样流畅。

三大本草年代久远，书中使用的药名与现代藏药的药名很不一致，还有部分方言藻语，是翻译的难点。有些药名，未找到确切的对应称谓，曾经多次请问多位专家，见解不同，说法不一，只按一种说法译出，有待进一步考证。

三大本草中重复出现的一些药物，其生地、形态、功效等描述差别较大，按原文译出就出现了同名异物。

三大本草的藏文原文中没有药物图像，作为图鉴，显得美中不足，故在野外实地拍照，加配了彩图。由于条件所限，未能在野外实地拍到图片的，采用了标本图片，在此深表歉意。

《妙音本草》中有个别药物先后出现两次，好似重复，但药方的配伍和功效主治不同，故仍然保留。

由于多种原因，在《藏药古本经典图鉴四种》的翻译中，一些不足和错误在所难免，敬请读者指正。这套译本仅仅是抛砖引玉，祈愿引出晶莹美玉。

扎西德勒！

译　者

2014 年 10 月

དཀར་ཆག
目次

འགོ་བརྗོད།

འགྲོ་བའི་ནད་གསོ་བཅོམ་ལྡན་འདས། །སྨན་གྱི་རྒྱལ་པོ་ཚངས་པ་སོགས། །དྲང་སྲོང་བླ་མ་བརྒྱུད་པ་ལ། །བཏུད་དེ་གུས་པས་ཕྱག་འཚལ་ནས། །རིན་ཆེན་རྡོ་དང་ཆུ་ཤིང་དང་། །རྩི་དང་སྔོ་ལྡུམ་བྱེ་བྲག་དང་། །སྲོག་ཆགས་ལས་བྱུང་ཤ་ལ་སོགས། །སོ་སོའི་ནུས་པ་བཤད་པར་བྱ། །ལྷ་ཀླུ་གནོད་སྦྱིན་མིའམ་ཅིའི། །སྤྱོད་པ་བཤད་ཀྱང་ཉེར་མི་འགྱུར། །སྨན་གྱི་རྒྱལ་པོ་འཁྲམ་བྱེད་སོགས། །མངོན་ཤེས་ལྡན་པའི་སྤྱོད་ཡུལ་ཡིན། །འདི་རྙེད་པ་ཡི་ཉེར་མཁོ་བ། །ཅུང་ཟད་བཤད་པས་འདིར་ཤེས་བྱ། །

【译文】

绪言

为治众生各种病，世尊药王大梵天、大仙上师药传世，为此虔诚来顶礼！珍宝矿石水树类、汁液精华隰草类、旱生草类具体药，动物类药肌肉等，各自功效细分述。神龙夜叉或非人，任何一种之行为，讲述再多亦无益，医药之王徒众等，皆为先知可效习，辑此皆为能应用，稍许讲述则明白。

ལེའུ་དང་པོ། རིན་པོ་ཆེའི་སྨན་གྱི་སྡེ་ཚན།

第一章　珍宝类药物

རིན་པོ་ཆེའི་སྨན་གྱི་སྔོ་ཚན།

རྒྱལ་བའི་རིང་བསྲེལ་ནོར་བུའི་མཆོག །དགོས་འདོད་ཐམས་ཅད་འབྱུང་བར་ངེས། །ཉན་ཐོས་རང་རྒྱལ་བྱང་ཆུབ་སེམས། །དེ་བཞིན་རྣལ་འབྱོར་ལྡན་པའི་གདུང་། །མཆོད་ཀྱང་ལུས་ལ་བཅིངས་པ་ཡིས། །གདོན་ཀུན་ཕྱོགས་སུ་ཉེ་མི་ནུས། །ནོར་བུ་རིན་ཆེན་བཻཌཱུརྱ། །འོད་ཀྱིས་ནད་ཀུན་སེལ་བར་བྱེད། །ཨིནྡྲ་ནཱི་ལས་ནད་ཀུན་སེལ། །ཇོ་ཇེས་ཐོག་ཀུན་བཟློག་པར་བྱེད། །པད་མ་རཱ་གས་ནད་ཀུན་འཕྲོག །མར་གད་ནད་རྣམས་ཀུན་ལ་ཕན། །བྱི་ལའི་མིག་འདྲས་སྨྱུལ་ཆེན་བཟློག ། ཆུ་ཤེལ་ཚད་པ་ཞི་བར་བྱེད། །མེ་ཤེལ་གྲང་བའི་ནད་རྣམས་འཇོམས། །ཀར་ཀ་ཏྲ་ཡིས་གཟེར་བ་སེལ། །སྤྲུར་ལེན་དུག་ཚད་ཐམས་ཅད་འཇོམས། །དེ་ལྟར་ཇོ་ཡི་ནོར་བུ་བཅུ། །

བྱ་ཁྱུང་སྐྱུགས་པས་ནད་ཀུན་ཕན། །དེ་བཞིན་གཡུ་སྙིང་ནུས་པ་མཚུངས། །སྦུ་མེན་དུག་དང་སྐྲ་དཀར་འཇོམས། །སྦུ་ཧྲིག་དུག་སེལ་གླད་པ་གསོ། །ཁྲ་མེན་གཟའ་ནད་མ་ལུས་སེལ། །བྱི་རུ་འདུས་པའི་ནད་ལ་ཕན། །ཤང་ཀ་ཤི་ལས་གདོན་ཀུན་བསྲུང་། །ཕལ་བའི་དུང་བསྲེགས་འབྲིལ་ཀུན་འཇིག །གཡུ་སྙིང་མིག་ནད་སེལ་བར་བྱེད། །མཆིང་དང་མར་གད་དེ་དང་འདྲ། །ཇོ་དང་སྲོག་ཆགས་ལས་བྱུང་བཅུ། །

ལྕེ་སྤྱང་རྣ་ཡིས་ནོར་རྣམས་བསྲུངས། །སྤྲུལ་གྱི་ནོར་བུས་དུག་ལ་ཕན། །ཀུ་ཤ་ཧྲཱུཏྟ་རིམས་ནད་སེལ། །གསེར་མེན་དབྱིག་དུག་བསྡུད་ཅིང་སེལ། །རེག་གཙོད་སྐྲན་ནད་འཇོམས་པར་བྱེད། །གླ་བའི་ནོར་བུས་སྦྲུལ་དུག་ཕན། །ཉ་སོགས་སྲོག་ཆགས་གླད་པའི་ནད་། །ཇོ་བ་ཆར་འབེབས་སོ་སོར་ཕན། །ཆུ་ཚན་རིང་བསྲེལ་གདོན་ནད་སེལ། །ཉ་ཕྱིས་གླད་པ་འཛག་པ་གཙོད། །འཇྭ་བྱེད་ཤེལ་རྡོག་དུག་ལ་ཕན། །དེ་ལྟར་ནོར་བུར་གཏོགས་པ་བཅུ། །

རོ་བཅུད་རྒྱལ་པོ་དངུལ་ཆུ་ནི། །གཉེན་པོ་གྲོགས་སྦྱོར་ནད་ཀུན་སེལ། །ཚེ་རིང་ནད་རྣམས་ཀུན་འགྲུབ་བྱེད། །གསེར་གྱིས་རྒས་པ་རྣམ་པར་འཇོམས། །དངུལ་གྱིས་སོ་ནི་བཟང་པོར་འགྱུར། །ལྕགས་ཀྱིས་ཆུ་དང་མཚོན་རྣམས་བཟློག །ཟངས་ཀྱིས་དམུ་རྗེང་སྐེམས་པར་བྱེད། །འཁར་བ་ར་གན་མིག་ནད་སེལ། །ཞྭ་ནི་ནག་དང་དཀར་བ་གཉིས། །གདོན་བསྲུངས་སྐྲ་རྣམས་ནག་པོ་བྱེད། །འདི་རྣམས་ལྕགས་བརྒྱད་གཉེན་པོ་བཤད། །ཡོན་ཏན་ཀུན་གཏེར་ཤེས་པར་བྱ། །

【译文】

珍宝类药物

佛陀舍利为至宝，一切所需必显现；声闻独觉和菩萨、瑜伽遗体之舍利，虔诚供奉佩戴身，一切邪魔难近身。上品珍宝吠琉璃，宝光一照疾病消。恩扎勒拉蓝宝石，功效治疗一切病。金刚宝石禳霹雳，回遮一切疾病魔。红宝石治一切病。祖母绿治各种病。猫眼石遮大蟒蛇。水晶宝石清热症。火晶宝石祛寒症。嗄热嗄扎宝止痛。蜜镴琥珀解毒热。此为十种珍宝石。碧玉宝石疗诸病。旧松耳石功效同。青金宝石解诸毒，并且治疗白发病。珍珠解毒治脑病。同心环状花玛瑙，功效治疗中风症。珊瑚可治并发症。火晶宝石防邪魔。普通螺灰化瘀结。旧松耳石治眼病；青白玛瑙祖母绿，二者功效与上同。此为宝石十种药。

犲角可防牛瘟疫。蛇宝可解中毒症。孤沙盘治疫疠病。金金石除珠宝毒。惹合君治肿瘤病。麝宝可解毒蛇毒。鱼等动物脑中石，各有功效治诸病。温泉舍利治邪病。珍珠母治脑滴漏。重晶石疗中毒症。此为珠宝十味药。滋补药王之水银，配伍诸药治诸病，延年益寿疗诸疾。黄金抗老并益年。白银使齿白而固。铁疗尿疾和刀伤。红铜可消水肿病。青铜黄铜疗眼病。黑锡白锡防邪魔，并且能够乌须发。此为八味金属药，功效宝库便可知。

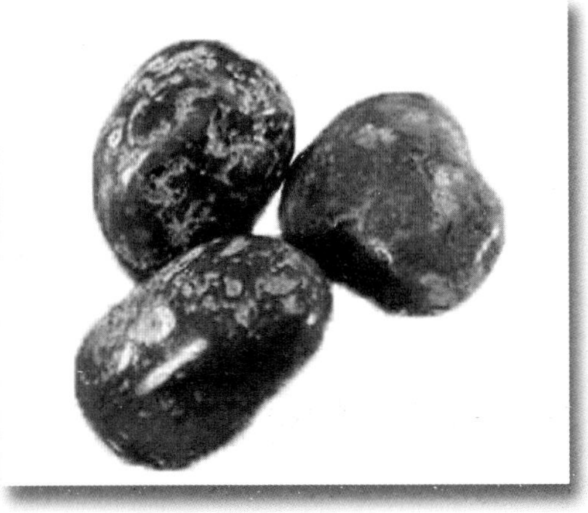

舍利 རིང་བསྲེལ་ནོར་བུ།

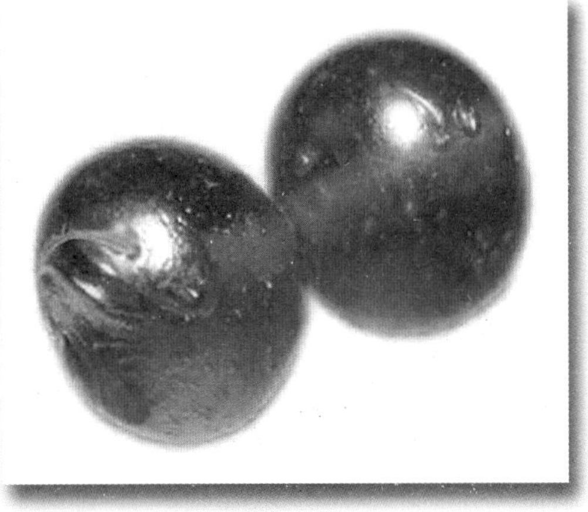

蓝琉璃 བཻཌཱུརྻ།

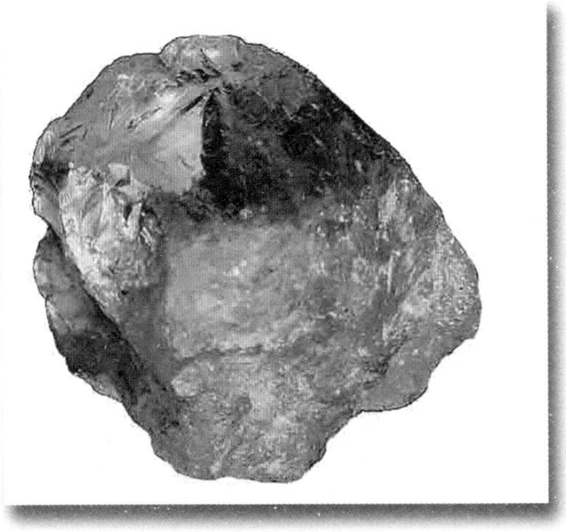

金刚石 རྡོ་རྗེ་ཕ་ལམ།

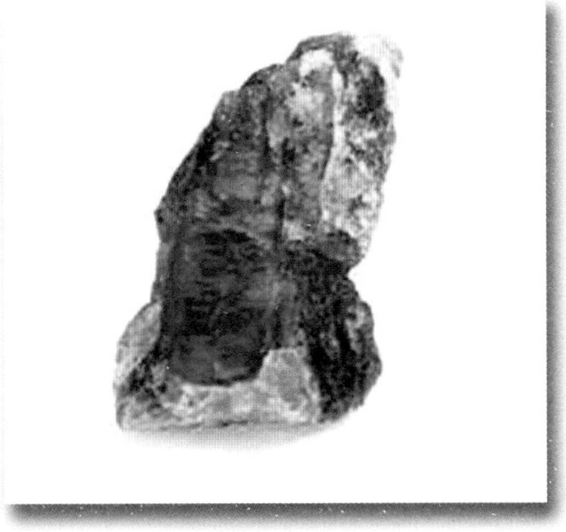

祖母绿 མ་རྐད།

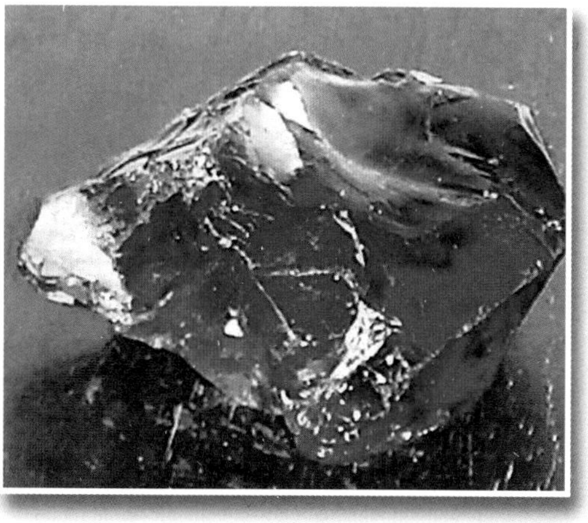

蓝宝石　ཨིནྡྲ་ནཱི་ལ།

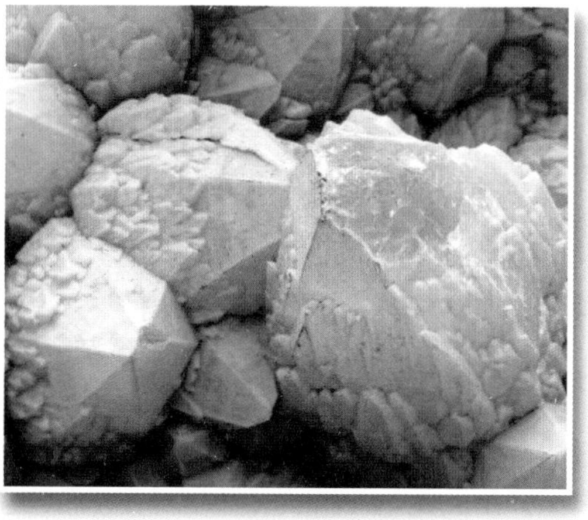

水晶石　ཆུ་ཤེལ།

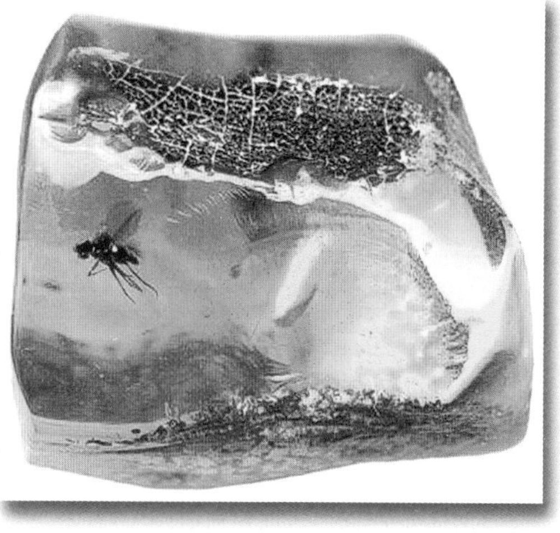

蜜镴琥珀　སྦུར་ལེན།

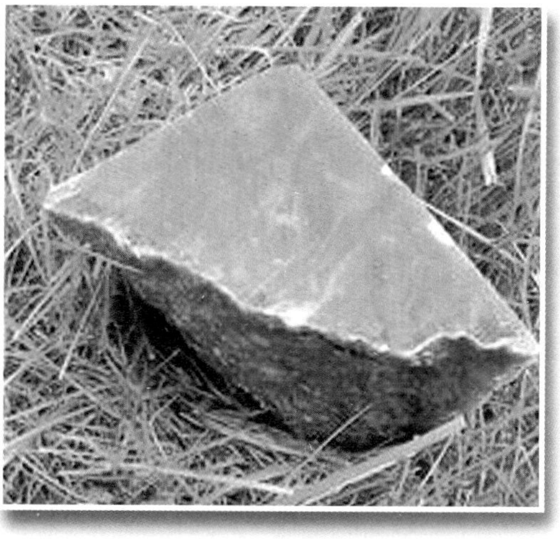

碧玉　བྱ་ཁྱུང་སྐྱུགས་པ།

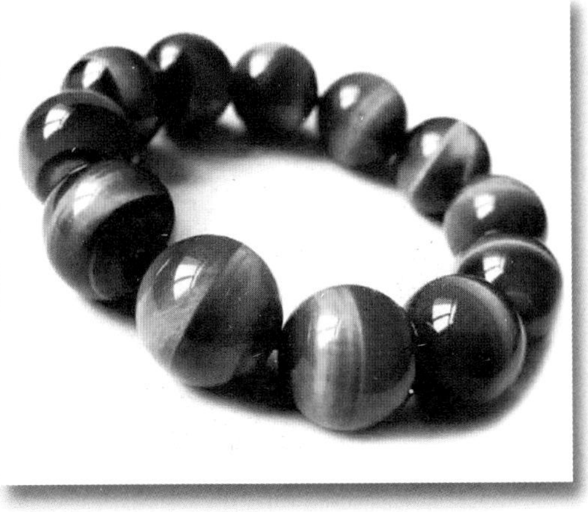

猫眼石 བྱི་ལའི་མིག་འདྲ།

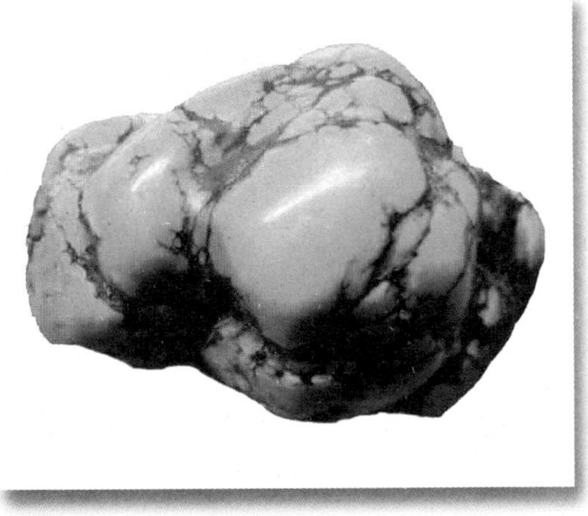

松耳石 གཡུ།

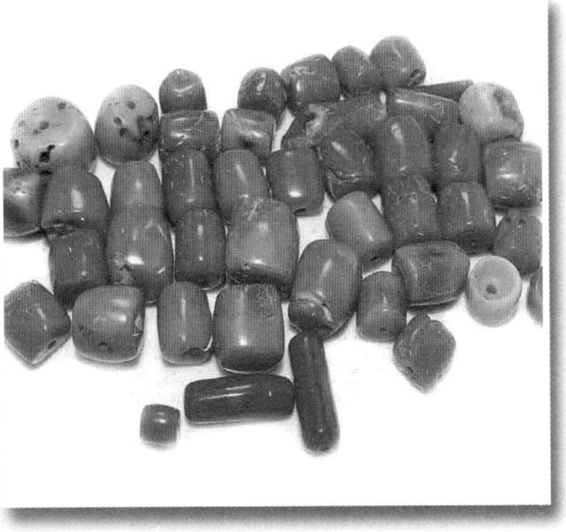

珊瑚 བྱི་རུ།

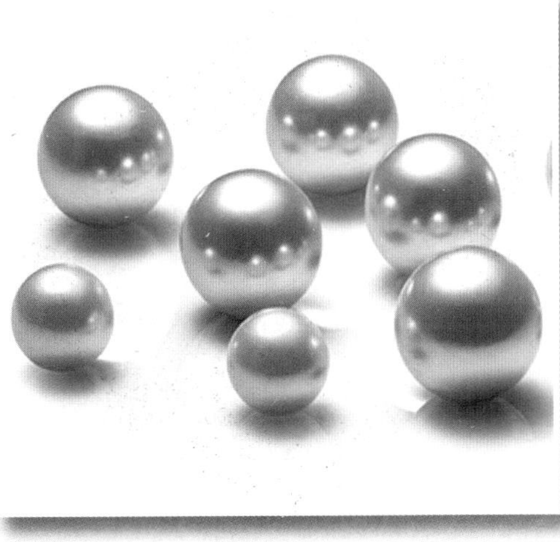

珍珠 མུ་ཏིག

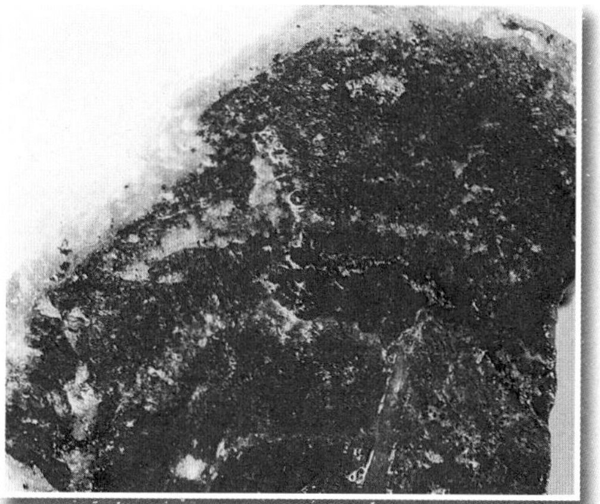

青金宝石 མུ་མེན།

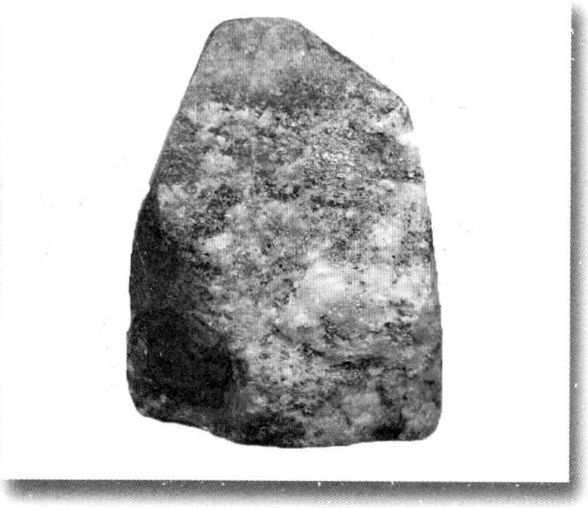

金沙石 གསེར་མེན།

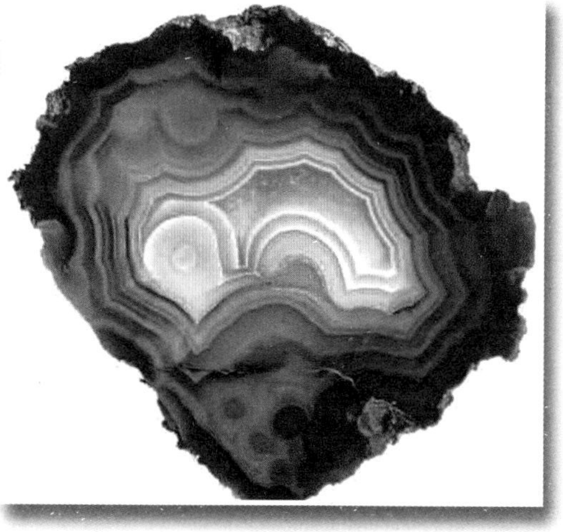

玛瑙 མཆོང་།

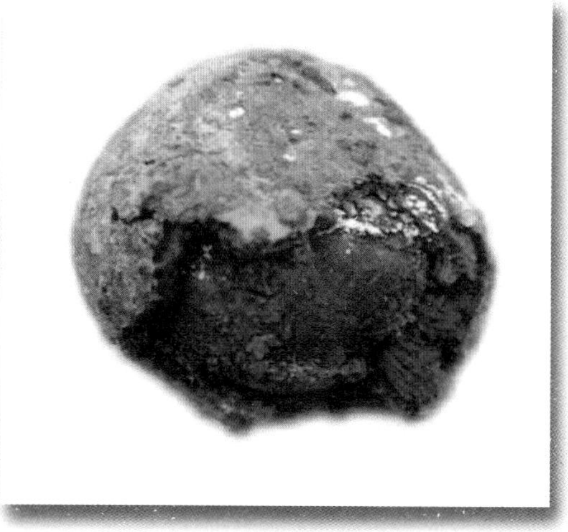

麝宝 གླ་བའི་ནོར་བུ།

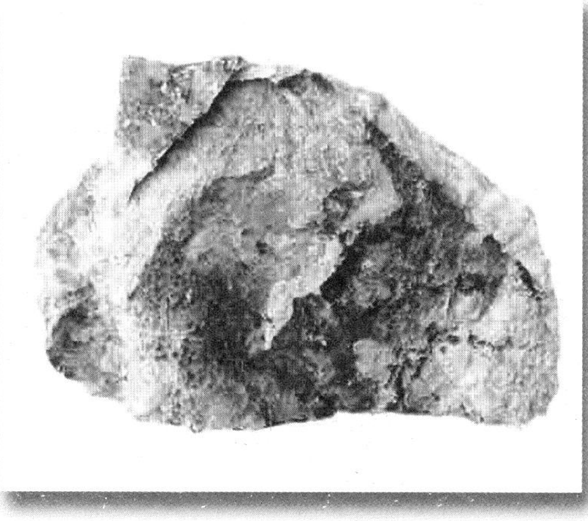

重晶石 འདྲེ་བྱེད་ཤེལ་རྡོ།

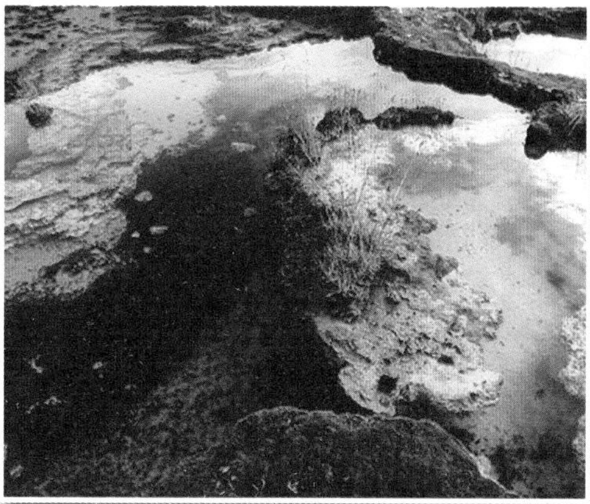

温泉舍利 ཆུ་ཚན་རིང་བསྲེལ།

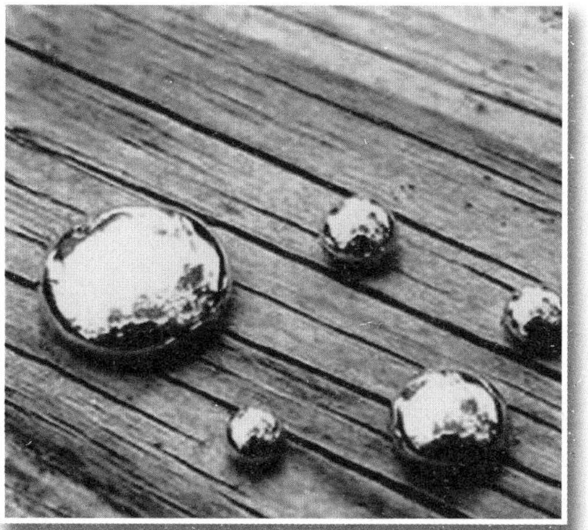

水银 དངུལ་ཆུ།

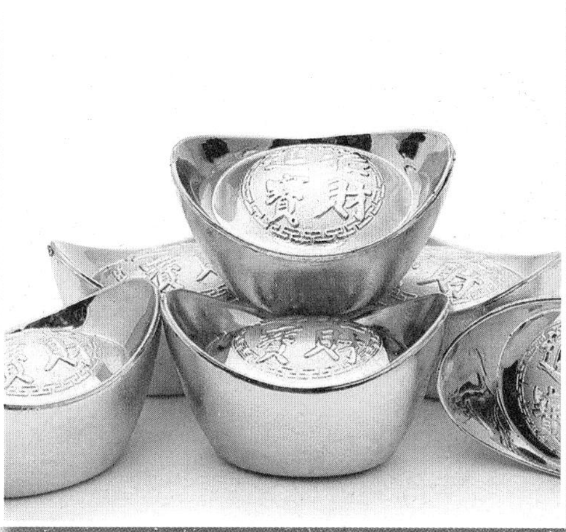

黄金 གསེར།

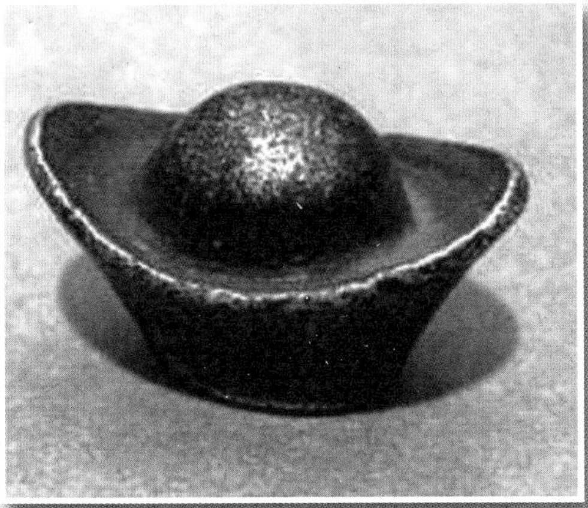

银 དངུལ།

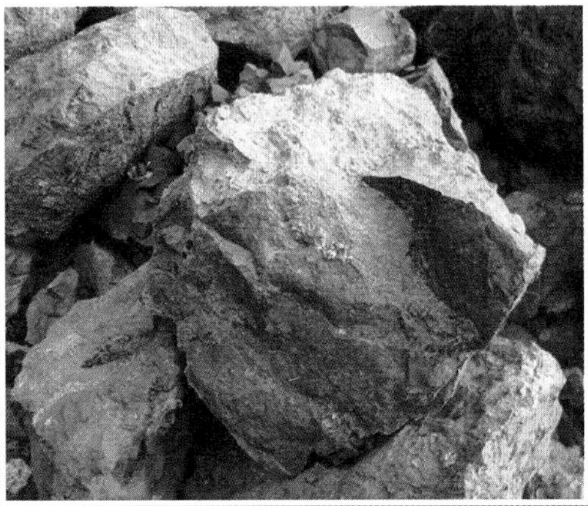

铁 ལྕགས།

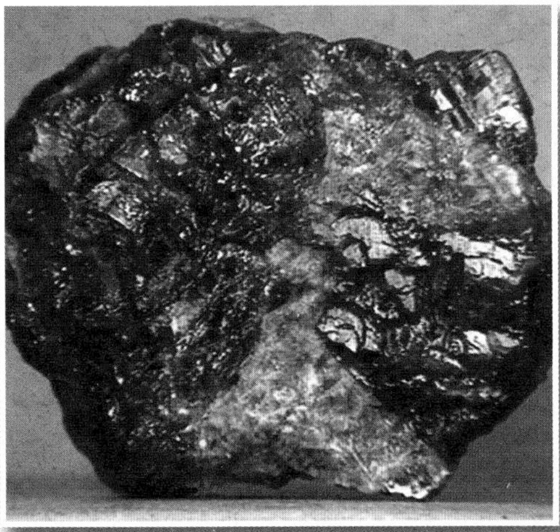

红铜 ཟངས།

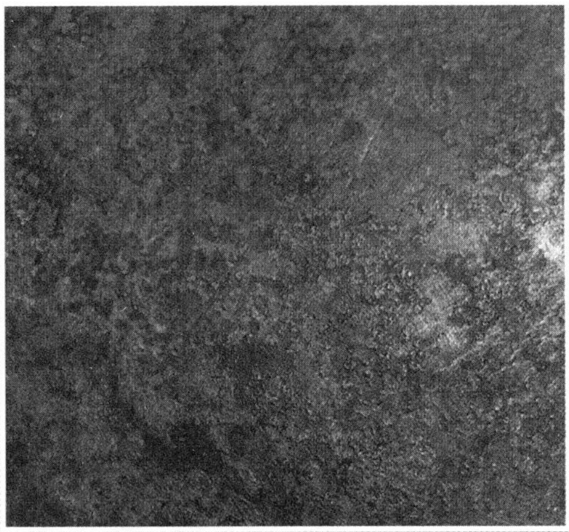

青铜 འཁར་བ།

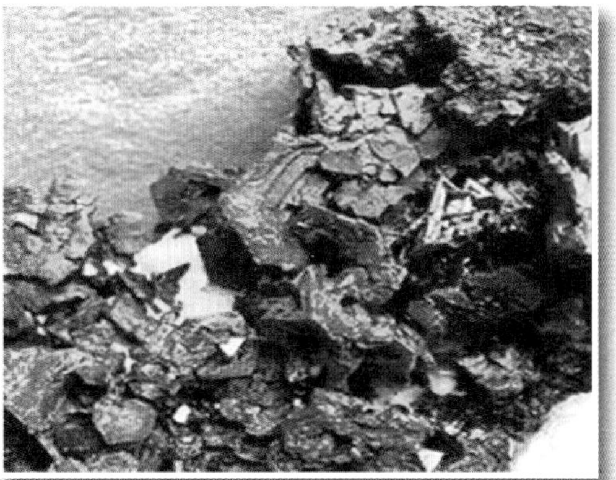

黄铜 ར་གན།

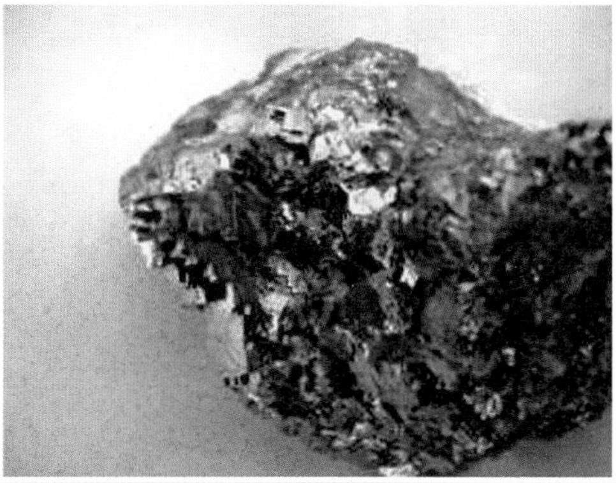

白锡 ཟླ་དཀར།

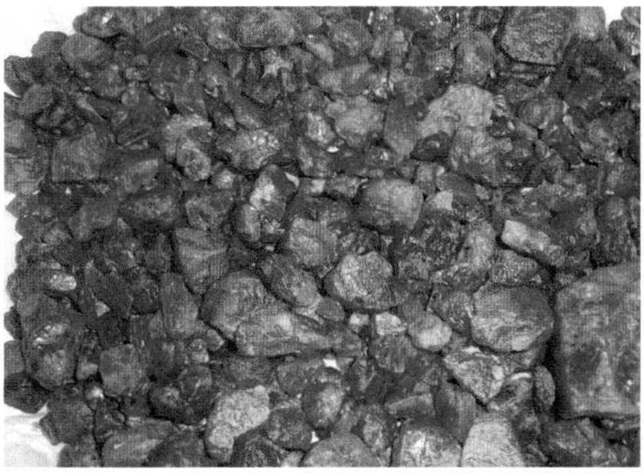

红宝石 པད་མ་རྡ་ག

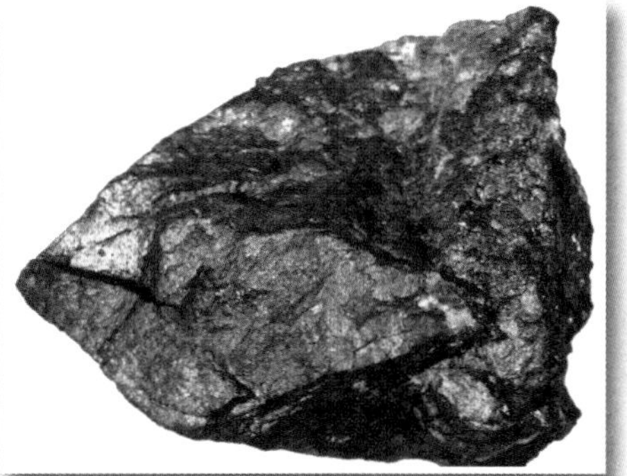

黑锡 ཟླ་ནག

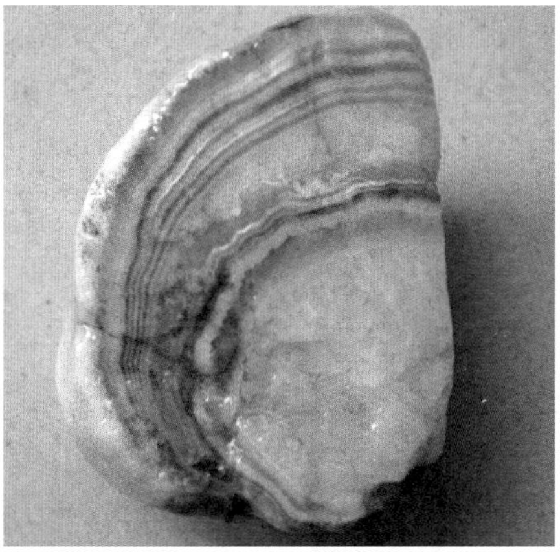

青白玛瑙 མཚོང་།

ལེའུ་གཉིས་པ། རྡོ་སྨན་གྱི་སྡེ་ཚན།

第二章　石类药物

རྡོ་སྨན་གྱི་སྡེ་ཚན།

དེ་ནས་ཁམས་རྣམས་བརྗོད་བྱ་སྟེ། །ཁབ་ལེན་རིགས་ནི་རྣམ་པ་བཞི། །འགུགས་བྱེད་ལྷགས་རྣམས་འགུགས་པར་བྱེད། །གཅོད་བྱེད་འཇོམ་བྱེད་སྐོར་བྱེད་རྣམས། །ལྷགས་ཀུན་ལས་བྱེད་ཁམས་མཆོག་ཡིན། །མཚལ་གྱིས་རྩ་སྦྱོང་དུག་ནད་སེལ། །གསེར་དངུལ་རྡོ་ཡང་དེ་ཉིད་མཚུངས། །ཟངས་རྡོ་མཐིང་སྐྲང་ནད་ཀུན་རྒྱུག །རག་རྡོས་མིག་གི་རབ་རིབ་སེལ། །ཏི་ཚ་དམར་ནག་ཆུ་སེར་སྐེམས། །ཕ་ལྷང་དཀར་པོས་མིག་ལ་ཕན། །ནག་པོ་གྲུ་བཞི་ཁྲི་སྐྱོན་ཕན། །གསེར་ཟེལ་ཟངས་དང་ནུས་པ་མཚུངས། །དངུལ་ཟེལ་རྡོ་དུག་སེལ་བར་བྱེད། །ཕྱོང་རོས་གག་པའི་སྨན་མཆོག་ཡིན། །ཁ་བླས་གདོན་ནད་སེལ་བར་བྱེད། །མུ་ཟིས་མཛེ་དང་ཆུ་སེར་སྐེམས། །ནག་པོ་ལྗོག་པའི་ནད་ལ་ཕན། །དམུ་རྫིང་གཉན་ཚད་སེལ་བར་བྱེད། །མཚུར་ནག་རིགས་གསུམ་གང་གིས་ཀྱང་། །དཔྱིག་དུག་སེལ་ཞིང་ཁ་ནད་འཇོམས། །དར་མཚུར་རུས་ནད་ཕལ་ཆེར་འཇོམས། །ལྕང་ཚེར་དུག་ནད་ཀུན་སེལ་བྱེད། །ཁམས་བརྒྱད་ཉེ་བཅུད་བཅུར་བཅས་ཡིན།།

དེ་ནས་རྡོ་གཞན་ཡོན་ཏན་ནི། །དུང་འདྲས་དངུལ་ཆུ་འཆིང་བར་བྱེད། །སྨུག་པོས་མིག་གདོན་ནད་ཀུན་ཕན། །བྱིའུ་མགོས་མགོ་བོའི་རུས་ཆག་སྦྱོར། །སྤལ་རྒྱབ་ཆུ་སེར་ནད་ཀུན་ཕན། །མདུང་རྩེ་དཀར་སྨུག་མིག་ནད་སེལ། །དཀར་པོ་ཆིག་ཐུབ་རུས་ཚད་སེལ། །གངས་ཐིགས་འབྲུམ་པའི་ཆུ་སེར་སྐེམ། །འབྲུག་སྣད་སྣད་པའི་ནད་ལ་ཕན། །ཅོང་ཞིས་རུས་པའི་དྭངས་མ་གསོ། །དེ་ལྟར་བཅུ་པོ་མགོ་ཆག་དང་། །ཆུ་སེར་ནད་རིགས་ཀུན་ལ་ཕན།།

རྡོ་ཞོས་སྣོད་ཀྱི་ནད་རྣམས་སེལ། །ཕུག་རོན་སྙི་ཡིས་ལྷགས་དྲེག་འཇོམས། །དཀར་པོ་ལུག་གདོང་སྐྲན་ལ་ཕན། །སེར་པོ་མཆིན་མཁྲིས་འདྲིལ་རྣམས་སེལ། །གོ་བོའི་རྒྱབ་འདྲས་གྲང་སྐྲན་འཇིག །ཚ་རྡོ་གྲང་ནད་ཕལ་ཆེར་འཇོམས། །རྡོ་སོལ་དབྱིག་གི་དུག་ལ་ཕན། །མུ་ཟི་རྡོ་ཡིས་དམུ་ཆུ་སྐེམས། །འདི་བཅུ་བསྲེག་ལ་གཏང་བར་བྱ།།

རྡོ་མཁྲིས་མཁྲིས་པ་མིག་སེར་སེལ། །རྡོ་སྨུར་གྲང་བ་བད་ཀན་སེལ། །རྡོ་རྒྱུས་རུས་པའི་ནད་ལ་ཕན། །ལུང་རྡོ་རྩ་ཡི་ནད་རྣམས་ཕན། །ཞེལ་སྣབས་རྣ་ཡི་ནད་ལ་ཕན། །ཆུ་རྡོས་ཚད་པའི་ནད་སེལ་བྱེད། ། བྲག་རྡོས་གྲང་བ་སེལ་བ་ཡིན། །རྡོ་ཆུ་དངུལ་གྱི་དུག་ལ་ཕན། །རྒྱ་མཚོའི་ལྦུ་བས་གདོན་ནད་སེལ། །ཐོད་ལེ་ཀོར་གྱིས་རྩ་ལམ་

སེལ། །འདི་བཅུ་གྲོགས་དང་བསྲེས་པར་གཅེས། །

རྡོ་སྦྱོས་འདུས་པའི་ནད་ལ་ཕན། །དཀར་གོང་སྲིན་ཅན་སོ་སྲིན་སེལ། །རྒྱ་མཚོའི་རྡོ་བས་སྲིན་ལ་ཕན། །སྨུག་གིས་རྨ་ཡི་ཆུ་སེར་སྐེམས། །ཀ་ཤའི་རྡོ་ཀྱང་དངུལ་ཆུ་སྡྲོངས། །དངུལ་ཆུའི་རྡོ་བསྲེགས་ཤ་རོ་གཅོད། །དུག་ཤེལ་དུག་ནད་སེལ་བ་ཡིན། །འཛིང་གིས་རྨ་རྙིང་སེལ་བར་བྱེད། །ལས་བྱེད་འདུ་བ་སྐེམས་པ་ཡིན། །གཡམ་པ་ཁམས་གང་ཡིན་པར་མཐུན། །སྣ་ཚོགས་ནུས་ལྡན་རྡོ་བ་བཅུད། །གཞན་ཡང་རོ་ནུས་འདྲེས་པ་རྣམས། །ནུས་པས་ནད་རྣམས་ཞི་བྱེད་པ། །མཁས་པ་ཚུལ་བཞིན་སྦྱུད་བྱས་ལ། །གཏོང་ལུགས་མཁས་པའི་ཞལ་ལ་དྲིས། །

【译文】

石类药物

磁石铁石分四种，磁石功效吸附铁，断铁钻铁旋铁石，诸铁功用皆上品。朱砂泻脉治毒症，金银矿石效用同。红铜矿石和石青、孔雀石治各种病。黄铜矿石治眼翳。红黑二种花蕊石，功效可干黄水病。自然白铜疗目疾。褐铁矿解狂犬毒。黄铁矿效如红铜。阳起石治中毒症。雄黄矿石治喉蛾。雌黄石治邪魔病。硫黄石治麻风病，并且可干黄水病；黑硫黄石治疔毒，并疗水臌瘟热症。黑矾品种分三种，可解宝毒治口病。明矾石治骨骼病。云母可解一切毒。 此为八元十效药，诸药分别要去毒。

其他石药之功效：海螺化石凝水银。针铁矿石治眼疾，并治一切邪魔病。石燕愈合头骨裂。黛赭石治黄水病。针铁矿石硅镁石，功效治疗诸眼疾。

硅镁矿石清骨热。高山风化硬石膏，可干痘疹之黄水。龙脑石治诸脑病。寒水石养骨精华。此为十味石类药，脑裂黄水皆可治。

石灰石治六腑病。鸽脖色的石灰石，治疗胃部铁垢病；白色羊面石灰石，可治各种痞瘤病；马肺色的石灰石，治疗一切凝滞病；鸦背色的石灰石，治疗肺部之痞瘤；黄颜色的石灰石，治疗肝胆拧扭症；兀鹫背色石灰石，破除寒性之痞瘤；热石可治诸寒病；煤精解除珠宝毒；硫黄石干肾水肿。此为十味石煅药。

铁质页炭治胆病，并且治疗目黄疸。矾石治疗寒培根。石棉可治骨骼病。石罐功可疗脉病。绿玉髓治诸疮伤。水底圆石医热病。石灰岩治诸寒症。泉华能解水银毒。海螵蛸治邪魔病。滑石功效开脉道。十药要配佐药用。石香可治合并症。含虫石英治虫牙。海浮石药疗虫病。石花可疗疮黄水。朱砂石泻水银毒。水银石烙去死肌，解毒并治水晶毒。花岗石治旧伤疮，平衡三因有良效。砂岩宜配各矿药，药性不同石精华。只要配伍能得当，有效息除各种病。如同名医配伍用，服法要去问名医。

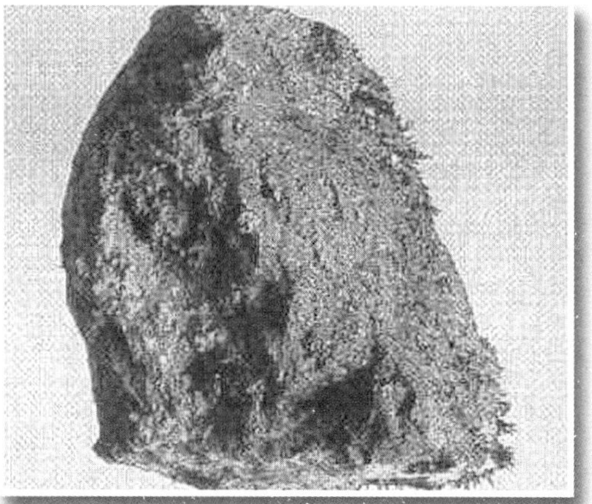
磁石 ཁབ་ལེན།

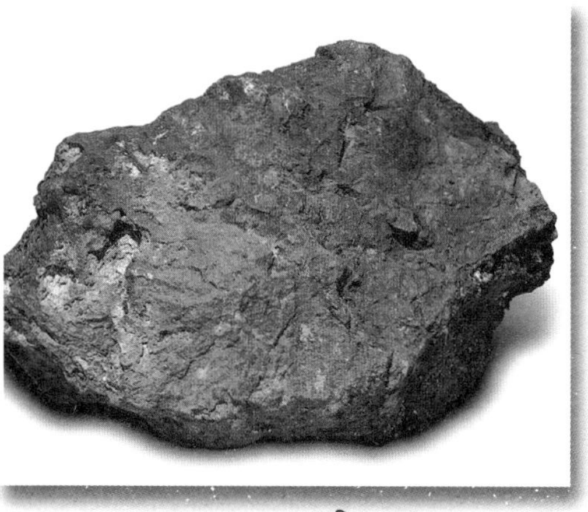
磁石 ཁབ་ལེན།

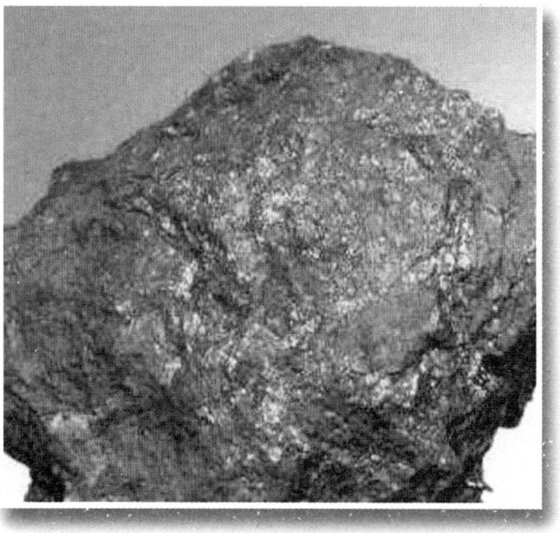
铁矿石 ལྕགས་རྡོ།

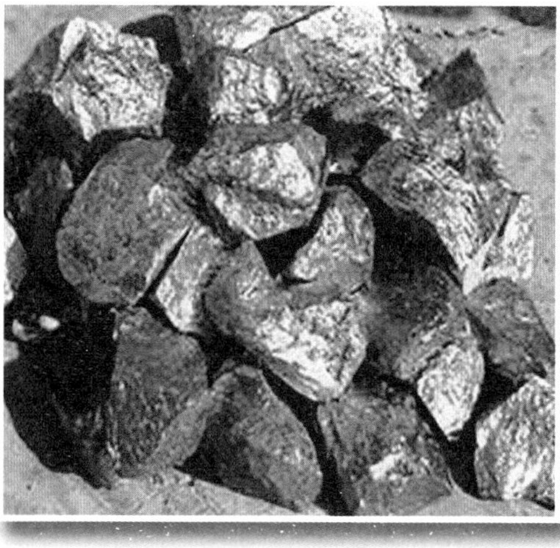
铁矿石 ལྕགས་རྡོ།

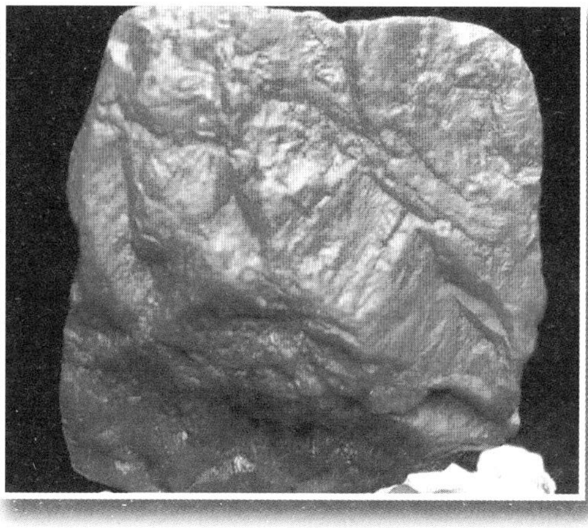

朱砂 མཚལ་རྡོ།

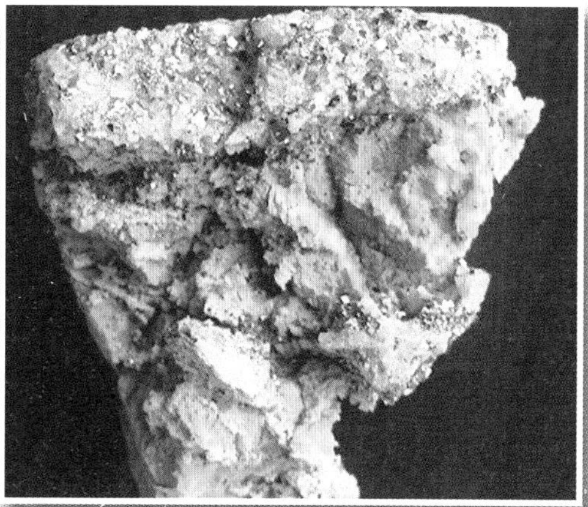

金矿石 གསེར་རྡོ།

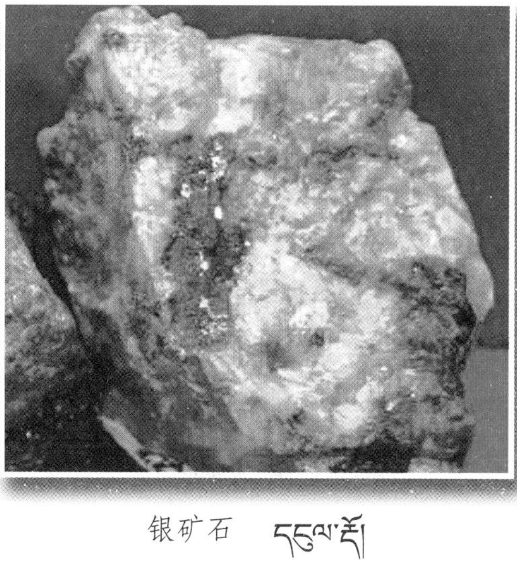

银矿石 དངུལ་རྡོ།

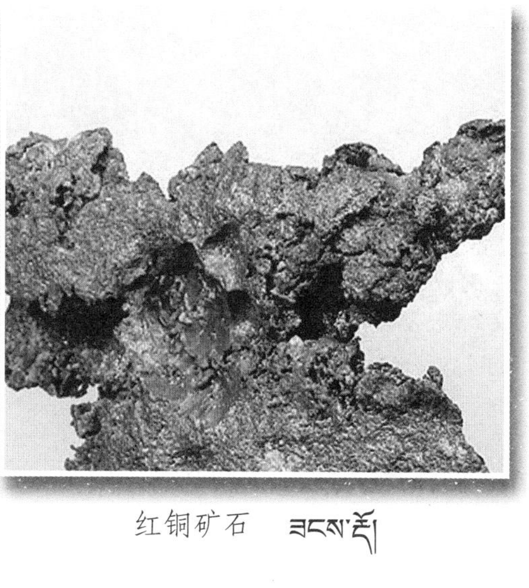

红铜矿石 ཟངས་རྡོ།

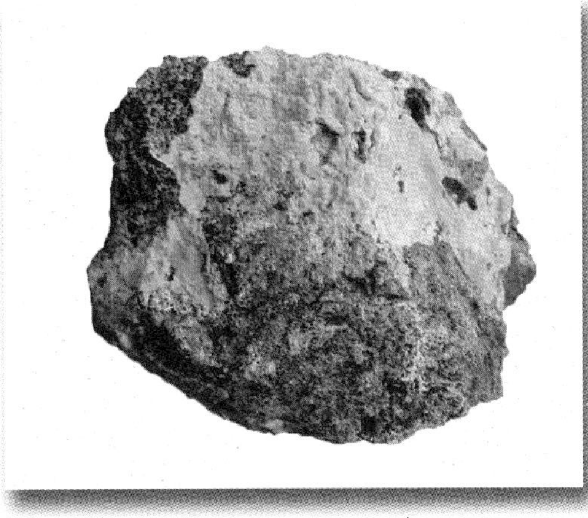

孔雀石　ཟངས་རྡོ།

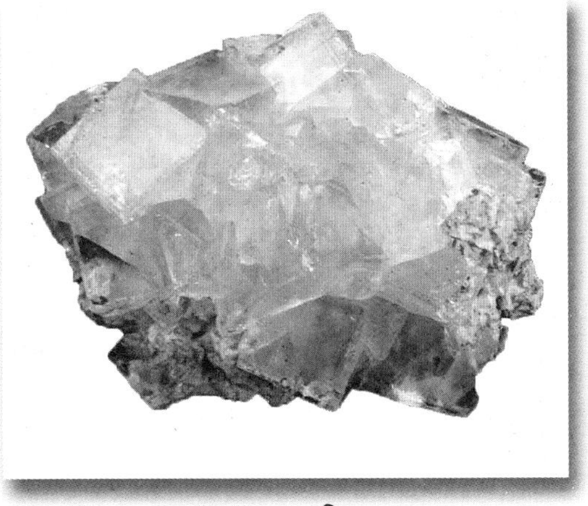

花蕊石　ཏི་ཚོ།

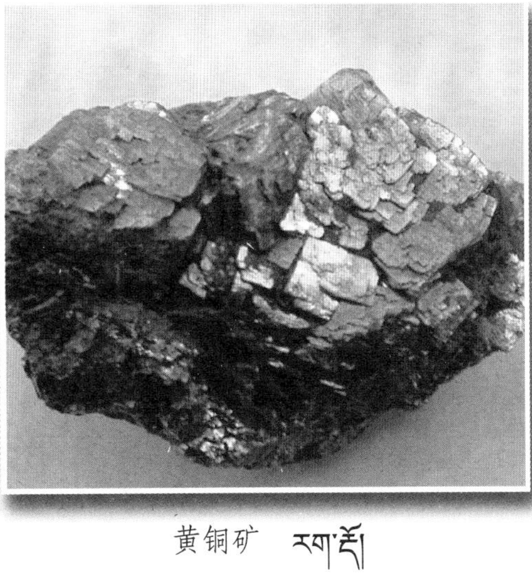

黄铜矿　རག་རྡོ།

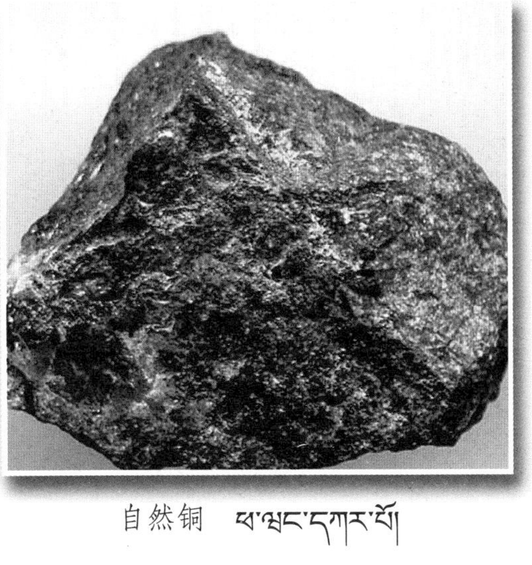

自然铜　ཕ་ཝང་དཀར་པོ།

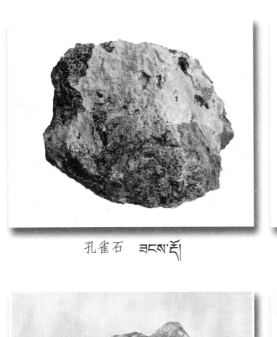

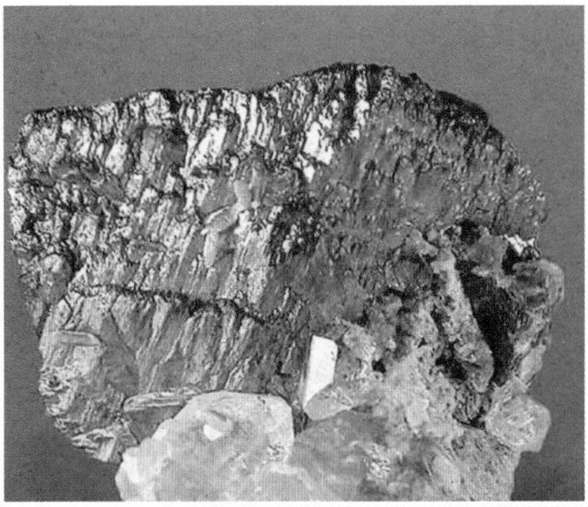

褐铁矿石 ནག་པོ་གྱུ་བཞི།

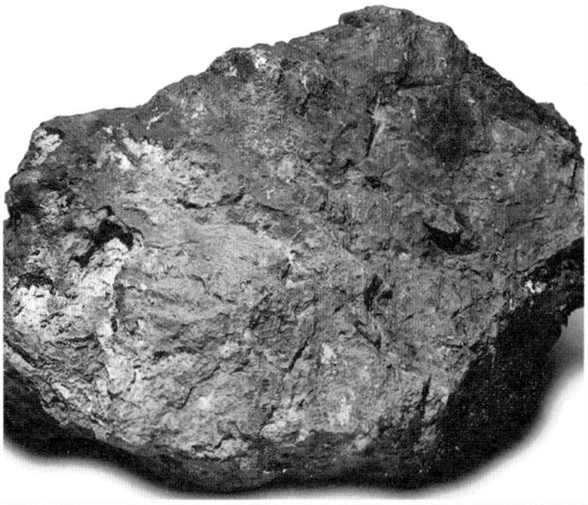

黄铁矿石 གསེར་ཞེལ།

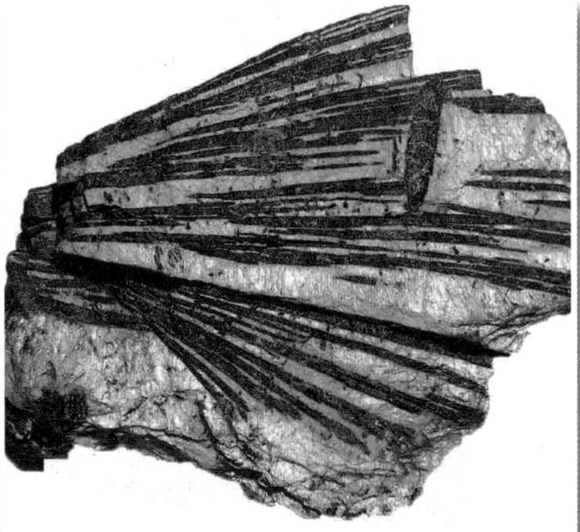

阳起石 དངུལ་ཞེལ།

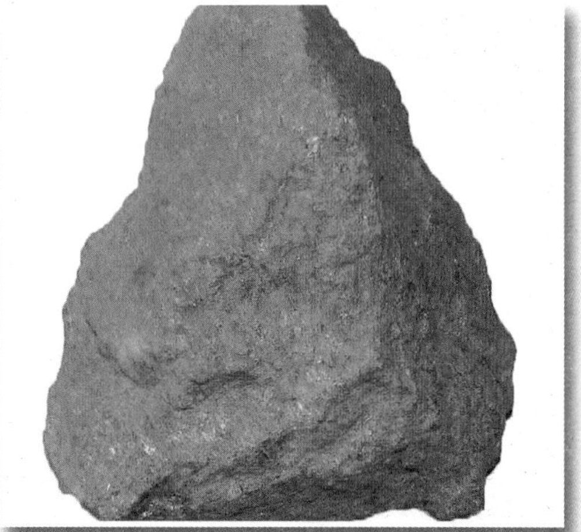

雄黄石 ལྡོང་རོས།

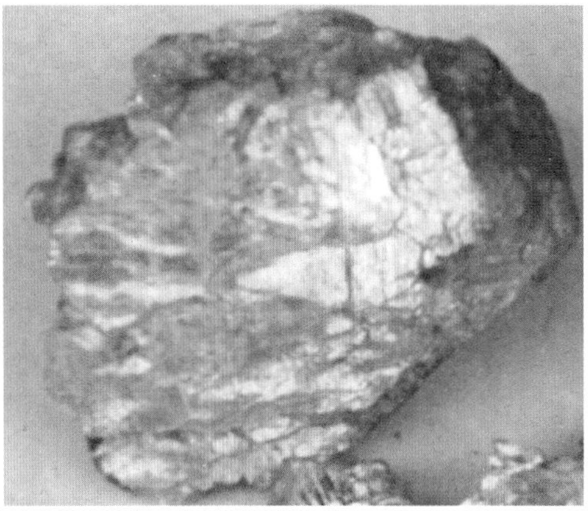

雌黄石 བ་བླ།

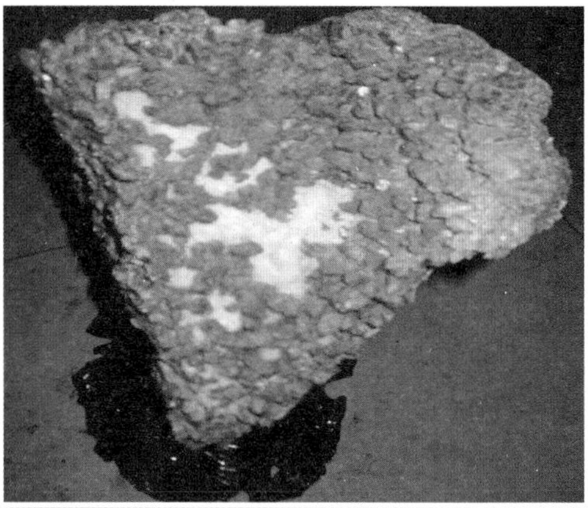

雌黄石 བ་བླ།

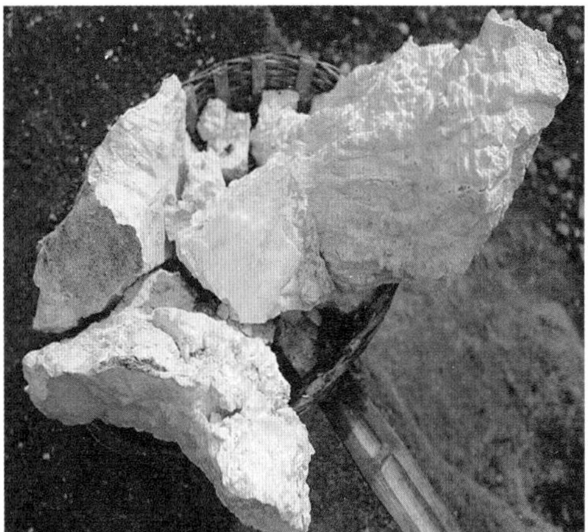

黄硫磺 མུ་ཟི་སེར་པོ།

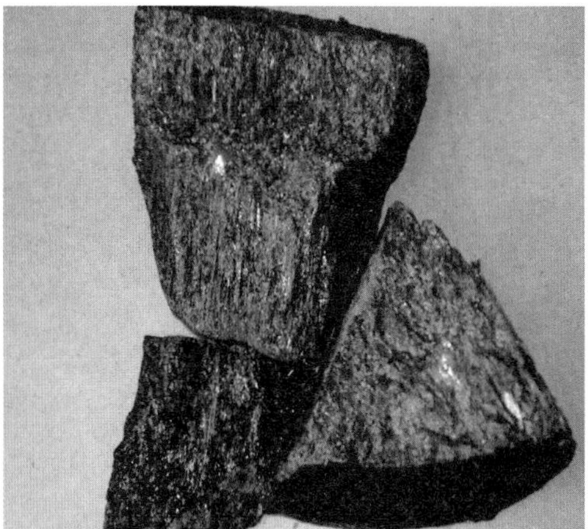

黑硫黄 མུ་ཟི་ནག་པོ།

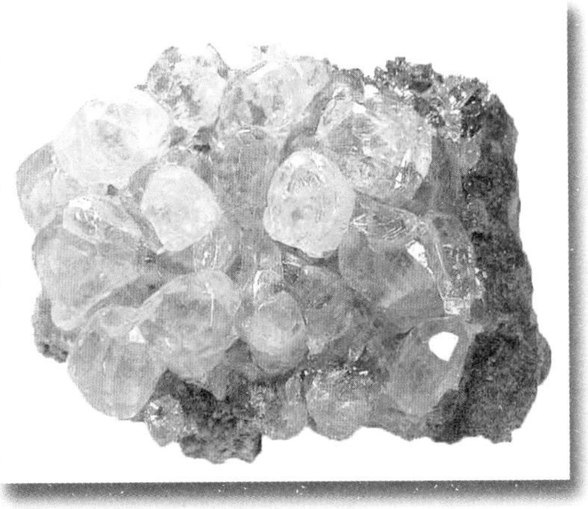

黄矾 སེར་མཚུར།

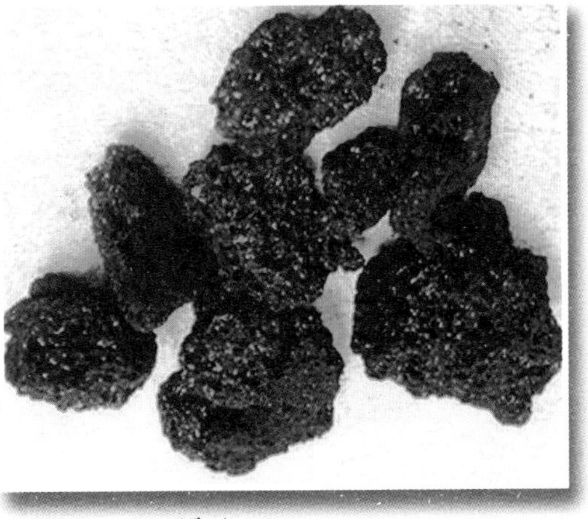

黑矾 ནག་མཚུར།

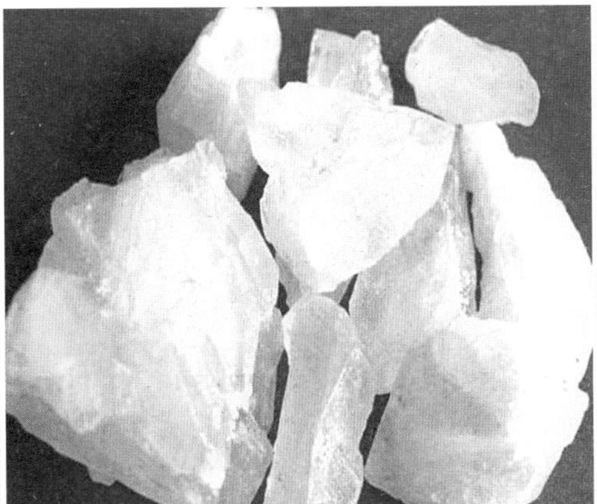

明矾 དར་མཚུར།

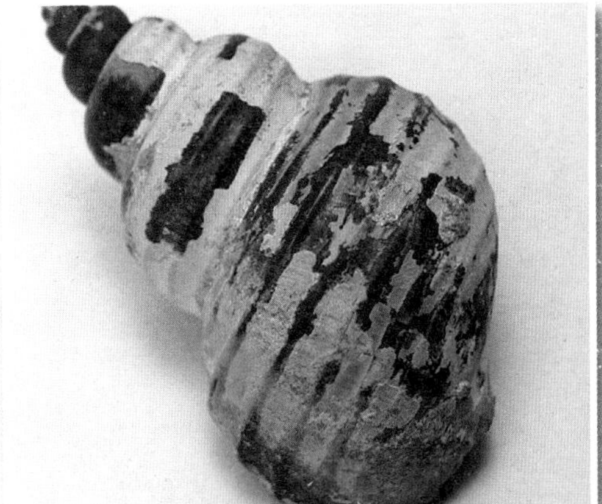

海螺石 དུང་འདྲ།

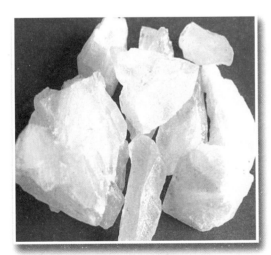

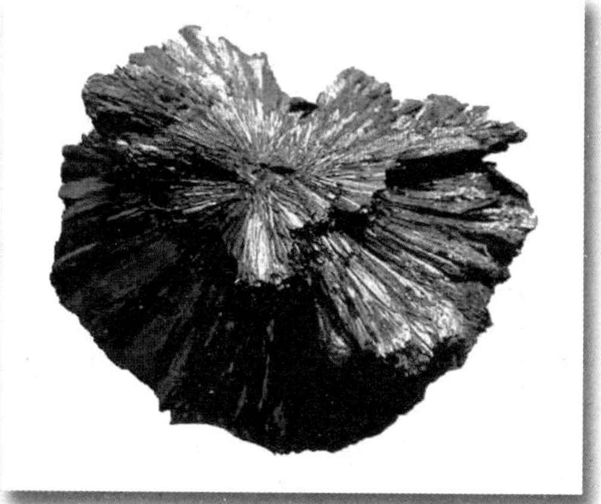

针铁矿石 སྨུག་པོ་ཆིག་ཐུབ།

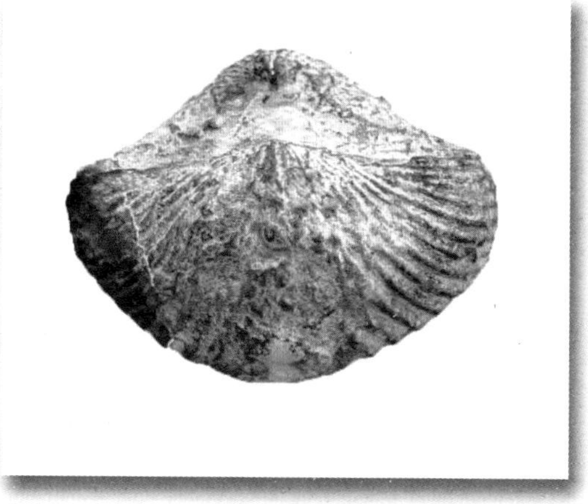

石燕 བྱིའུ་མགོ།།

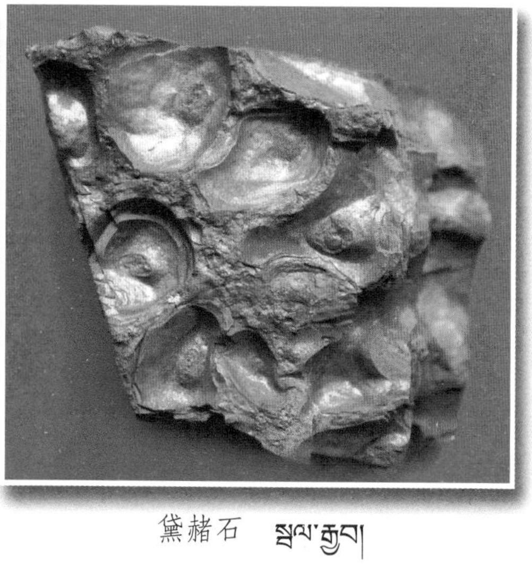

黛赭石 སྦལ་རྒྱབ།

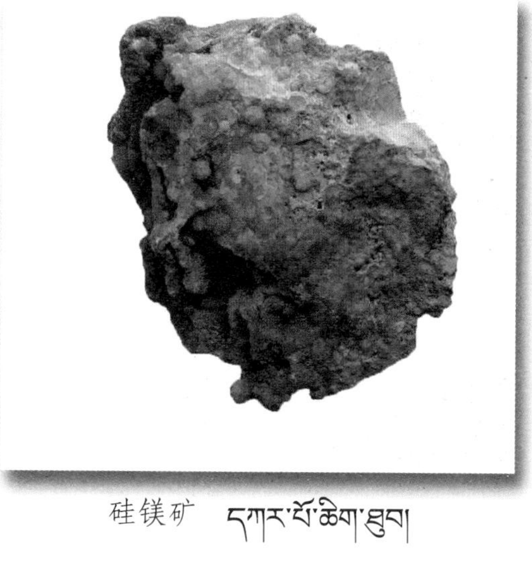

硅镁矿 དཀར་པོ་ཆིག་ཐུབ།

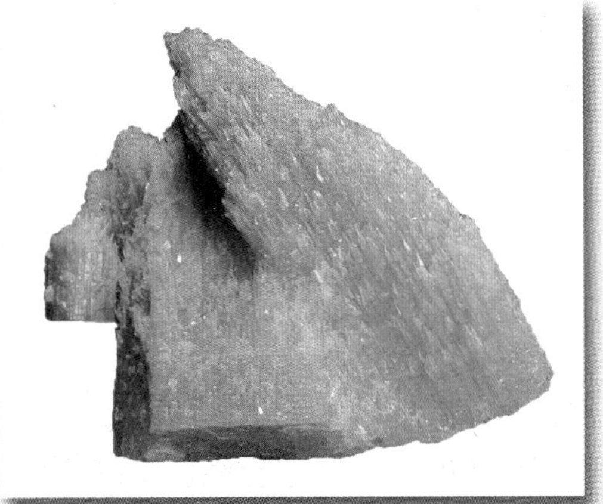

高山风化硬石膏 གངས་ཐིགས།

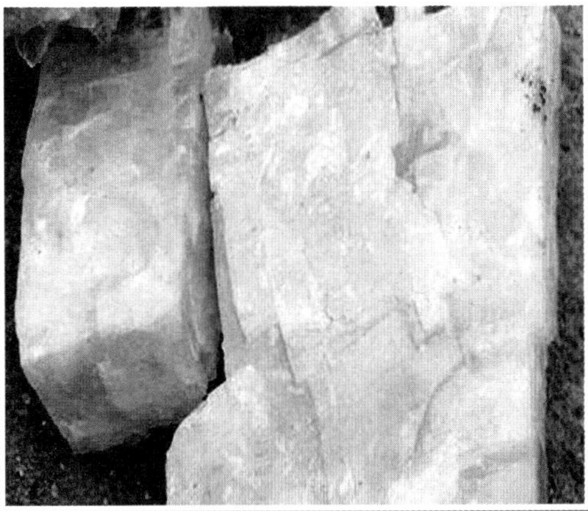

寒水石 ཅོང་ཞི།

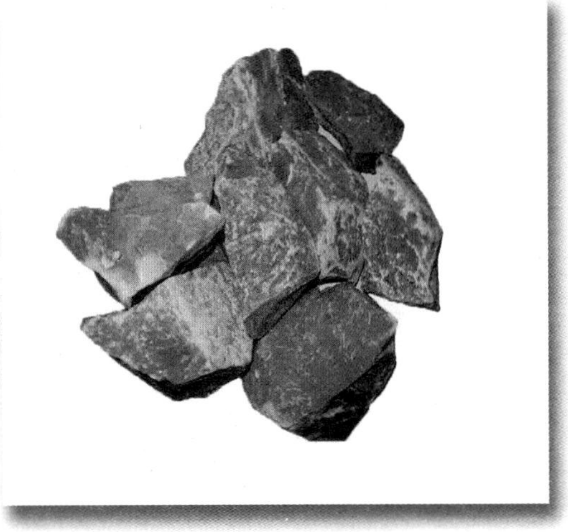

石灰石 རྡོ་ཐལ།

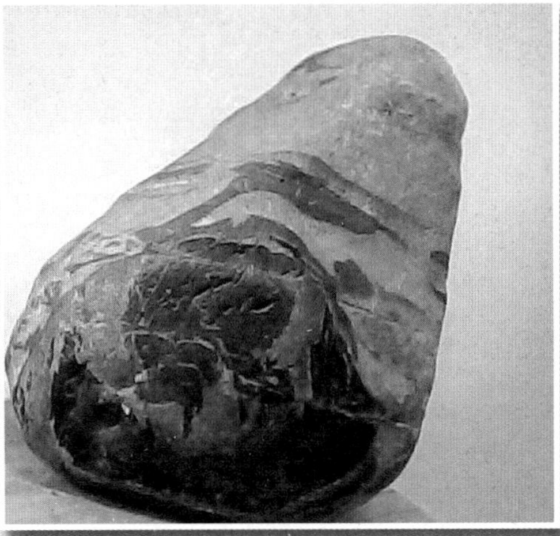

鸽脖石灰石 ཕུག་རོན་སྐེ།

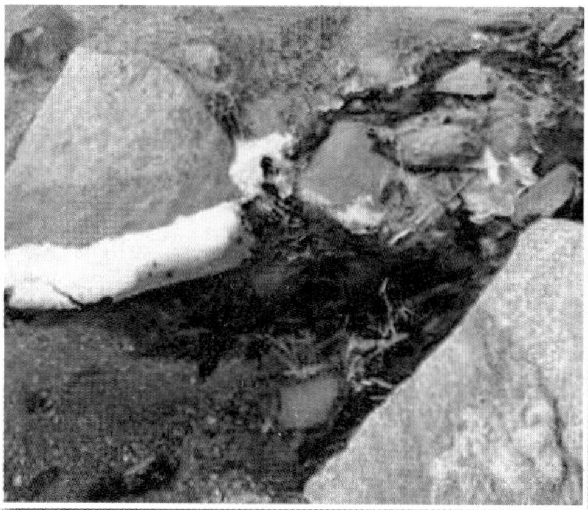

鸦背色的石灰石 རྡོ་ཞོ་སྐྱ་བོ།

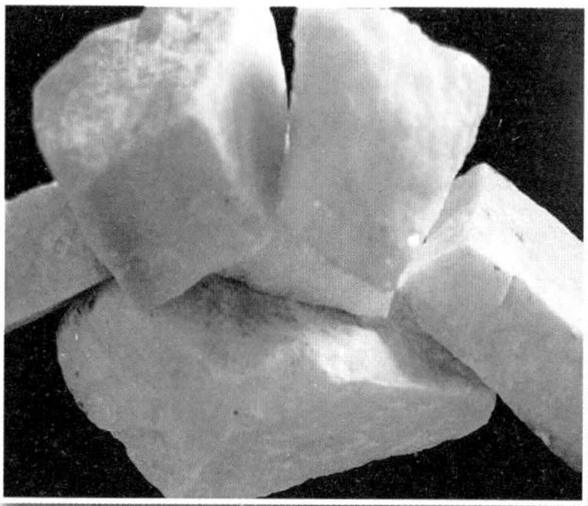

白色羊面石灰石 རྡོ་ཞོ་དཀར་པོ།

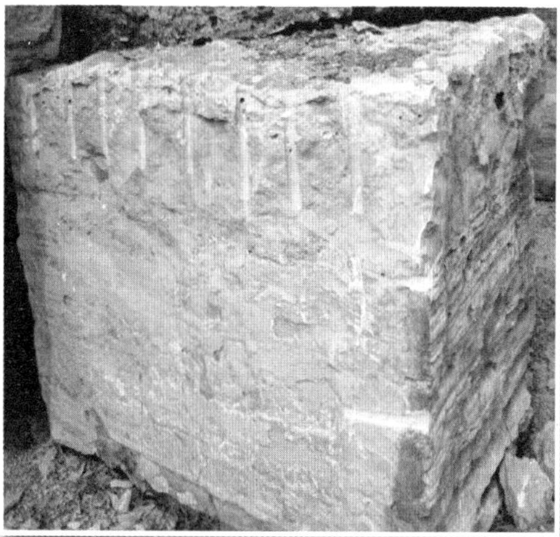

黄颜色的石灰石 རྡོ་ཞོ་སེར་པོ།

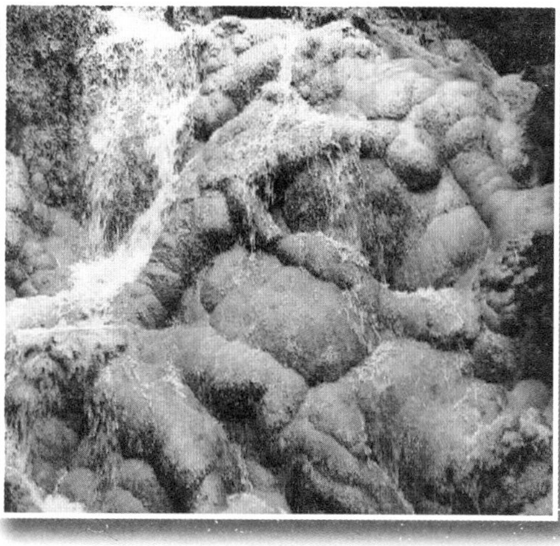

马肺色的石灰石 རྡོ་ཞོ་དམར་སྐྱ།

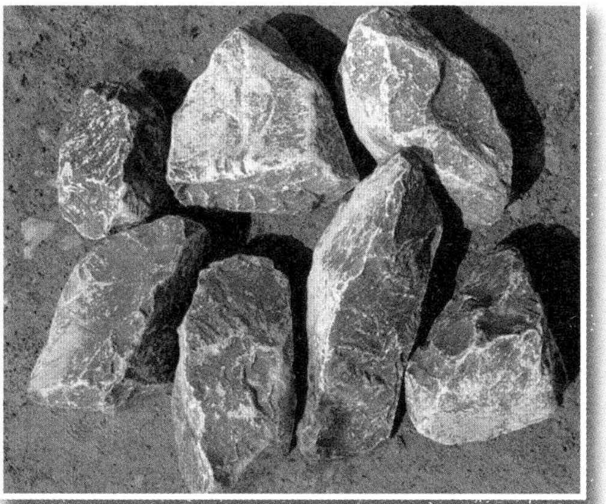

兀鹫背色石灰石 རྡོ་ཞོ་གོ་བོའི་རྒྱབ་འདྲ།

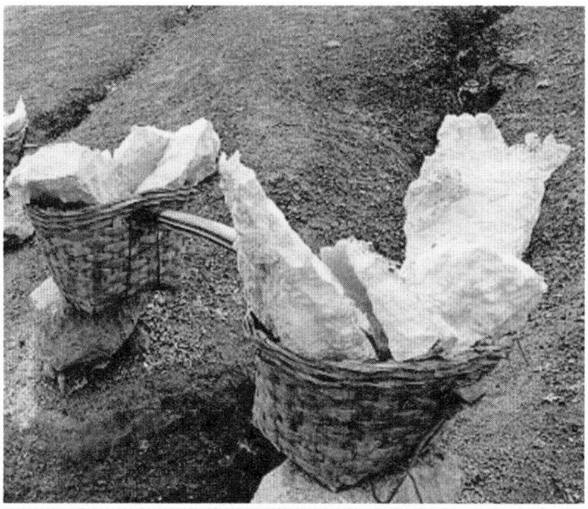

硫黄石 མུ་ཟི་རྡོ།

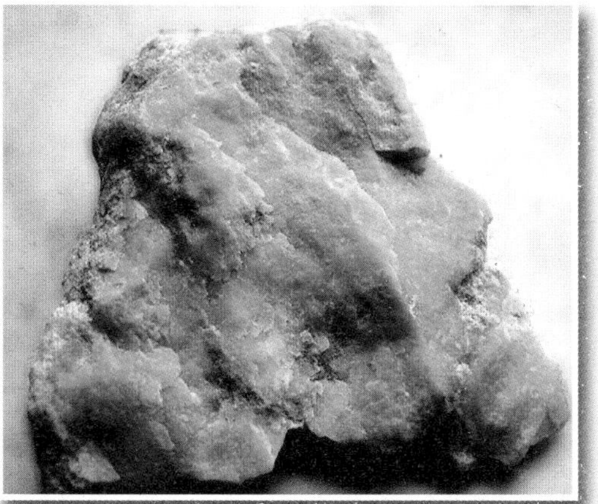

绿玉髓 ཐེལ་སྐྱབས།

绿玉髓 ཐེལ་སྐྱབས།

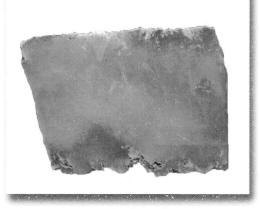

海螵蛸 རྒྱ་མཚོའི་ལྦུ་བ།

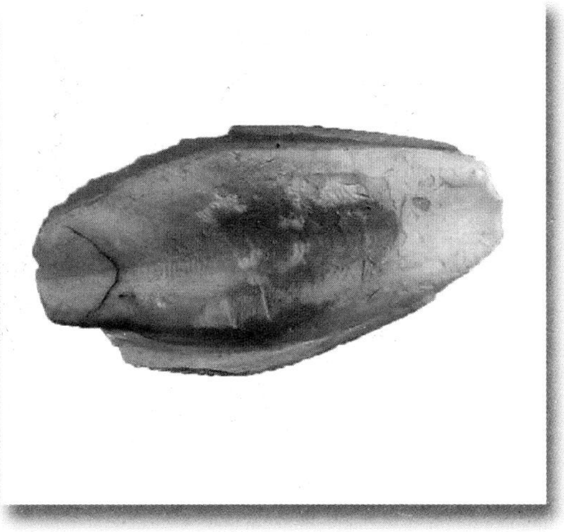

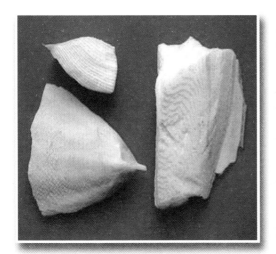

海螵蛸 རྒྱ་མཚོའི་ལྦུ་བ།

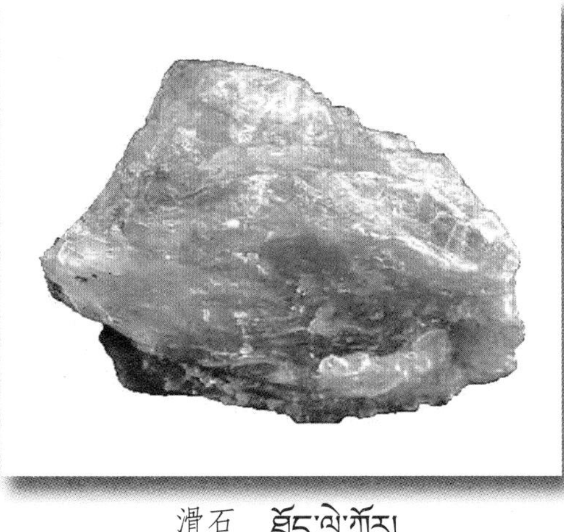

滑石 ཐོད་ལེ་ཀོར།

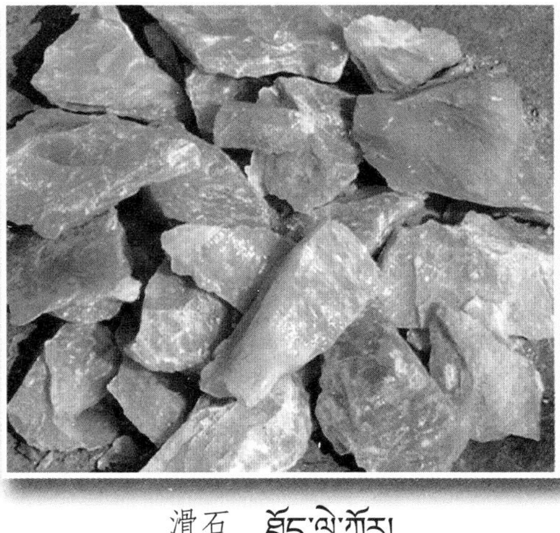

滑石 ཐོད་ལེ་ཀོར།

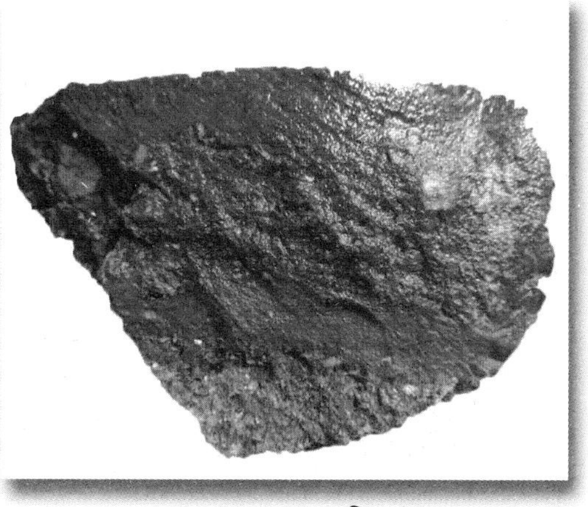

朱砂石 ཀ་ཤའི་རྡོ།

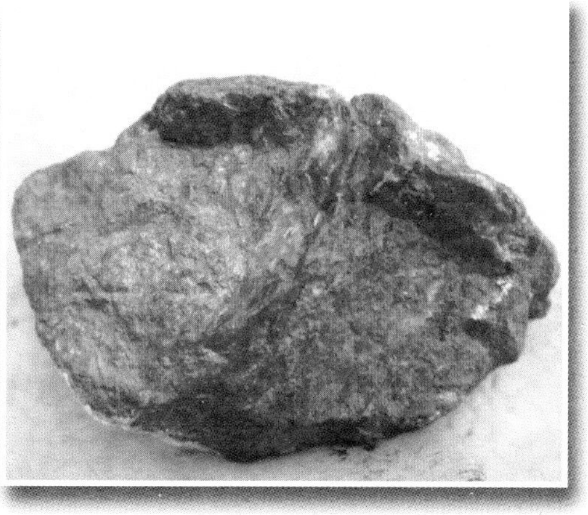

朱砂石 ཀ་ཤའི་རྡོ།

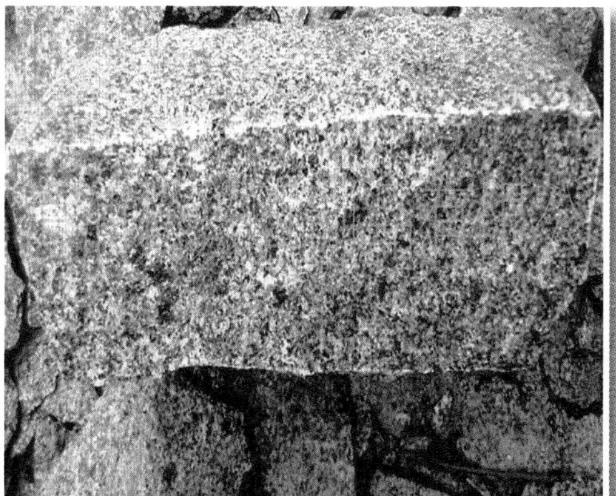

花岗岩 འཛོང་།

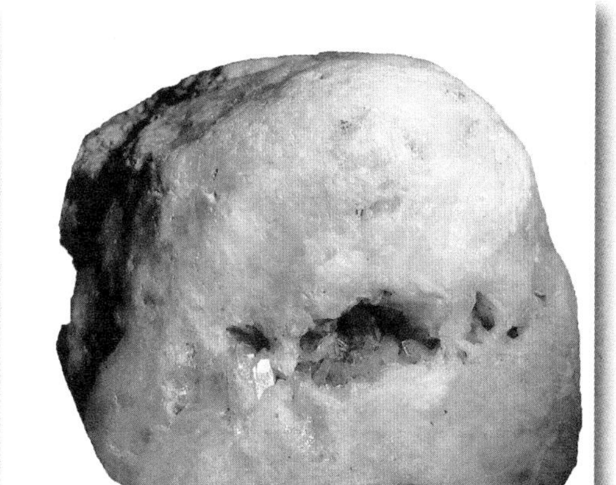

含虫石英 དཀར་གོང་སྲིན་ཅན།

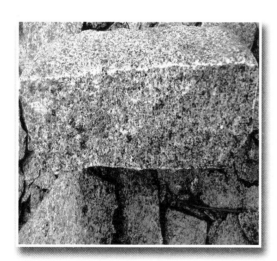

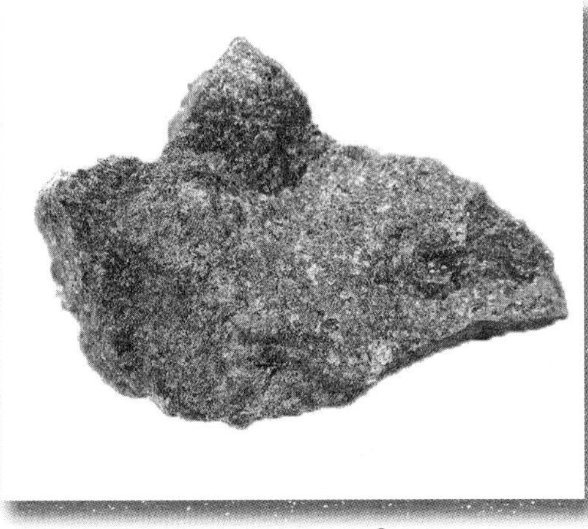

水银石 དངུལ་ཆུའི་རྡོ།

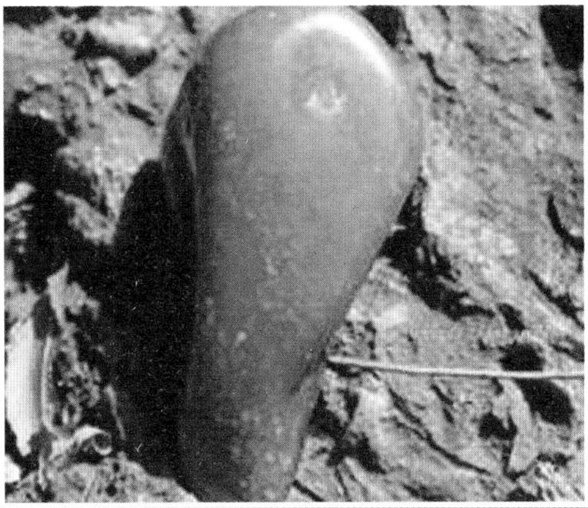

水银石 དངུལ་ཆུའི་རྡོ།

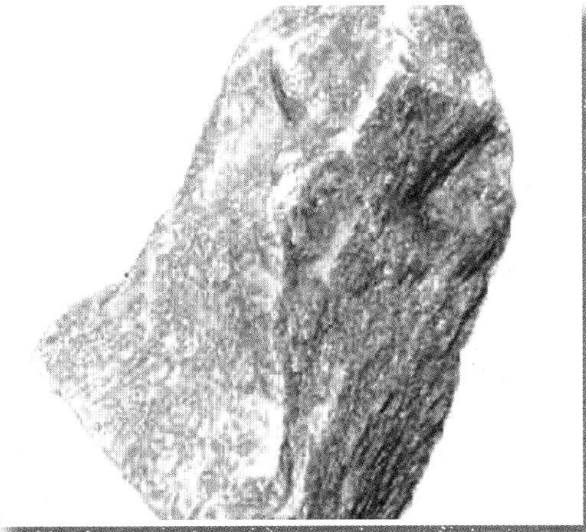

砂岩 གཡམ་པ།

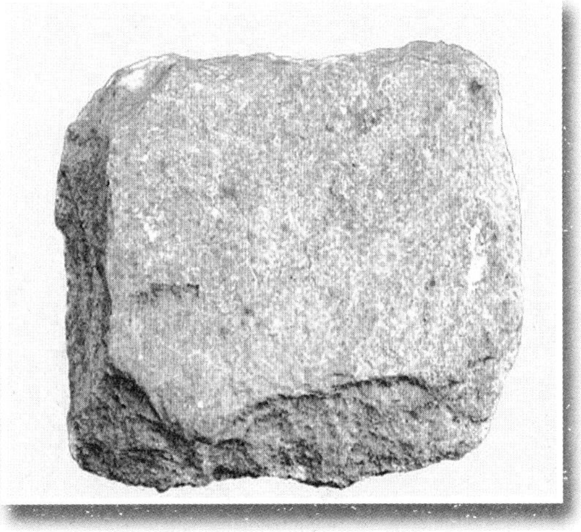

砂岩 གཡམ་པ།

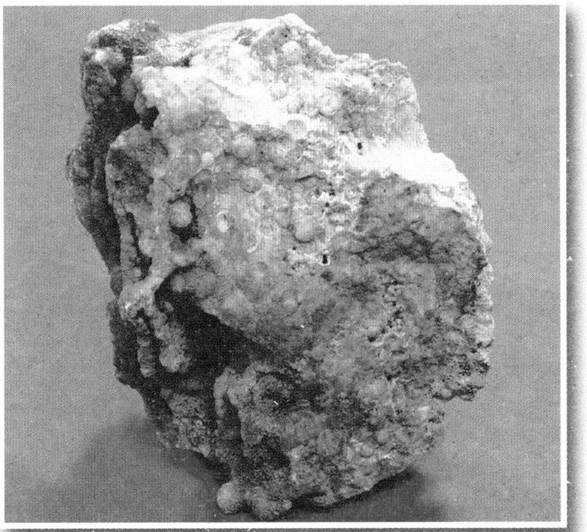

硅镁矿石 དཀར་པོ་སྦལ་རྒྱབ།

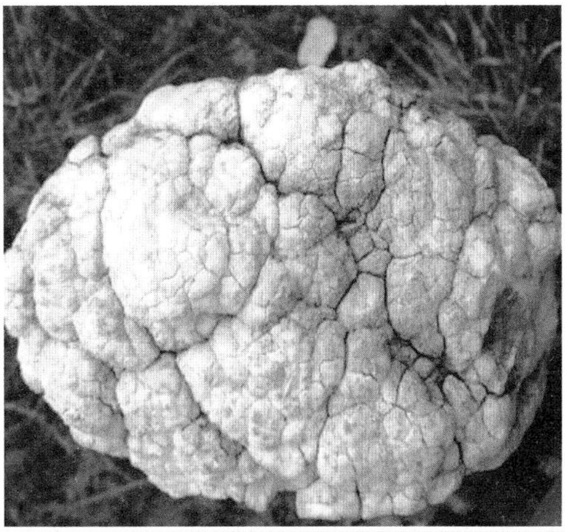

龙脑石 འབྲུག་ཀླད།

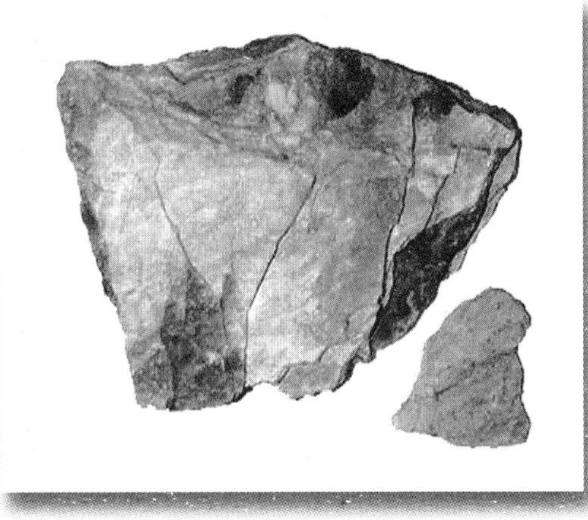

铁质页炭 རྡོ་མཁྲིས།

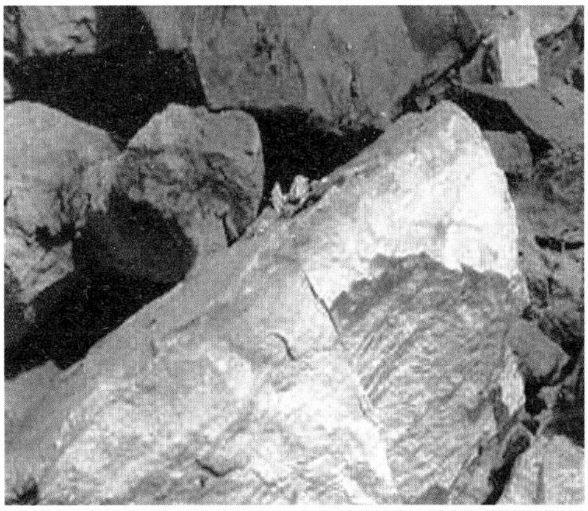

矾石 རྡོ་སྐྱུར།

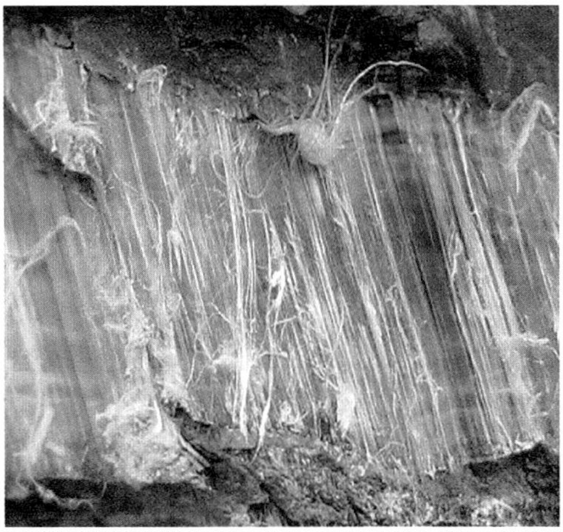

石棉 རྡོ་རྒྱུས།

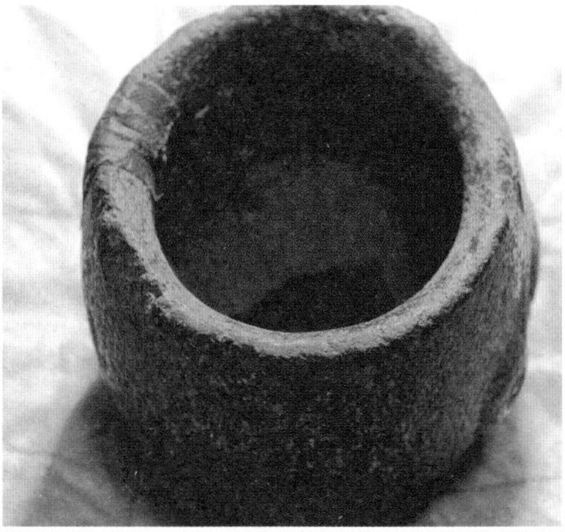

石罐 ཕྱང་རྡོ།

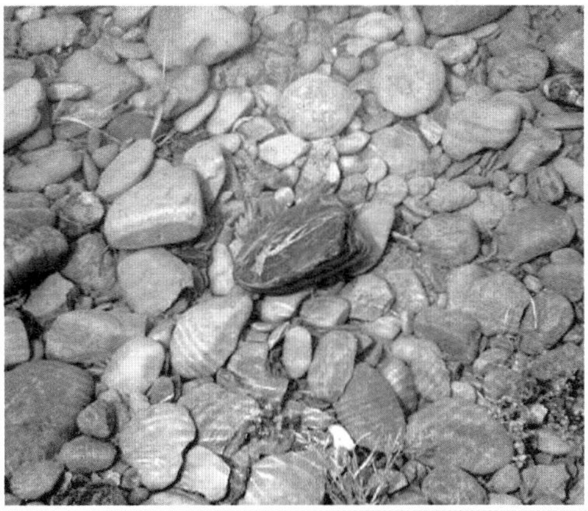

水底圆石 ཆུ་རྡོ།

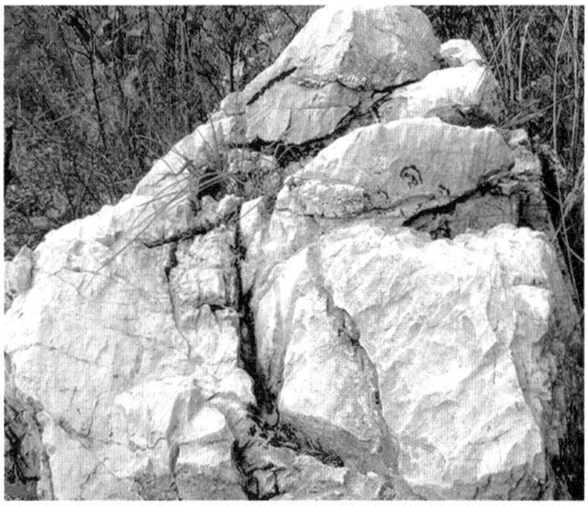

石灰岩 ཐག་རྡོ།

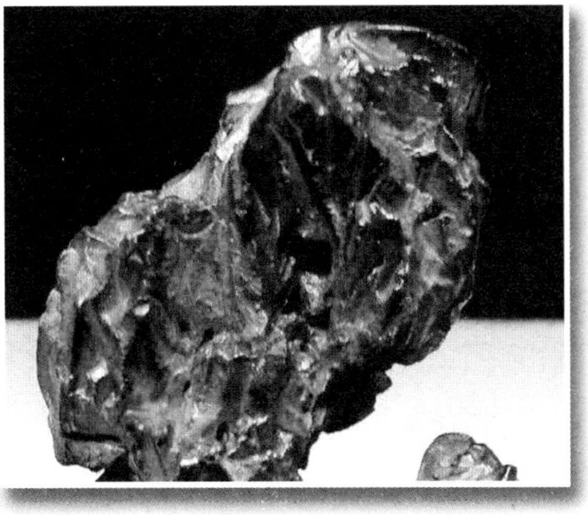

煤精 རྡོ་སོལ།

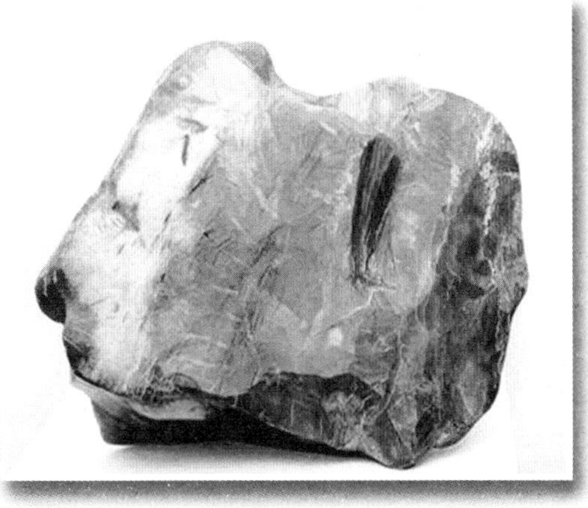

石香 རྡོ་སྤོས།

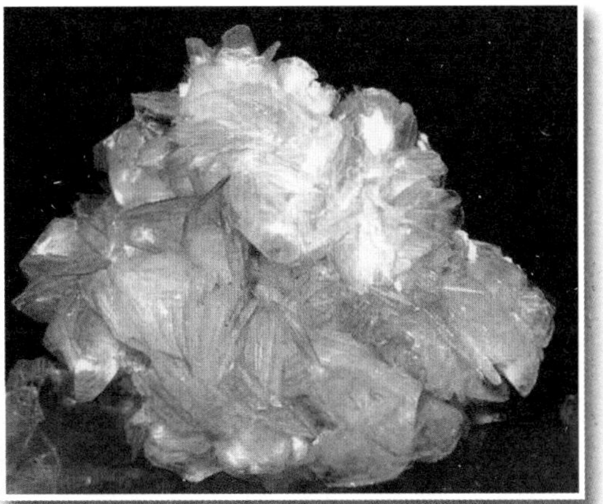

白云母 ལྷང་ཚེར་དཀར་པོ།

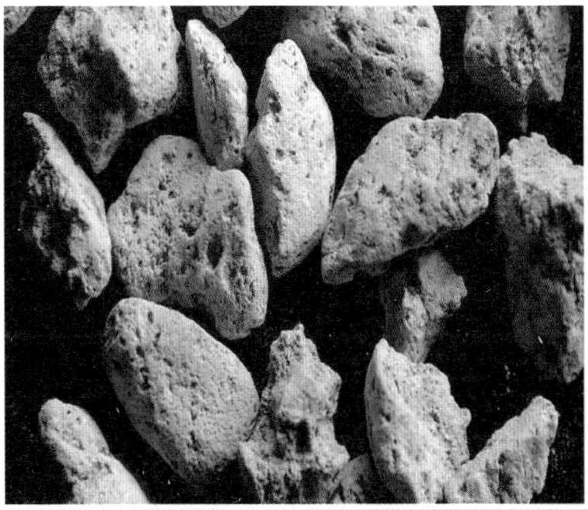

海浮石 རྒྱ་མཚོའི་རྡོ་བ།

ལེའུ་གསུམ་པ། ཆུ་སྨན་གྱི་སྡེ་ཚན།

第三章　水类药物

ཆུ་སྨན་གྱི་སྡེ་ཚན།

དེ་ནས་ཆུ་སྨན་བཤད་པར་བྱ། །མཁའ་ལས་བབས་དང་གང་གླ་དང་། །ས་ཕྱོགས་དཀར་ནག་གཙང་ལས་འབབ། །འཚོ་བྱེད་ངོམས་བྱེད་ཡི་གར་འོང་། །ཚིམ་བྱེད་སེམས་ནི་གསལ་བྱེད་ལ། །སླ་ཞིང་རོ་མི་གསལ་ལ་ཞིམ། །བསིལ་ཞིང་ཡང་བ་ཡན་ལག་བརྒྱད། །ལྡན་པ་བདུད་རྩི་ལྟ་བུ་ཡིན། །ཆུ་སྐོལ་ཡན་ལག་བརྒྱད་དང་ལྡན། །རླུང་གནོན་བད་ཀན་འབྱིན་པར་བྱེད། །མི་དྲོད་སྐྱེད་བྱེད་དྭངས་སྙིགས་འབྱེད། །སྐོམ་སེལ་སྐོལ་གྲང་ཉེས་གསུམ་སེལ། །ཆུ་ནི་ཞག་ལོན་ཉེས་གསུམ་བསྐྱེད། །གངས་ཆུ་ཚ་སེལ་གྲང་ནད་བསྐྱེད། །ཤིང་ལྡུམ་མང་བས་བད་ཀན་བསྐྱེད། །ཚོང་ཞིའི་ཆུ་ཡིས་སྨུག་པོ་སེལ། །ཁྲོན་པ་ཆུ་ཡིས་མཁྲིས་པ་སེལ། །ཆུ་ཚན་རིགས་ནི་ལྔ་ཡོད་དེ། །ཡན་ལག་བརྒྱད་ལྡན་ནད་ཀུན་ཕན། །ཆུ་སྐྱུར་པགས་ནད་བད་ཀན་སེལ། །བ་ཚྭ་ལྡན་པས་རླུང་ནད་འཇོམས། །ཁ་རུ་ཚྭ་བྲོ་མ་ཞུ་སེལ། །མུ་ཟི་དྲི་ལྡན་ཆུ་སེར་སྐེམས། །དེ་བཞིན་སྨན་ཆུ་ལྔ་ཡོད་དེ། །རྒྱ་ཚྭའི་རོ་ལྡན་ནད་ཀུན་ཕན། །སྐྱུར་པོའི་རོ་ལྡན་བད་རླུང་སེལ། །བསིལ་ལ་རོ་ཁ་བད་རླུང་སེལ། །རྩ་གཞོབ་ཕོ་བ་མ་ཞུ་སེལ། །དྲི་ཆུ་མཚུངས་པས་ནད་ཀུན་འགྲོ། །ཀུན་གྱིས་སྦྱོངས་དང་སྐྱུགས་པ་ཡིན། །ཁྱད་པར་ཅན་གྱི་ཆུ་རྣམས་ནི། །རྡོ་ཆུ་དུག་ཆུ་བྱེ་ཆུ་དང་། །ཆུ་ཤེལ་ཆུ་དང་གཙོད་པའི་ཆུ། །རི་རེ་ལའང་ལྔ་ལྔ་སྟེ། །དངུལ་ཆུ་འཆིང་བར་བྱེད་པ་ཡིན། །ན་ར་ཀླ་ར་གཙུ་དང་། །ཨ་ཤ་ཤུ་ན་ཏ་ཐ་ཏི། །དྲི་ཆུ་ལྔ་ནི་དངུལ་ཆུ་འགྲོ། །དེ་སོགས་དྲི་ཆུ་མང་པོ་ཡི། །ཡོན་ཏན་དཔག་མེད་འདིར་མ་བརྗོད། །ནད་རྣམས་བསྐྱེད་པར་བྱེད་པའི་ཆུ། །སྙིང་ཀ་འདམ་རྫབ་ཉ་སྐྱིབས་ཅན། །མཚོ་དང་ལུ་མ་རྙོག་མ་ཅན། །ཕྲུ་བ་སྡིག་ཆགས་མང་དང་གྲི། །གྲང་རྫེས་སོ་ཡིས་མི་བཟོད་དང་། །ཆར་གང་དུས་སུ་མ་བབས་དང་། །དུས་ཀྱི་དང་པོར་བབས་པ་དང་། །སྲོག་ཆགས་ཆུ་དང་དུག་འདྲེས་དང་། །བཤང་གཅི་འདྲེས་པའི་ཆུ་རྣམས་ནི། །གལ་ཏེ་འཐུང་ན་ལེགས་པར་བཙགས། །དྭངས་སྙིགས་ཕྱེ་ལ་ལེགས་པར་བསྐོལ། །ཕྲུ་བ་བཅད་ལ་བཏུང་བར་བྱ། །དེ་ལྟར་ནད་སེལ་ཉི་ཤུ་ལྔ། །ནད་རྣམས་བསྐྱེད་བྱེད་བཅུ་གསུམ་སྟེ། །གཞན་ཡང་སྣ་ཚོགས་རྐྱེན་གྱིས་བསྒྱུར། །མཁས་པས་ཞིབ་ཏུ་བརྟགས་ཏེ་བཏུང་། །

【译文】

水类药物

接着要讲水类药，分为雨水河川水。径流黑白干净地，满足生活饮用水，饮足心意很清爽，稀薄无味并清香，其性凉轻有八支，甘美如同甘露汁。开水具有八支效，镇隆排除培根邪，提升体阳分清浊，解除干渴润喉舌，凉开水消三因灾。水置一天生三害。雪水清热生寒病。流经草木丛生水，饮后会生培根病。流经寒水石之水，治疗培根瘀紫症。井水治疗赤巴病。矿泉之水分五种，八支功德疗诸病。酸水治疗皮肤病，并可治疗培根病。含碱之水治隆病。若饮紫硇砂之水，治疗食物未消化。散发硫黄气味水，功效能够干黄水。此为五种疗病水。硇砂味水治诸病。酸味之水治培隆。凉苦之水治培隆。散发焦角气味水，可治胃部未消化。如同童便气味水，泻除体内一切病。若论清泻和催吐，尤其特殊之水有，石水毒水岩精水，水晶水和铁类水，每类分别各五种，一一皆能制水银。八岁童便种马尿、黄牛尿和硼砂水，以及矾水五尿水，功效能够洗水银，尤其尿水功效多，无量功效此不述。产生疾病之水类，泥浆泉水污泥水，湖泊沼泽污浊水，泡沫生物之臭水，冰凉渗牙难忍水，天旱无雨地表水，久旱之后初降水，动物尿和毒混水，粪尿二者混合水，如若饮时要过滤，滤出清液要烧开，泡沫散后可饮用。如是治疗疾病水，共有二十又五种。生病之水十三种，其他水因外缘变，明智细察再饮用。

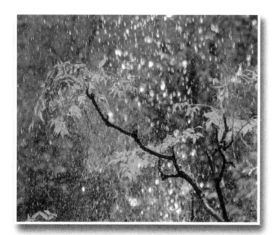
雨水 ཆར་ཆུ།

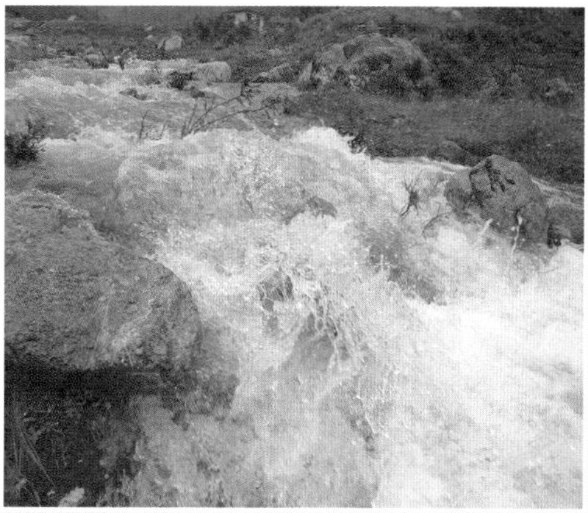
河水 གང་གཱ་ཆུ།

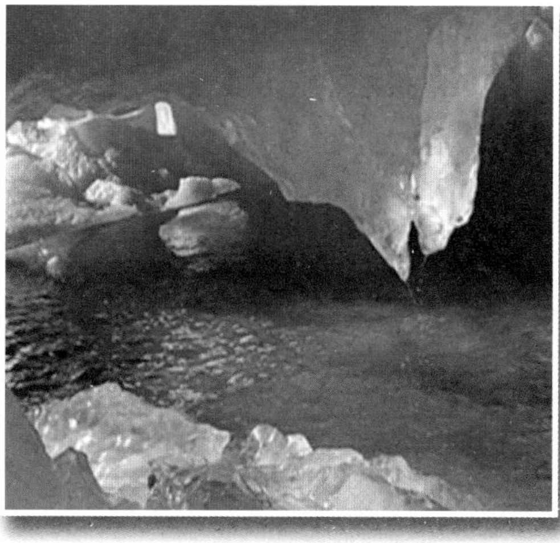
雪水 གངས་ཆུ།

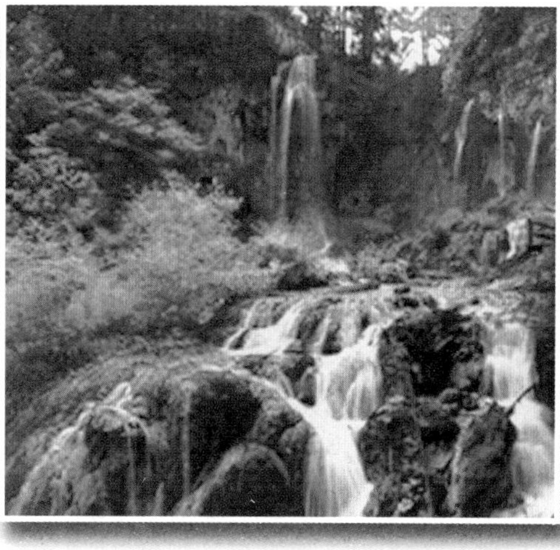
草木丛生水 ཤིང་ལྡུམ་མང་བའི་ཆུ།

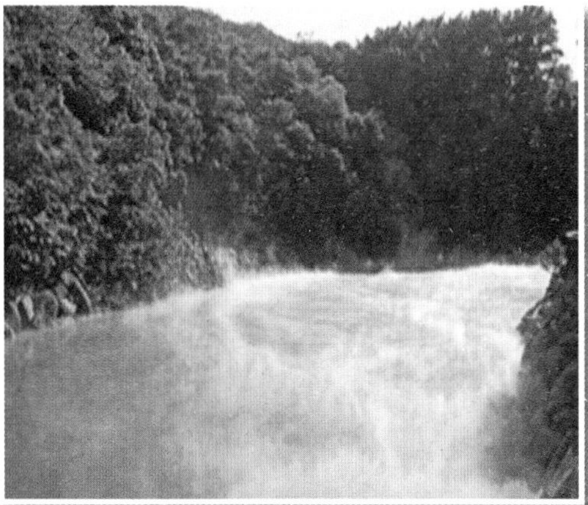

矿泉水 ཆུ་ཚན།

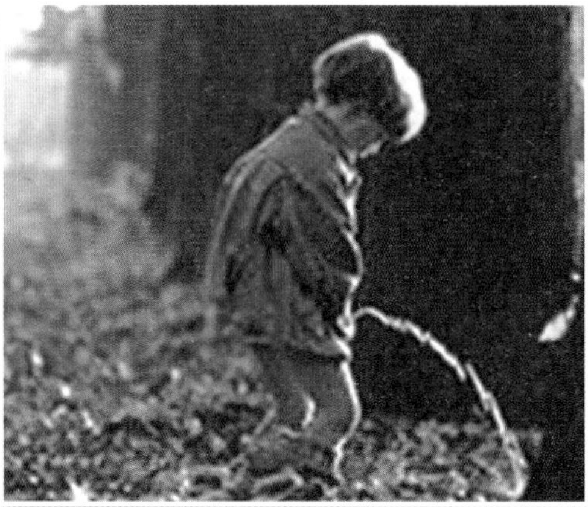

童便 བྱིས་པའི་དྲི་ཆུ།

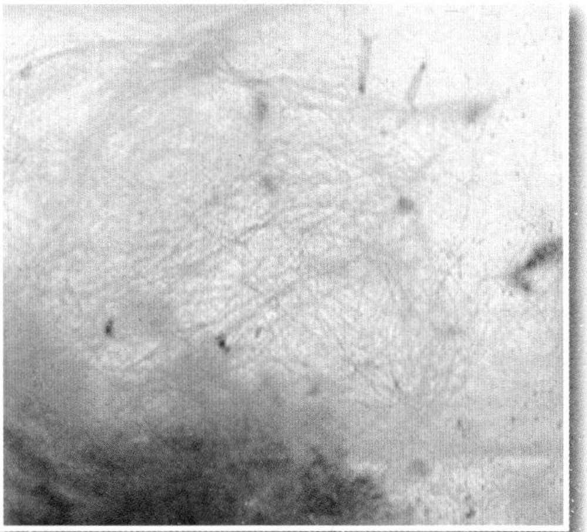

水绵水 ཉ་ལྤིབས་ཅན་གྱི་ཆུ།

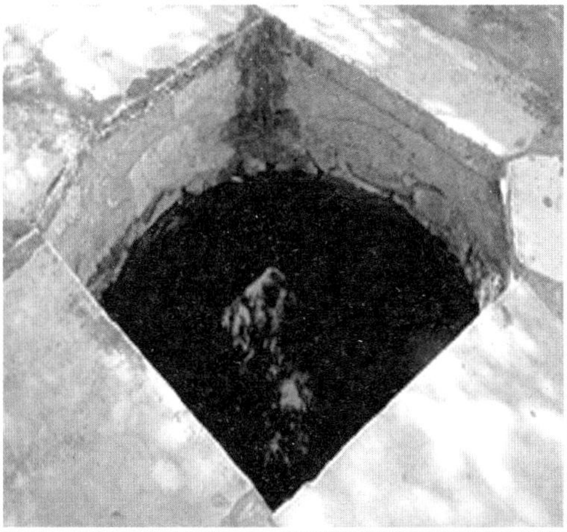

井水 ཁྲོན་ཆུ།

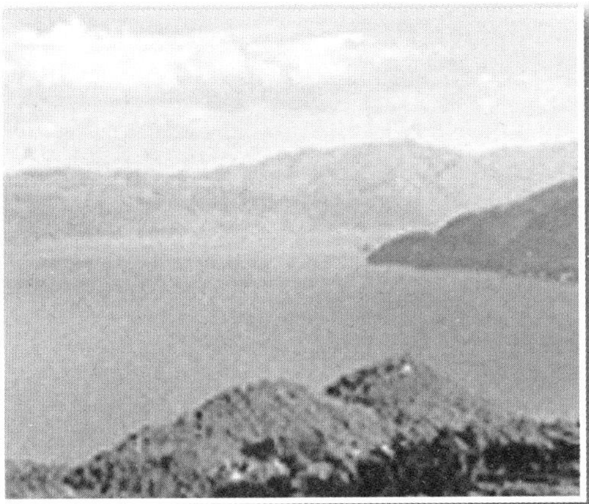

湖泊水 མཚོ་ཆུ།

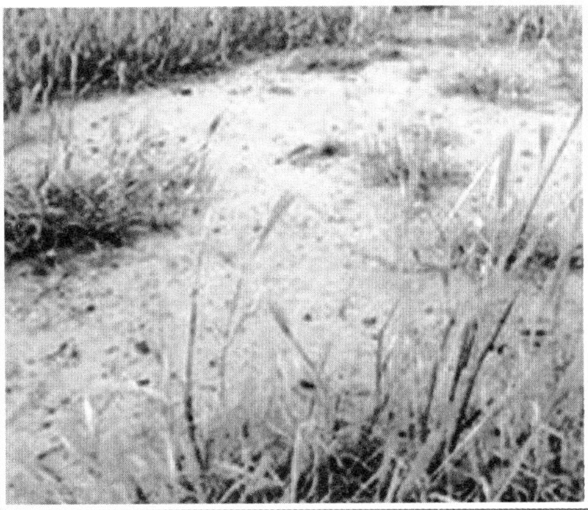

沼泽水 ལུ་མ་རྫོག་མའི་ཆུ།

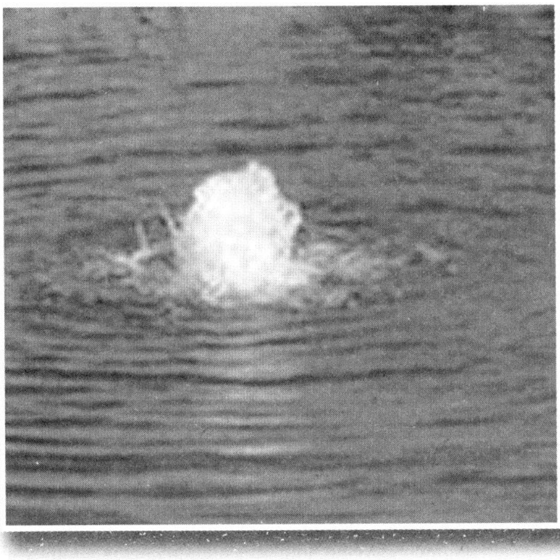

泉水 ཆུ་མིག་གི་ཆུ།

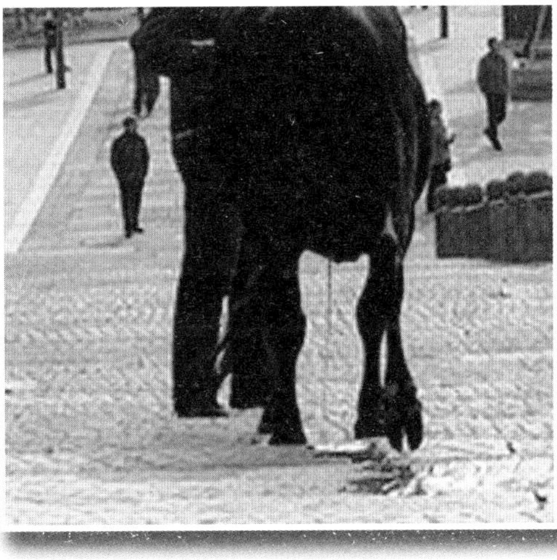

黄牛尿 བ་ལང་གི་ཆུ།

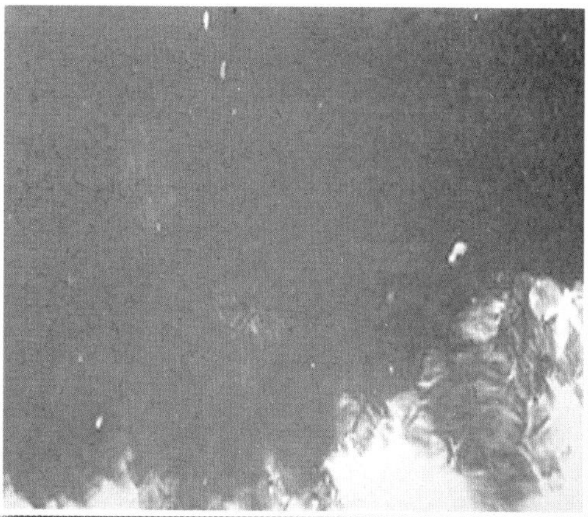

粪尿水 བཤང་གཅི་འདྲེས་པའི་ཆུ།

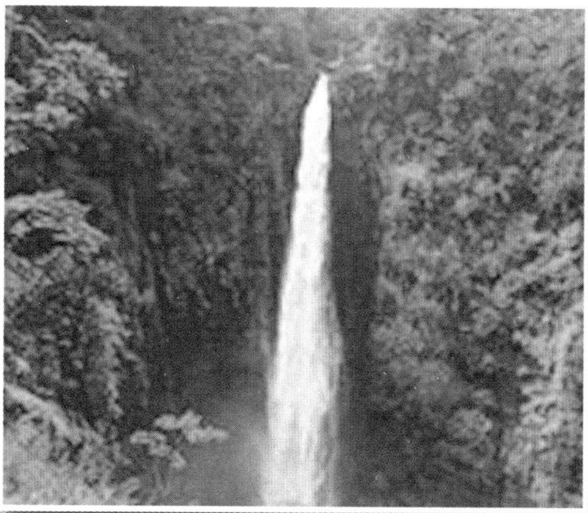

悬崖水 བྲག་ཆུ།

ལེའུ་བཞི་པ། ཤིང་སྨན་གྱི་སྡེ་ཚན།

第四章　树类药物

ཤིང་སྨན་གྱི་སྡེ་ཚན།

དེ་ནས་ཤིང་སྨན་བཤད་པར་བྱ། །ཨ་གར་ནག་པོས་སྲོག་རྩ་དང་། །སྙིང་གི་ཚད་རླུང་ཐམས་ཅད་སེལ། །དུ་རུ་ཀས་ཡང་རླུང་ནད་སེལ། །ཨ་གར་དམར་པོས་རླུང་ཚད་འཇོམས། །སུ་རུ་ཙན་དན་དེ་དང་འདྲ། །ཙན་དན་དཀར་པོ་དྲི་ལྡན་གྱིས། །བཅུད་ལེན་དྲི་མེད་ཚད་ཀྱུང་འཕེལ། །དམར་པོས་ཁྲག་རླུང་འཐབ་པ་སེལ། །སྨུག་པོ་ཚད་པ་ཀུན་ལ་ཕན། །དེ་བ་དཱ་རུས་ཚད་པ་སེལ། །ཨུ་དུམ་ཝ་ར་བཅུད་མཚན་ཡི། །ཨ་ཤོད་ཏ་དང་ཤ་སླ་སྒ། །ཏྲྀ་གྲོ་ཧྲ་དང་མཆོག་སྦྱིན་ཤིང་། །ཧ་པ་ཀ་ར་ཏྲེས་ཀམ་ཀ། །ཀླམ་པ་རི་དེ་ས་མི་ཡི། །ཨ་བམ་གླ་བ་ལ་ཤ་འདི། །བཅུད་ལེན་ཆེན་པོ་བཅུ་སེལ་ཞིང་། །གྲུབ་པ་ཡང་ནི་སྔེར་བར་བཤད། །

སེང་ལྡེང་མཛེ་དང་ཆུ་སེར་འཇོམས། །ནི་རི་ཀི་ལ་བད་མཁྲིས་སེལ། །གོ་མོས་ལུས་ཟུངས་བརྟས་པར་བྱེད། །སྟར་གས་རླུང་ནད་སེལ་བ་ཡིན། །ཙམ་པ་ཀ་ཡིས་ཚད་པ་འཇོམས། །ངོང་གའི་ཤིང་གིས་དུག་ལ་ཕན། །འབྲུག་ཤིང་ཆར་འབེབས་གླུ་ནད་སེལ། །ཤིང་འདུས་འདུས་པའི་ནད་སེལ་བྱེད། །ཙལ་སེ་ཤིང་གིས་དུག་ལ་ཕན། །དར་ཤིང་རུས་ནད་ཀུན་ལ་ཕན། །འདི་བཅུ་འབྲས་བུའི་སྨན་མཆོག་ཡིན། །

ཤུག་པས་སྐྲང་ཀྱི་ཚད་པ་སེལ། །འབྲས་བུ་བདུད་རྩི་བཅུད་དུ་བཤད། །སྒྲ་མའི་ནུས་པ་དེ་དང་མཚུངས། །ལྕང་མས་དམུ་ཆུའི་ནད་ལ་ཕན། །སྦྲུར་པས་བྱེར་བ་སྡུད་པ་ཡིན། །སྤྲི་ཞུར་མགོ་རུས་ཆག་པ་སྦྱོར། །གླང་མས་མོ་ནད་ཚད་པ་སེལ། །སྟག་མས་ལུས་ཟུངས་རྒྱས་པར་བྱེད། །བེ་ཤིང་ཆུ་སེར་འདྲེན་པ་ཡིན། །སྐྱུ་དང་ཁྲིས་པས་འདུ་བ་སྐོམས། །དེ་ལྟར་བཅུ་པོ་ཤིང་སྨན་ཡིན། །

གྲུམ་ཤིང་ལས་ནི་སྨག་འབྱུང་སྟེ། །བེ་ནག་འབྲས་བུ་མོན་ཆ་ར། །འབྲུ་བ་གཅོད་པའི་དམ་པ་ཡིན། །སྤོས་དཀར་ཤིང་དང་སྤོས་ནག་གཉིས། །ཆུ་སེར་སེལ་བའི་དམ་པ་ཡིན། །མདུང་ཤིང་ཐང་ཆུས་རྩ་ཀུན་ཕན། །འདྲེ་སྒྲོག་ཤིང་གིས་གཉན་ཚད་སེལ། །དུག་ཁམ་ཤིང་འབྲས་དུག་ནད་སྦྱོང་། །སྒྲོན་ཤིང་སྐྲན་ནད་ཀུན་ལ་ཕན། །སྟར་ཤིང་དུག་དང་གློ་ནད་སེལ། །རྒྱས་པའི་ཚད་པ་སེལ་བར་བྱེད། །ཡོན་ཏན་ཅན་གྱི་ཤིང་བཅུའོ། །

སྐྱེར་བས་དུག་སེལ་མིག་ལ་ཕན། །སེ་བས་རྩ་སྦྲུབས་ནད་རྣམས་སྡུད། །འོམ་བུས་དུག་ཚད་མ་ལུས་

འཛོམས། །རྒྱ་སྨུག་བར་ཤུན་སྐྱུག་པའི་སྨན། །ཁྲི་ཤིང་གློ་མིག་བད་ཀན་འདྲེན། །འཕང་མའི་འབྲས་བུས་སྙིང་ནད་སེལ། །བྲ་མས་ཤ་ཡི་ནད་ཀུན་འཛོམས། །སྐྱུར་ཤིང་བད་ཀན་སེལ་བ་ཡིན། །གྲོ་ག་མགོ་ཆག་ཆུ་སེར་འདྲེན། །སེ་རྒོད་བར་ཤུན་དུག་ཚད་སྲུད། །འདི་བཅུ་བར་ཤུན་བཟུང་བར་བྱ། །

ད་ལིས་གྲང་རླུང་ཀུན་སེལ་ལོ། །སུ་རུ་དེ་དང་ཕྱོགས་མཐུན་དོན། །སྲིན་མ་མ་ཞུ་གློ་ནད་སེལ། །མཆེ་ཡིས་རྩ་གསོ་སྐྲངས་རྣམས་འདུལ། །ཛ་ཤིང་ཚད་པ་ཀུན་ལ་ཕན། །ཤིང་སྡོན་གྱིས་ཀྱང་ཚད་པ་འཛོམས། །སྐྱི་ཆེར་འབྲས་བུས་གག་པ་སེལ། །ཡུག་ཤིང་ཚད་པ་སྟོམས་པར་བྱེད། །སྨག་ཤད་རྩ་གསོ་ཆུ་སེར་འདྲེན། །སྨྱུག་མས་མཁལ་མའི་ཟུངས་འཛིན་བྱེད། །འདི་བཅུ་རྙེད་སླ་ཀུན་ཏུ་རྒྱུག །

ལྷ་ཤིང་ཕུར་མོང་རྣག་ཆུ་སྐེམས། །མཛོ་ཆེར་ཙན་དན་དམར་པོ་མཚུངས། །གཡེར་མའི་ཤིང་གིས་རྩ་ལམ་འབྱེད། །སླ་ཆེར་བ་ཡང་བསིལ་བར་གདོགས། །གསོམ་དང་རྒྱ་ཤིང་ཐང་ཤིང་གསུམ། །བསིལ་སྟོམས་ཕྱོགས་སུ་གདོགས་པ་ཡིན། །ཐང་ཆུས་རྩ་ཡི་ཆུ་སེར་སེལ། །ལ་ཕའི་ཤིང་གིས་གློ་ཚད་སེལ། །བཙོད་ཀྱིས་རྒྱུ་ལོང་ཚད་པ་སེལ། །ཤིང་དམར་སྨིན་མོས་ཚད་པ་སེལ། །

དེ་ལྟར་བཅུ་གསུམ་བསིལ་སྟོམས་རིགས། །གཞན་ཡང་འབྲས་བུའི་རྩེ་སྨན་རྣམས། །ཕལ་ཆེར་ཤིང་ལས་འབྱུང་མོད་ཀྱི། །དེ་རྣམས་འོག་ཏུ་བརྗོད་པར་བྱ། །

【译文】

树类药物

接着讲述树类药，黑沉香治命脉病，并治心脏热隆症。乳香也可疗隆症。红沉香治隆热症。圆柏也治隆热症。白檀香的气味香，滋补洁净又清热，红檀可治血隆症，紫檀能疗热症病。方柏清除诸热症。优昙花树滋补药，阿夏达和夏拉嘎，那卓达和乔健相，哈巴嘎惹贝嘎嘎，嘎木巴惹代洒木，阿帕木嘎哈瓦拉，十大补药治诸病，大成就者赐予药。西藏猫乳木功效，治疗麻风黄水症。那惹格治培赤病。裹茅功效生七精。核桃功效治隆病。木蝶功效可清热。腊肠果治中毒症。翅果卫茅的功效，祈雨并且治龙病。相都可治并发病。蔷薇可疗中毒症。桑葚功效治骨病。十味果实上品药。圆柏清除下体热。柏仁滋补如甘露。杜松功效与柏同。柳树治疗肾水肿。白杨收敛扩散症。秦皮愈合头骨裂。高山柳树可清热，并且治疗妇女病。杜鹃花树盛七精。青枫果实引黄水。小檗柴巴平三因，如是十种树类药。莎木面治风湿症，青枫果实青枫脂，止腹泻的上品药。黑白乳香二树脂，医治黄水之妙药。松脂可以疗创伤。安息香治瘟疫热。毒桃树果泻毒症。油松可以破痞瘤。核桃树木解中毒，并治肺病盛热症。此为治病十木药。小檗中皮解毒症，并且可治眼目病。蔷薇中皮之功效，收敛脉管之诸病。水柏枝治毒热症。细叶柳皮催吐药。忍冬中皮之功效，可引肺门之培根。白刺果治心脏病。锦鸡儿治肌肉病。酸木皮治培根症。桦树中皮之功效，治疗头破引黄水。扁刺蔷薇之中皮，功效收敛毒热症。此为十味中皮药。

小叶杜鹃治寒隆，圆柏功效与此同。金银露梅之功效，治疗肺病不消化。
养疮消肿木麻黄。茶树治疗诸热症。海桐木也治热症。沙生槐籽治喉蛾。
平衡热症接骨木。绣线菊的功效为，养治伤疮引黄水。竹沥功效固肾气。
十药易得入诸方。
柏木结血蒿干脓。鬼箭锦鸡儿红檀，此二味药功相同。花椒功效通脉道。
沙棘属于凉药类，松树柏树和杉树，三树属于凉平药，松树水治疮黄水。
拉海相木治肺热。茜草可清肠热症。成熟热症红木治。
十三药属凉平类。另外果实精华药，大多产自树木类，这些药物下面述。

黑沉香 ཨ་གར་ནག་པོ།

乳香 དུ་རུ་ཀ

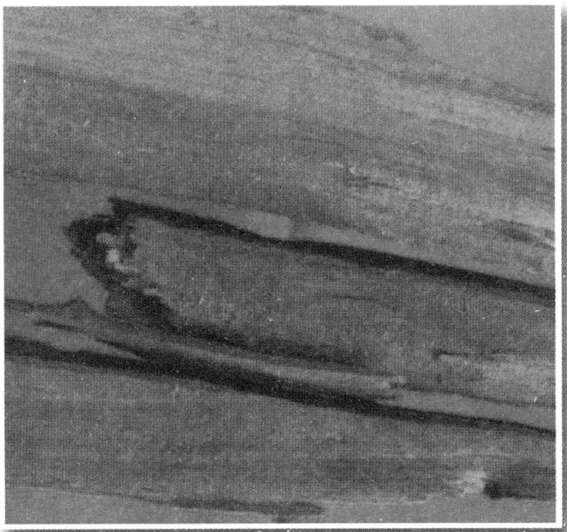

红沉香 ཨར་དམར།

圆柏 རྒྱ་ཤུག

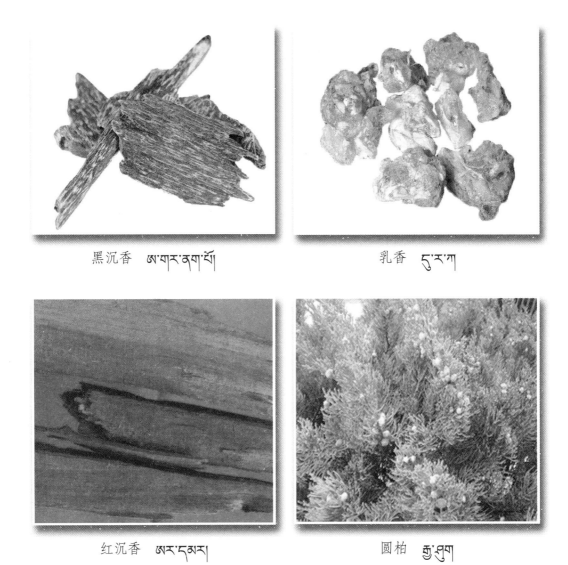

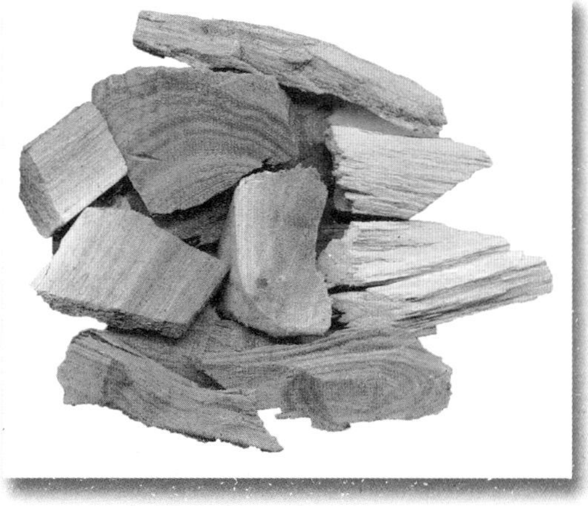

白檀香　ཙན་དན་དཀར་པོ།

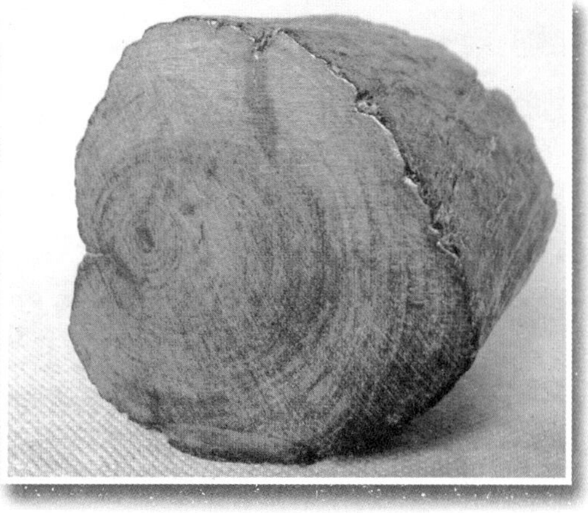

紫檀香　ཙན་དན་སྨུག་པོ།

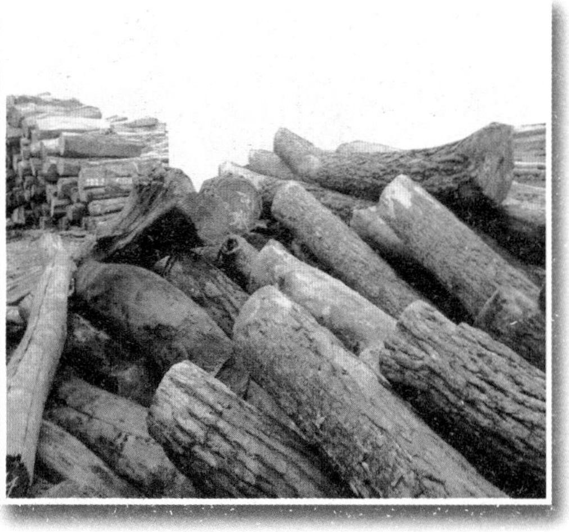

红檀香　ཙན་དན་དམར་པོ།

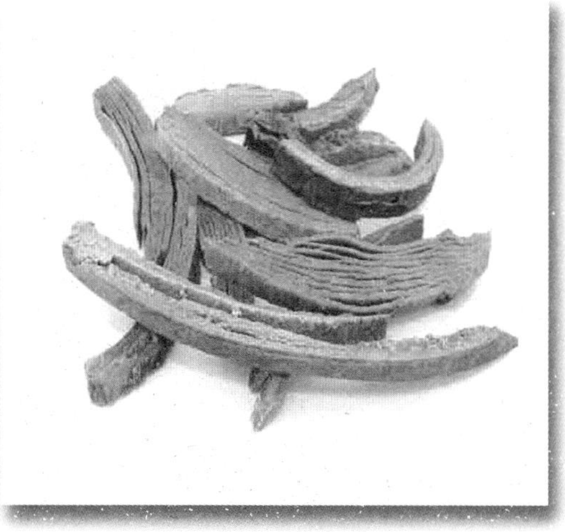

秦皮　སྐྱི་ཤུར།

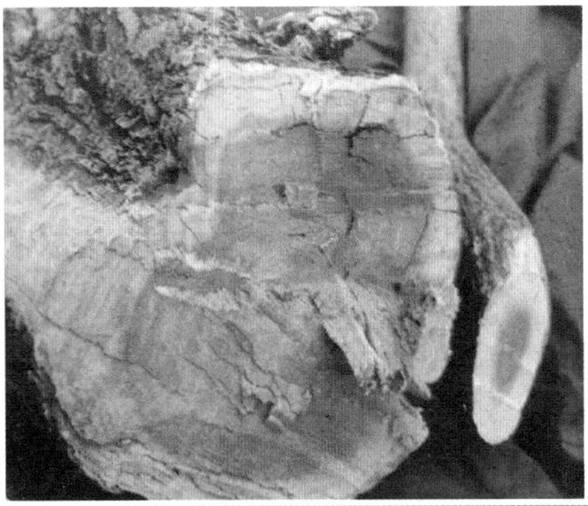

西藏猫乳木 སེར་པོ་སྐྱེར་བ་སེང་ལྡེང་།

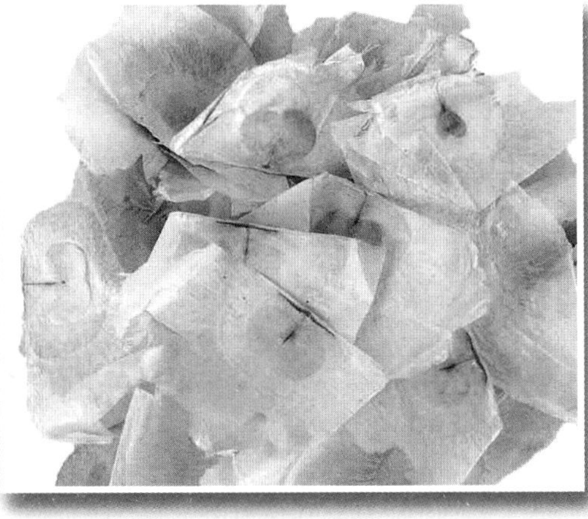

木蝴蝶 ཙམ་པ་ཀ

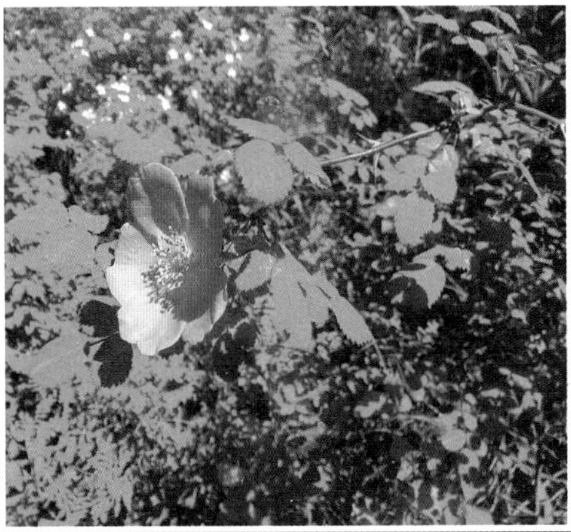

蔷薇 སེ་ཤིང་།

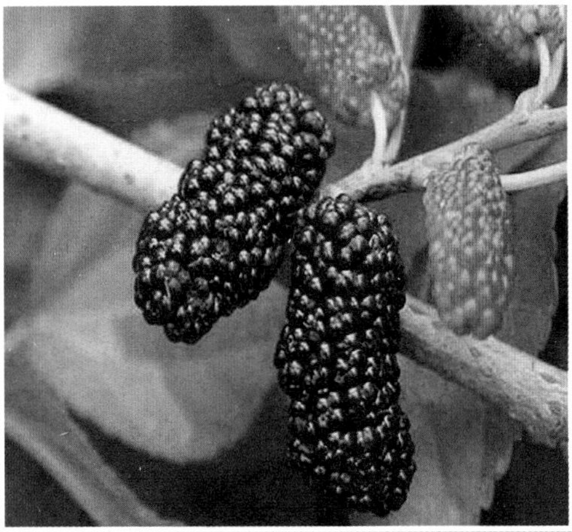

桑葚 དར་ཤིང་།

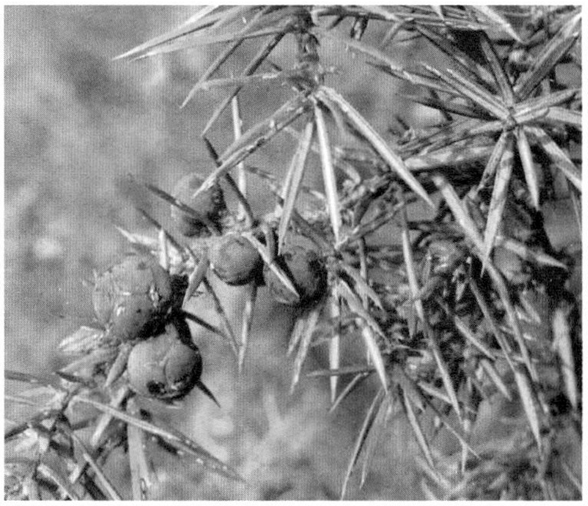

杜松 སྒྲ་མ།

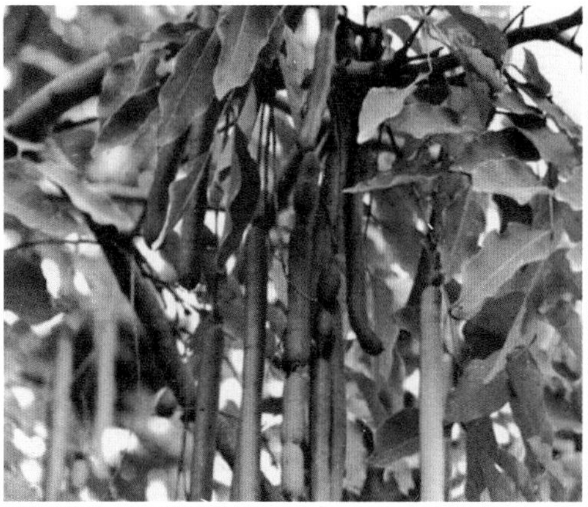

腊肠果 དོང་ཀའི་ཤིང་།

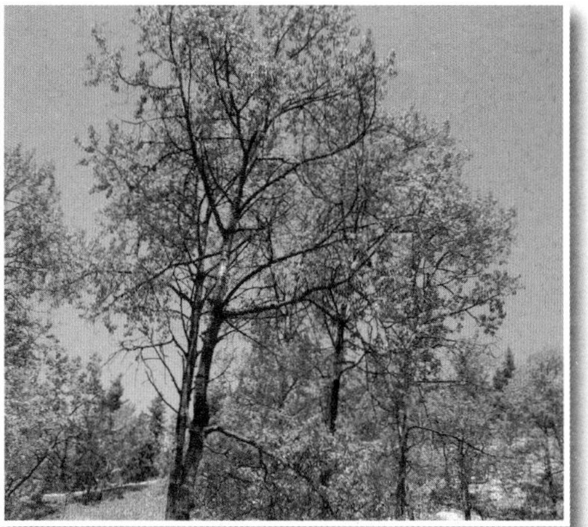

山杨 མ་ཀལ།

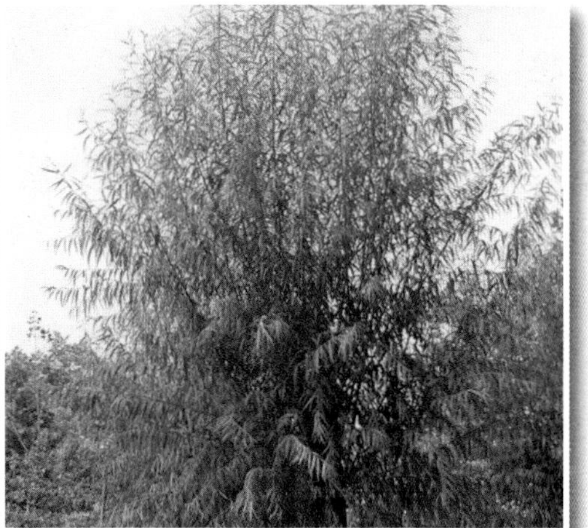

柳树 ལྕང་མ།

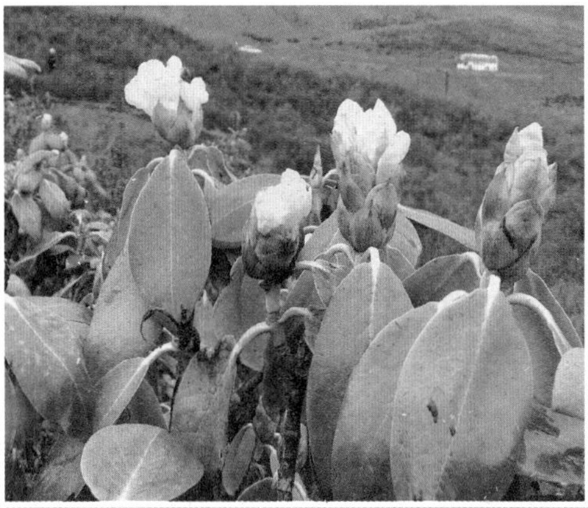

杜鹃 སྟག་མ།

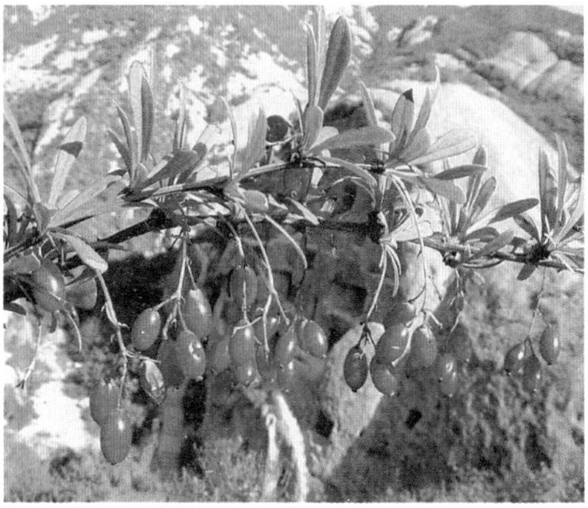

小檗 སྐྱེར་པ།

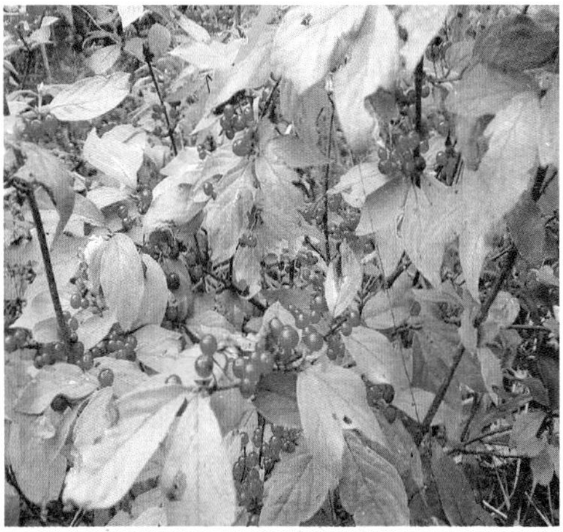

忍冬 ཁྲི་ཤིང་།

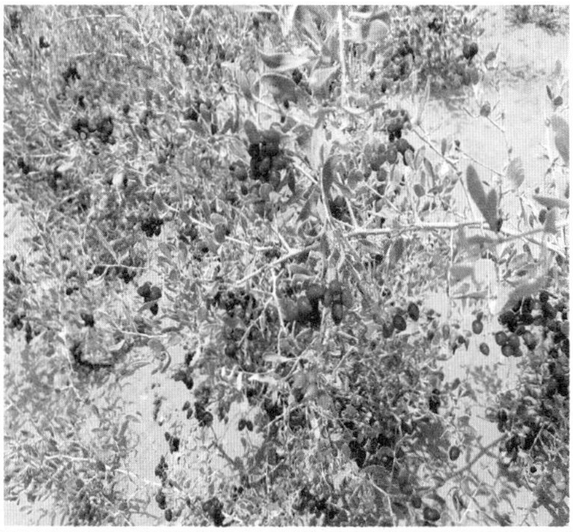

白刺果 འཕང་མའི་འབྲས་བུ།

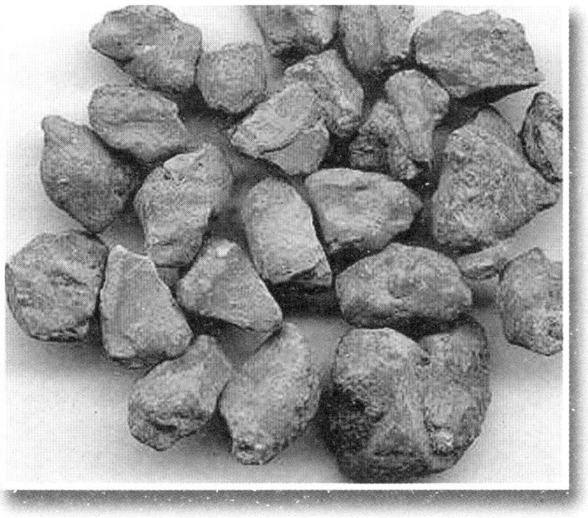

安息香 གུ་གུལ།

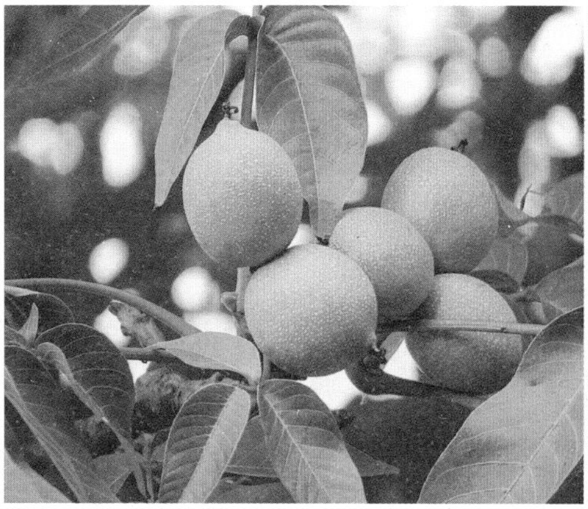

核桃 སྟར་ག།

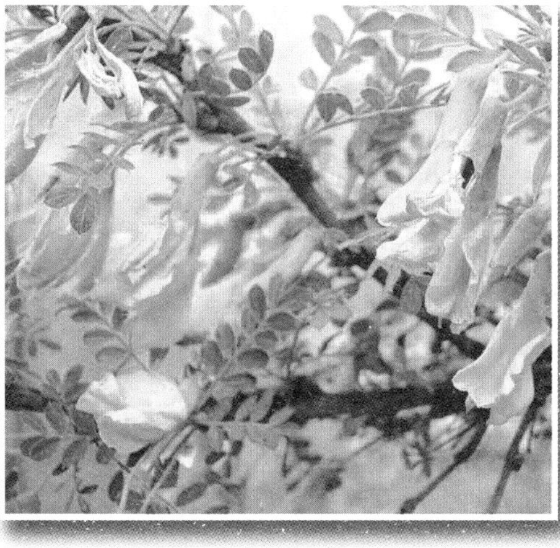

锦鸡儿 བྲ་མ།

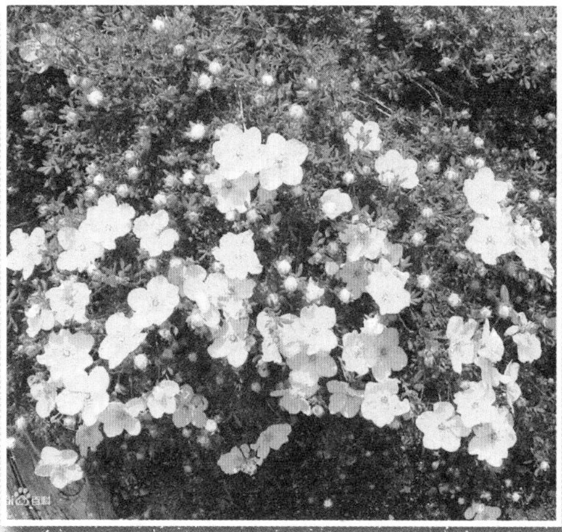

金露梅 སྤེན་མ།

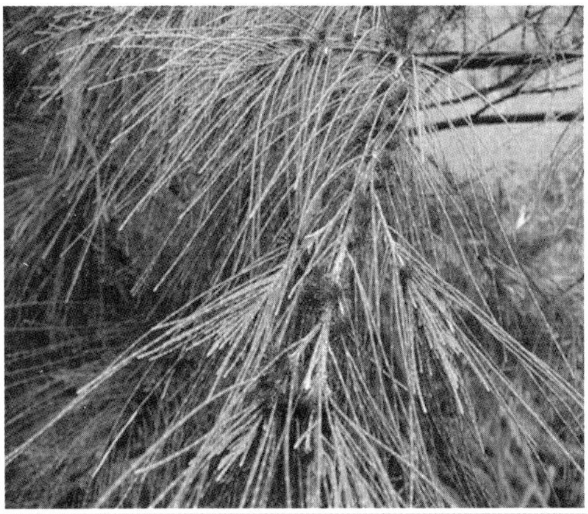

木麻黄 མཚེ།

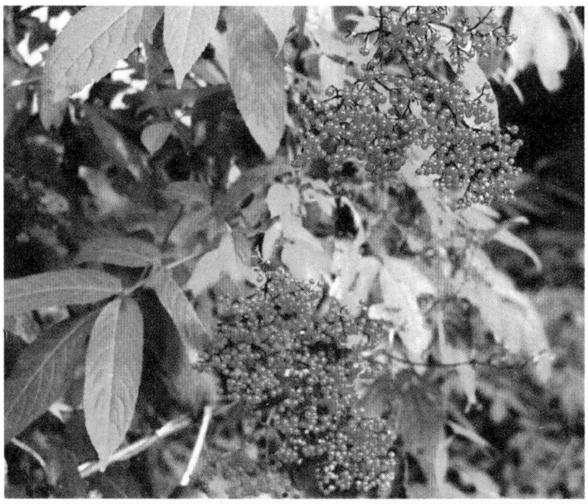

接骨木 ཡུ་གུ་ཤིང་།

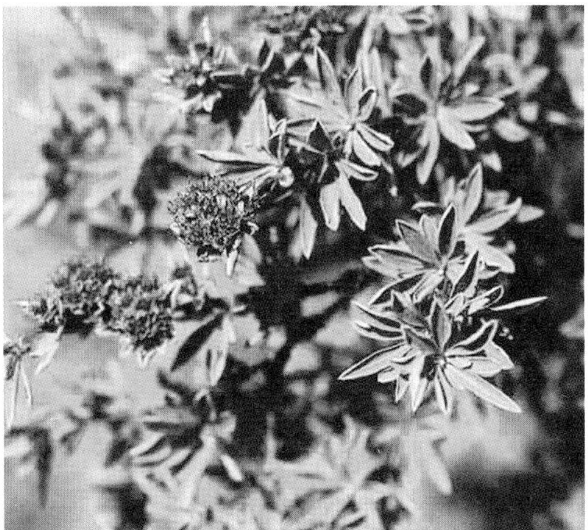

绣线菊 སྨག་ཤིང་།

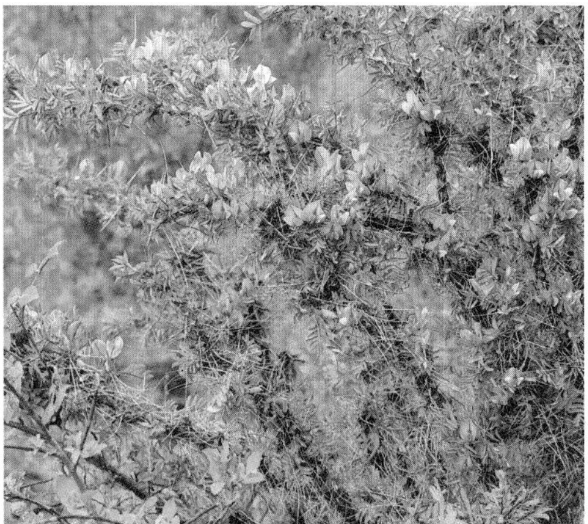

鬼箭锦鸡儿 མཛོ་ཚེར།

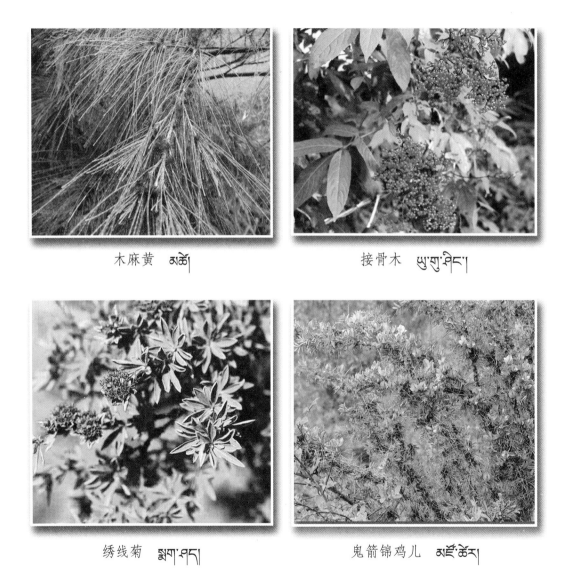

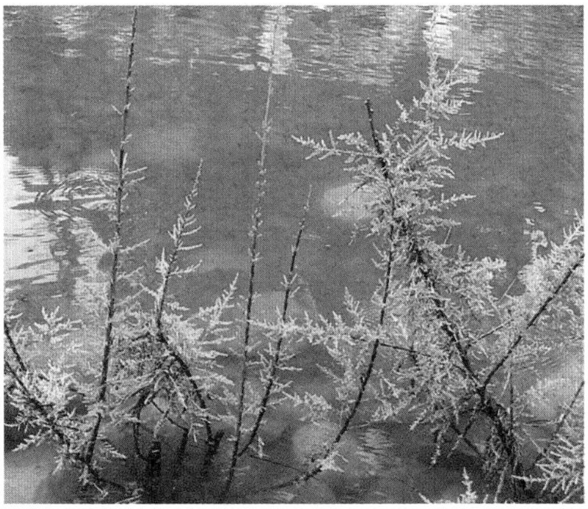

水柏枝 འོམ་བུ།

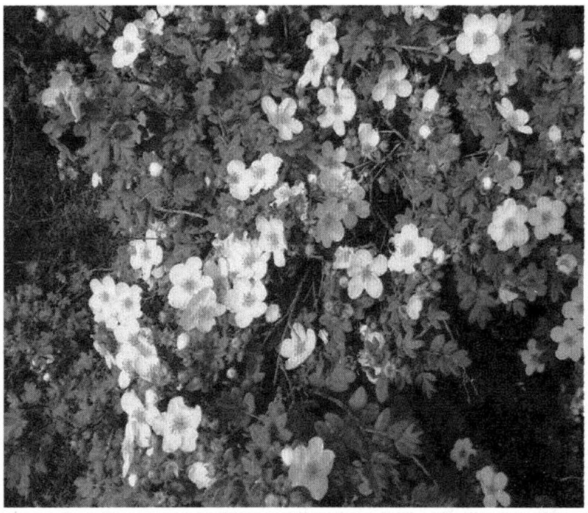

银露梅 སྤེན་དཀར།

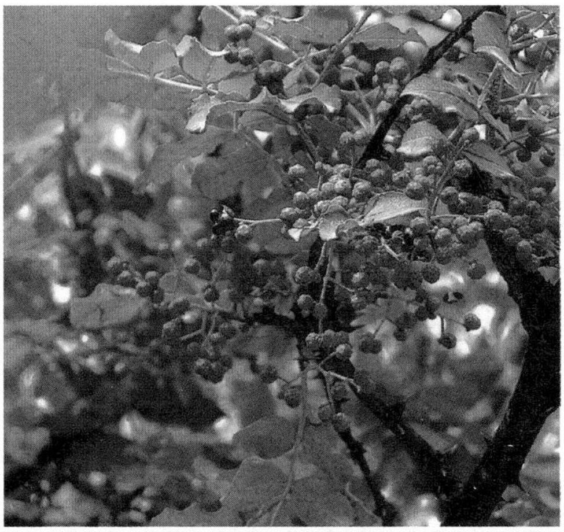

花椒 གཡེར་མ།

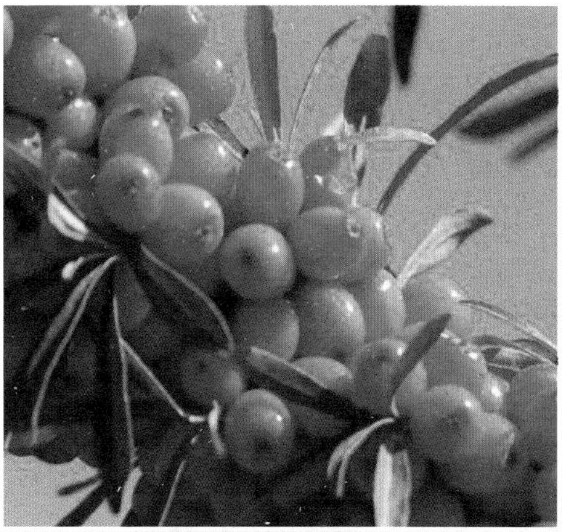

沙棘 སྟ་ཚེར་བ།

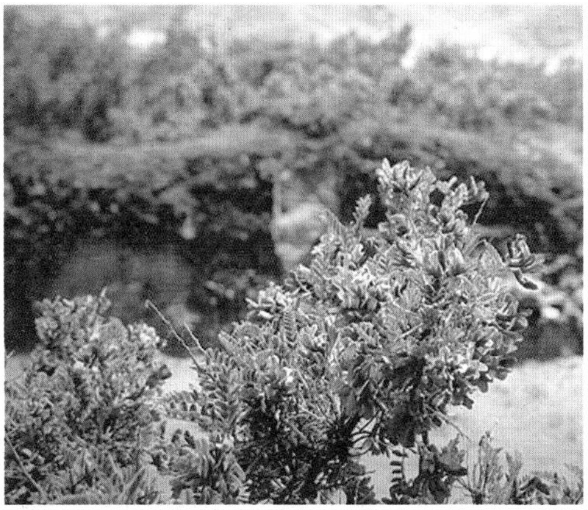

沙生槐 སྐྱེ་ཚེར་འབྲས་བུ།

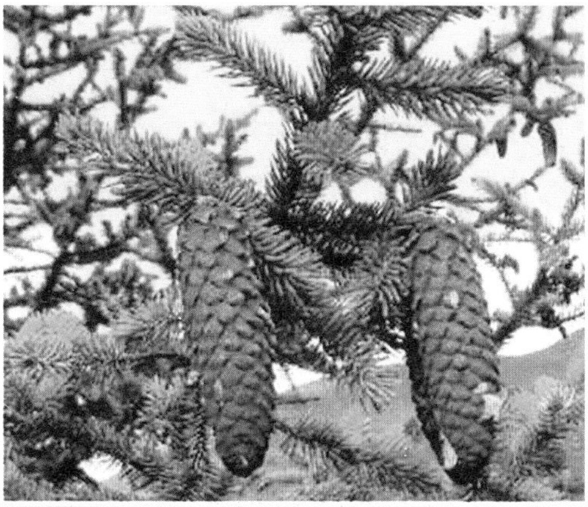

杉树 ཐང་ཤིང་།

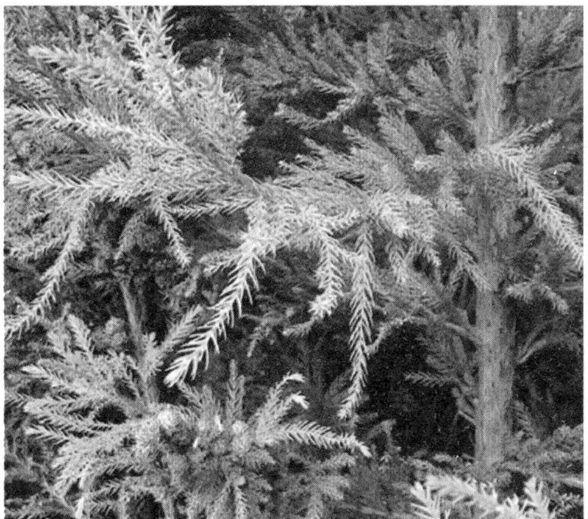

松树 གསོམ་ཤིང་།

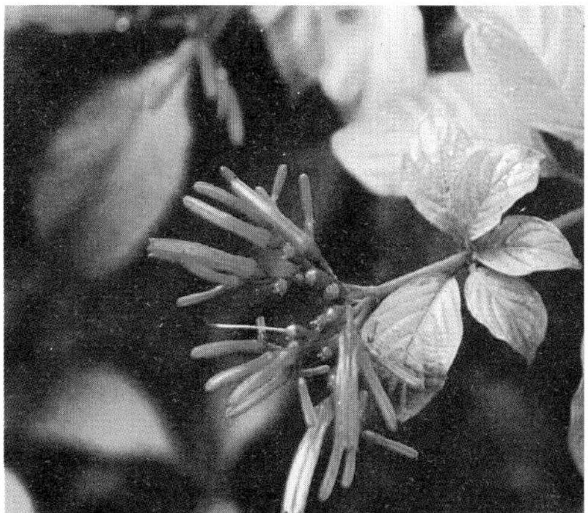

茜草 བཙོད།

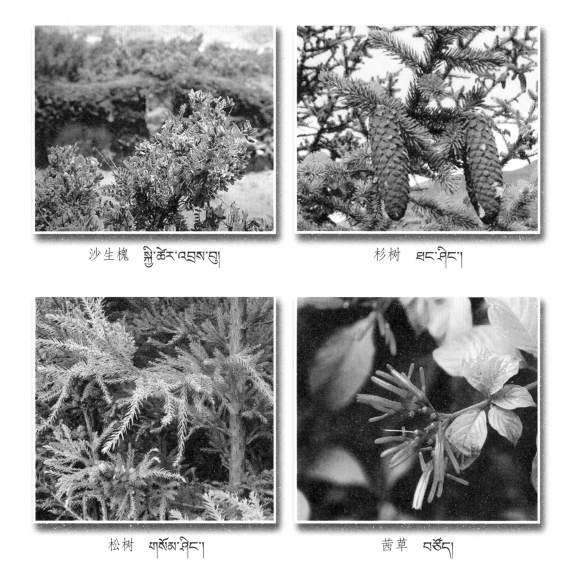

ལེའུ་ལྔ་པ། རྩི་སྨན་གྱི་སྡེ་ཚན།

第五章　精华类药物

རྩི་སྨན་གྱི་སྡེ་ཚན།

རྩི་སྨན་རྒྱལ་པོ་ག་བུར་ཏེ། །ཀ་ཀྵ་ག་བུར་རྒྱས་ཚད་སེལ། །ཤེལ་ནི་རྩུབ་བསིལ་དེ་དང་འདྲ། །སྟག་ཟིལ་སེར་མཉེན་ཁྲག་མཁྲིས་སེལ། །མང་ནི་རླུང་ལྡན་ཚད་པ་འཇོམས། །གུར་གུམ་མཆིན་ཚད་ཁྲག་ལ་ཕན། །ཀུ་སུ་མ་ཡང་དེ་དང་མཐུན། །ཛཱ་ཏིས་སྙིང་གི་ཚད་པ་སེལ། །གླ་རྩི་གཉན་ཚད་དུག་ལ་ཕན། །དེ་རིགས་ས་དང་ཤིང་བྱུང་གཉིས། །ཀ་ཀོ་ལ་ནི་མཚེར་ནད་ཕན། །ཨེ་ལ་ཞེས་བྱ་ཤིན་ཏུ་ཚ། །ལི་ཤི་གཟེར་ནད་མཆིན་མཁྲིས་སེལ། །སུག་སྨེལ་ཕོ་ལོང་གཞི་འཛིན་བྱེད། །བསིལ་དྲོད་སྙོམས་པ་གཉིས་གསུམ་དྲུག །གི་ཝང་ཚད་ནད་ཀུན་ལ་ཕན། །གླ་རྩིས་གཉན་ཚད་དུག་ལ་ཕན། །གུ་གུལ་གདོན་ཚད་མ་ལུས་འཇོམས། །དེ་ལྟར་རྩི་ཡི་གཙོ་བོ་བཅུ། །བཟང་ངན་ཡུལ་གྱིས་སུམ་ཅུ་ཡོད། །

【译文】

精华类药物

精华药王为冰片，艾脑香治盛热症，樟脑性糙凉如上，艾片黄柔治血胆，芒冰片治隆热症。藏红花泻血肝热，功效同上草红花。肉豆蔻治心热症。麝香可治瘟热症。此类药生地和树。草果利于脾脏病。荜茇药味甚辛辣。丁香止痛治肝胆。白豆蔻之功效为，胃和大肠基本药，凉热平此三二六。牛黄可治各热症。麝香治瘟热毒症。安息香治邪魔热。如是精华药十类，产地优劣分三十。

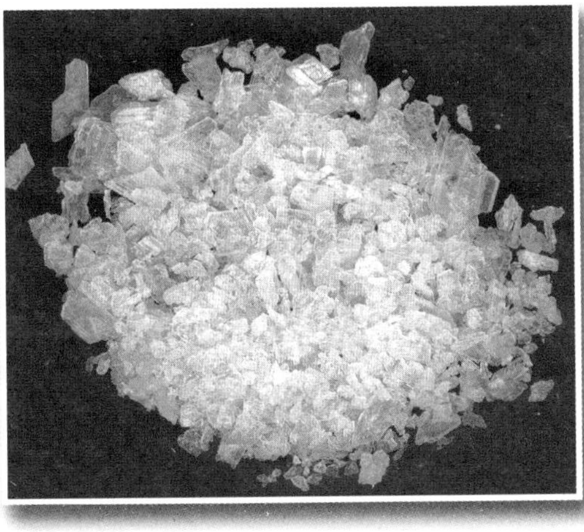

冰片　ག་བུར།

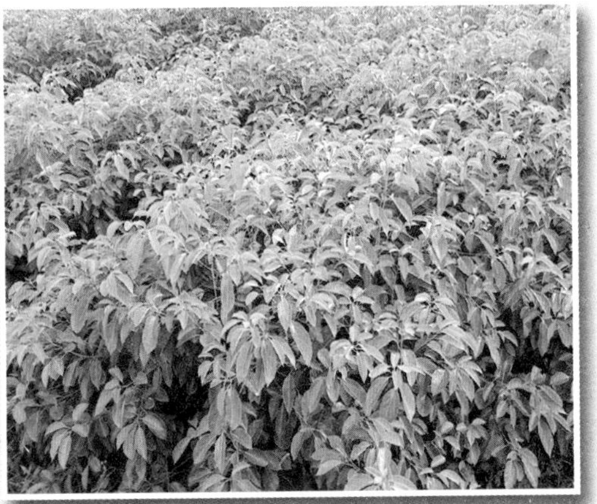

艾脑香　ཀླུ་ག་བུར།

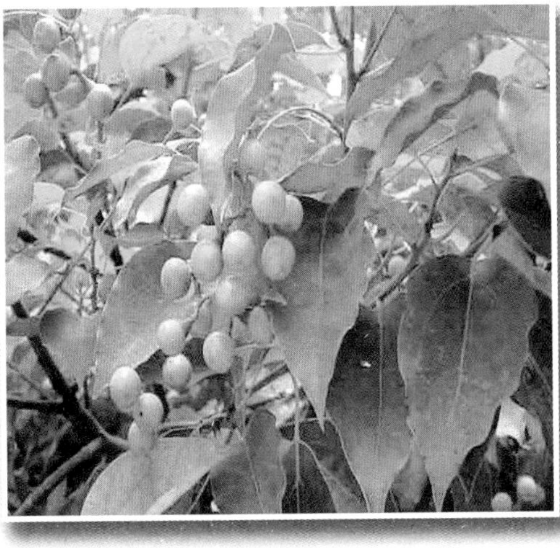

樟脑树　ཤེལ་ག་བུར།

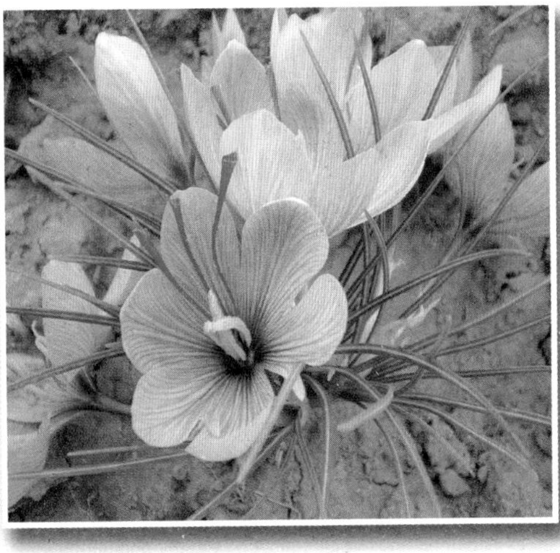

藏红花　གུར་ཀུམ།

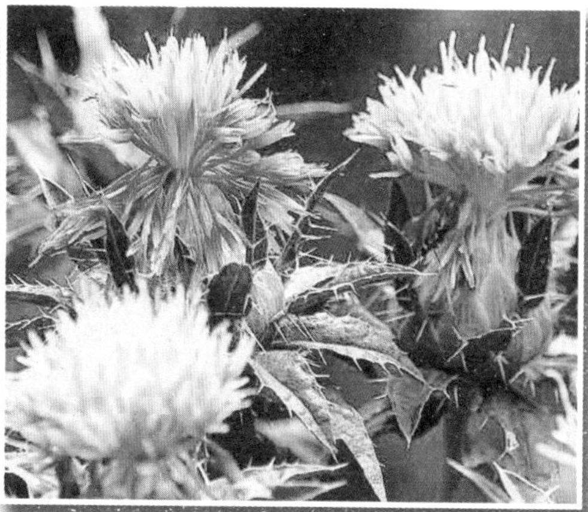

草红花 ཀུ་སུ་མ།

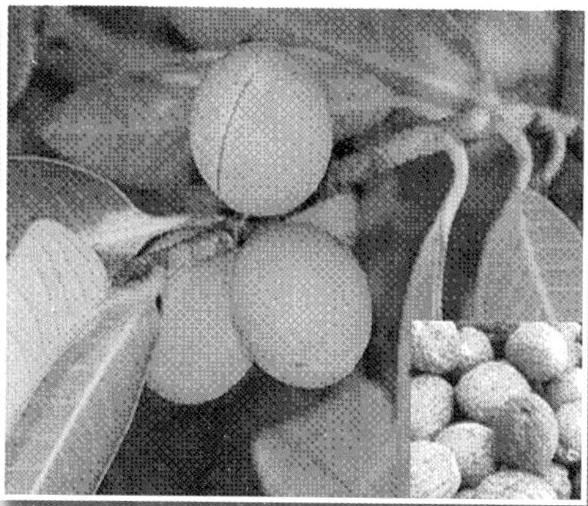

肉豆蔻 ཛཱ་ཏི།

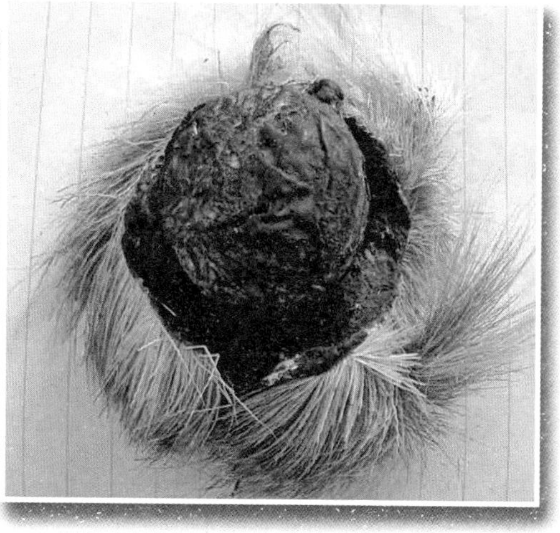

麝香 གླ་རྩི།

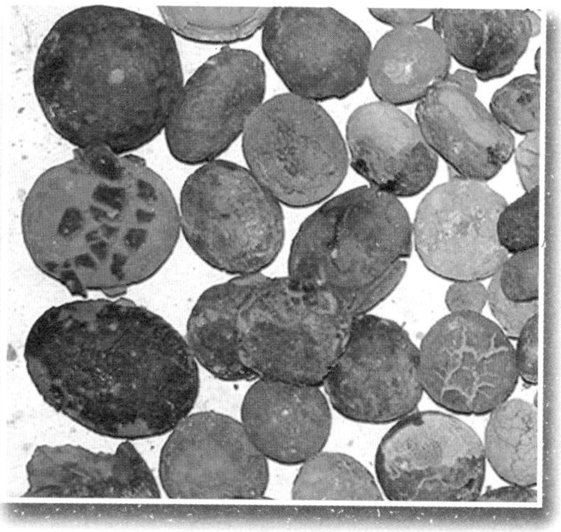

牛黄 གི་ཝང་།

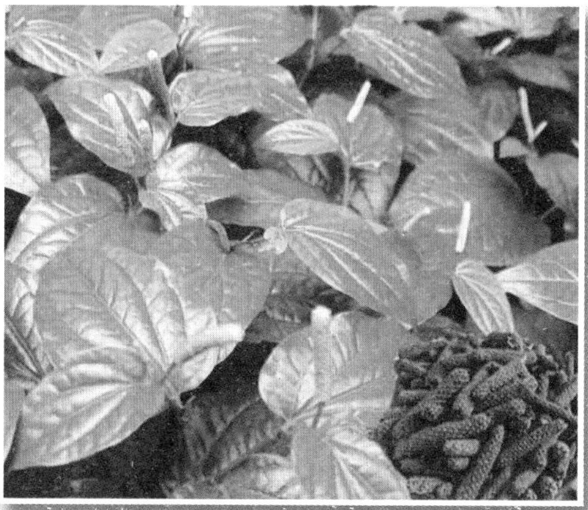

荜茇 ཨ་ལ།

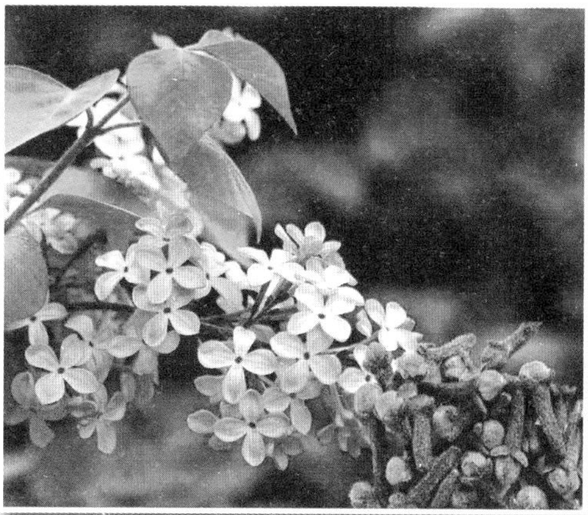

丁香 ལི་ཤི།

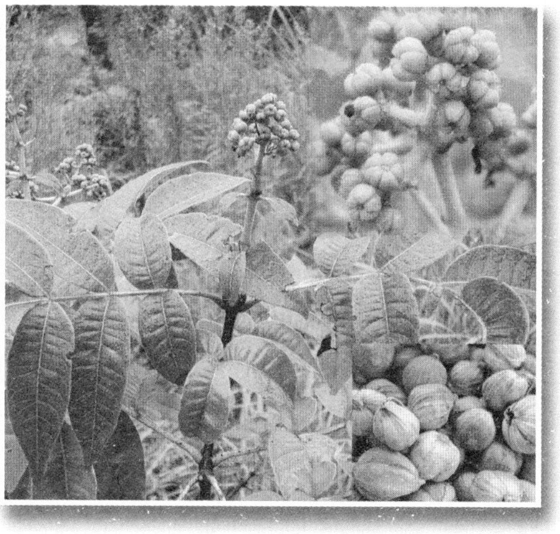

白豆蔻 སུག་སྨེལ།

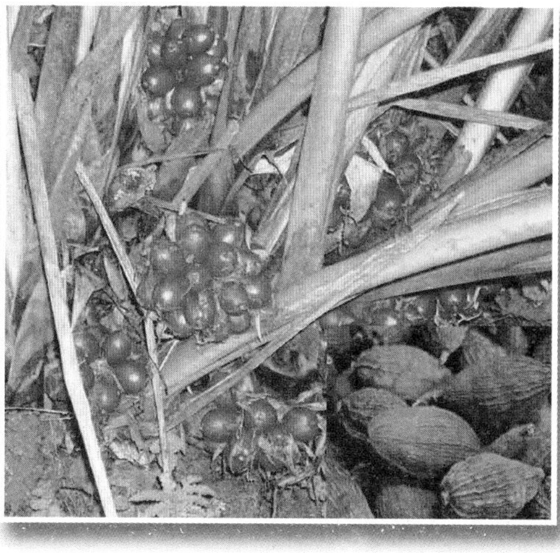

草果 ཀ་ཀོ་ལ།

ལེའུ་དྲུག་པ། ཤིང་སྨན་སྔོ་སྨན་ཐང་སྨན་བཅས་ཀྱི་སྡེ་ཚན།

第六章 树药草药平坝类药物

ཤིང་སྨན་སྔོ་སྨན་ཐང་སྨན་བཅས་ཀྱི་སྡེ་ཚན།

ཤིང་ཀུན་ཀླུང་ནད་ཐམས་ཅད་འཇོམས། །ཧྥོ་ཀ་ཏ་ཡིས་དཔྱལ་ཆུ་འཆིང་། །ཙ་ཏྲ་དཀར་ནག་གཉིས་པོ་ཡིས། །ཚད་འབྲུགས་གཉན་ནད་སྲོག་ཀླུང་སེལ། །ཨུཏྤལ་མཆིན་པའི་ཚད་པ་འཇོམས། །བསེ་ཡབ་བད་ཀན་སེལ་བ་སྟེ། །སེ་འབྲུས་བད་ཀླུང་ཀུན་ཞི་སྨོམས། །ཁྲེ་མས་མཁལ་ནད་རྩ་ཚད་སེལ། །ག་གོན་བསམ་སེའི་ནད་ལ་ཕན། །ཨུ་ཤི་རས་ཀྱང་སྐྱོད་ནད་སེལ། །འདི་བཅུ་ཀུན་ལ་ཤེས་པར་རིགས། །

པོ་སོན་ཚ་ཡིས་ནད་ཀུན་སྐྱུགས། །གསེར་གྱི་ཕུད་བུས་སྐྱོད་དུ་འདྲེན། །གསེར་གྱི་མེ་ཏོག་མཁྲིས་པའི་སྨན། །ཁུ་བ་ཁའོ་དེ་དང་མཚུངས། །ཡུང་བ་གཞང་འབྲུམ་སེལ་བའི་གཙོ། །ཤིང་མངར་གློ་ཚད་ཀླུང་ལ་ཕན། །ཅི་ཏྲ་ཀ་ཡིས་མེ་དྲོད་བསྐྱེད། །ཤང་ཀ་པུཥྤ་པས་ཤེས་རབ་སྐྱེ། །སླེ་ཏྲེས་འདུ་བ་སྨོམས་པར་བྱེད། །ཀཎྜ་ཀ་རི་དེ་འདྲ་བཅུ། །ཤིན་ཏུ་སྦྱོར་ལ་དེ་འདྲ་གཅེས། །

སོ་མ་ར་ཛས་མཛེ་ནད་སེལ། །ཏིལ་དཀར་ཏིལ་ནག་ཀླུང་ནད་སེལ། །དུག་ཞུང་མཁྲིས་ནད་གཉེན་པོ་སྟེ། །ཟི་ར་དཀར་ནག་སྲོག་ཀླུང་འཇོམས། །ཐལ་ཀས་གཟའ་དང་ཆུ་སེར་འདྲེན། །ཀུན་གྱིས་ཆུ་སེར་འདུས་པ་སྨོམས། །ན་ག་གེ་སར་པུཥྤ་དང་། །པདྨ་གེ་སར་གསུམ་པོ་ཡིས། །གདོན་སེལ་དབང་པོའི་ནད་སེལ་བཅུ། །

སླ་གོར་གློ་ནད་བད་ཀན་ཕན། །མཁལ་མ་ཞོ་ཤ་རིགས་གསུམ་དང་། །ཨ་འབྲས་སྲ་འབྲས་འཇམ་འབྲས་གསུམ། །མཁལ་ནད་གྲང་ནད་ཀུན་ལ་ཕན། །གྲང་ནད་ཀུན་འཇོམས་ན་ལེ་ཤམ། །ཉེས་པ་གསུམ་སེལ་པི་པི་ལིང་། །བད་ཀླུང་སེལ་བ་སྒ་སྐྱུ་མཆོག །ཧོང་གྲ་གློ་རྣག་ཕྱིན་དུ་འདྲེན། །འདི་བཅུ་བད་ཀླུང་འཇོམས་པའི་མཆོག །

བ་ཤ་ཀ་ཡིས་ཁྲག་ནད་སེལ། །བ་ལེ་ཀ་ཡིས་ཁྲག་འཁྲུགས་སྨོམས། །སླ་སྒང་གློ་བའི་ཚད་པ་འཇོམས། །ལི་ག་དུར་གྱིས་དུག་ཐབས་འཇིག །ཀ་པེད་རྒྱུ་ལོང་ཚད་འབྲུ་སེལ། །ཧྲ་བུ་ལུ་ཡིས་གློ་ཚད་སེལ། །ཤུ་དག་དཀར་པོ་ཤ་ཆེར་བསྐྱེད། །ནག་པོས་གཉན་ཚད་ཕྱིན་དུ་འདྲེན། །ཞིམ་པ་ཚ་ནད་ཀུན་ལ་ཕན། །རྒྱུན་འབྲུམ་བྱེས་པའི་གློ་ནད་སེལ། །སྟོད་ཀྱི་ཚད་སེལ་སྨན་མཆོག་བཅུ། །

ཀོ་བྲེ་ལ་ཡིས་དུག་ཚད་སེལ། །ཕྱེམ་སྟག་གླང་ཆེན་དེ་དང་མཚུངས། །ཤང་རྐང་བྲུམ་པ་ཨ་ལྷང་ཐྱོ། །བྲ་འཕུར་སླེབ་དང་སུ་མི་སྨན། །དཔའ་བོ་དཀར་སེར་དམར་པོ་གསུམ། །འདི་བཅུ་དུག་ཚད་ཐམས་ཅད་འཇོམས། །རྒྱང་པ་གཉིས་གསུམ་གང་ཚོགས་སྦྱར། །

བྱི་ཏང་ག་དང་མ་ཏུ་རྩེ། །ལ་ལ་ཕུད་རྣམས་སྲིན་ལ་ཕན། །འབྲས་བུས་ཡ་མའི་ནད་རྣམས་ཕན། །ལང་ཐང་རྩེ་ཡང་དེ་བཞིན་ནོ། །གཡེར་མ་རྒྱ་སེར་རྩ་སྲིན་སེལ། །ཏྲ་ཀོད་རྩ་བས་སྲིན་ནད་སེལ། །འབྲས་བུ་མ་ནུ་དེ་དང་འདྲ། །ཟིམ་ཟླམ་ཁྲག་འཁྲུགས་ནད་ལ་ཕན། །ཧྲི་ཏ་རྩ་སྲིན་ཀླུང་སྲིན་སེལ། །དེ་ལྟར་སྲིན་རྣམས་སེལ་བ་བཅུ། །

ཁྱུང་སྡེར་དཀར་སྨུག་དུག་སེལ་ལ། །གོ་བྱེ་སྨུག་པོ་སེལ་བའི་མཆོག །ཨུ་སུ་གླང་ཐབས་སྣང་སེལ་མཆོག །གླང་མགོ་གྲང་རྒྱུ་སེལ་བའི་མཆོག །སྣ་ཏིག་ཚ་རྒྱུ་སེལ་བའི་མཆོག །རྟུས་པ་གསོ་བར་ཨ་ཧྲི་མཆོག །ནད་རོག་སྦྱོང་བྱེད་གསོད་བྱེད་མཆོག །ཀླུ་ཡི་གཉེན་པོ་ཀླུ་དུག་ཡིན། །ཤི་ལ་མི་ཊ་རྡོ་སྨན་འཇིག །དེ་ལྟར་མཆོག་གི་སྨན་བཅུའོ། །

ཨ་རུ་ར་ལ་རིགས་བདུན་ཡོད། །བཅུད་ཀྱིས་ལེན་པ་ཤ་ཆེན་ཏེ། །དྲི་དང་བཤལ་ལ་སྟུང་པོ་མཆོག །རྣམ་རྒྱལ་འཇིགས་མེད་གདོན་ལ་བསྲུགས། །འཚོ་བ་གཙང་པ་འཕེལ་བ་གསུམ། །ཐམ་ཤེས་བྱེ་དེ་རྣམས་སོ། །བ་རུ་ར་དང་སྐྱུ་རུ་དང་། །འདུས་པའི་ནད་རྣམས་སེལ་བར་བྱེད། །སྙིང་ཞོ་ཤ་ཡིས་སྙིང་ནད་སེལ། །དོང་ཁས་སྨུག་པོ་སྦྱོངས་པར་བྱེད། །ཨེ་ཏན་རཀྟ་ཡིས་ནད་རྣམས་འགྲོ། །པདྨ་རྩ་ལོས་ལུས་ཟུངས་བསྐྱེད། །མ་ནུ་རུ་རྟས་འདུ་བ་སྙོམས། །པ་ཏྲས་བད་ཚད་འཇོམས་པར་བྱེད། །ཕུཤྐར་རྩིབ་ལོགས་གཟེར་བ་འཇོམས། །ཤུ་དུར་ནུས་པ་དེ་དང་མཚུངས། །བཅུ་གཅིག་འདུས་པ་སོ་སོར་མངར། །

མི་ཏོག་གསུམ་པས་གག་པ་སེལ། །ཧྲར་སྨན་ཚད་པ་འདར་བུ་འཇོམས། །སྐྱུར་རྩི་ཆེན་པོས་བད་ཀན་སེལ། །ཀྱིར་ར་ཀུ་བ་དངུལ་ཆུ་འཆིང་། །ཞུ་མཁན་ཁ་ཡི་ནད་རྣམས་སེལ། །རམས་ནི་གདོན་གྱི་ནད་ལ་ཕན། །ད་ཏྲིག་འབྲུ་གཙོད་དབུགས་ནད་སེལ། །ར་ཏི་ཞོང་རོས་དུག་ཞི་བྱེད། །ཟ་ཁྲབ་དམུ་ཆུའི་ནད་ལ་ཕན། །ཤིང་ཁ་ཡིས་ཀྱང་དུག་ལ་ཕན། །སྣ་ཚོགས་ནུས་པ་བཅུ་ཡིན་ནོ། །

རྩ་བའི་དུག་ཆེན་ལྔ་པོ་ནི། །ཆ་དུ་བ་དང་སྲིན་གི་དང་། །ཀྭ་ལ་ཀུ་ཊ་ནྲི་ལ་དང་། །སེར་པོ་དང་ལྷ་བོང་ངའི་རིགས། །གཞན་སེལ་ནད་རྣམས་འཇིགས་པར་བྱེད། །

ལང་གས་མི་ཡིས་དངུལ་ཆུ་འཆིང་། །རྒྱ་དུ་ར་ནི་སྲིན་ཀུན་ཕན། །འོལ་མོ་སེ་ཡིས་མཁལ་ནད་སེལ། །ཧྲ་

མ་འདྲེན་ཏི་རྡོ་ག་ཏེ། །ཉེ་བའི་དུག་ལྷ་ཡོན་ཏན་ཅན། །ཤིང་གི་ལྷ་ནི་དག་པར་བྱེད། །ཧྲི་ར་ར་ཚ་ཚུད་བྱེད་དེ། །ཤུ་པ་ཤིང་ག་ལས་རྣམས་འགྲུབ། །ཧྲི་ཤུ་ཀྲ་མ་ཧྲ་ར་ཏེ། །དཔའ་བོ་གཅིག་པུ་རལ་བ་དམར། །ཧྲི་ཏེ་དང་ནི་ལ་ཏྲུ་ལུ། །ཟིག་ཐིག་བཅུ་པོ་དངུལ་ཆུ་འཆིང་། །གདོན་བསྲུང་ནད་རྣམས་ཞི་བར་བྱེད། །

【译文】

树药草药平坝类药物

阿魏治一切隆症。波嗄达制药水银。黑白两种川木香，可治热瘟紊乱病，并且医治命脉隆。绿绒蒿治肝热症。藏木瓜治培根症。石榴息除培隆症。海金沙治肾脏病，并且治疗脉热症。蔓菁治疗精腑病。石斛治疗六腑病。如是十药众皆知。

催吐诸病娑罗子。引吐诸病丝瓜籽。波棱瓜籽胆病药，汁液甚苦效果同。姜黄主治痔疮病。甘草益肺治热隆。提升胃阳小米辣。相嘎布卡巴益智。平衡三因宽筋藤。悬钩功效亦相同。如是十药相匹配。

黄葵籽治麻风病。白黑芝麻治隆症。止泻果治肝胆病。黑种草籽香旱芹，治疗命脉之隆症。决明子治脑中风，并且引出黄水病。上述诸药之功效，平衡黄水和三因。木棉花和使君子、辛夷花等三味药，功效治疗邪魔病，如是上述十味药，治器官病上品药。

油麻藤子治肺病，并且可治培根病。白刀豆等三肖夏、海南蒲桃杧果核、大托叶云实三药，可治肾病和寒症。胡椒可治诸寒症。荜茇治疗三因病。干姜治疗培隆症。引吐肺脓高良姜。如是十味之药物，治疗培隆之妙药。鸭嘴花治血分病。藏马兜铃之功效，平衡血液紊乱症。头花蓼治肺热症。岩白菜治毒交攻。葫芦籽药可止泻，并治小肠大肠热。芭普娄治肺热症。生肌增肥石菖蒲。藏菖蒲可驱瘟热。山豆根治诸热症。少儿肺病葡萄治。

如是十味药功效，上体热症之妙药。

马钱子治毒热症。车里马钱和三七，二药功效亦同此。相杠玟巴阿菌俄，番木鳖和延胡索，三种商陆白黄红，此十味药之功效，治疗一切毒热症，单用或配其他药。

酸藤果和蛇床子、紫铆等药治虫病，种子可治蚜蚂病。天仙子亦治蚜蚂。花椒功效干黄水，并治脉病和虫病。天南星根治虫病，种子功效与此同。司巴可治血紊乱。脉虫隆虫贝达治。如是十药之功效，能治一切微虫病。白紫钩藤治毒症。肉托果治瘀紫症。芫荽功效治绞痛。蒺果祛寒黄水症。点地梅治热黄水。梭沙贝母养骨药。巴豆清泻属上品。脉花党参治龙毒。西拉膜扎破石瘤。如是十味上品药。

诃子分为七品种：滋补生肌肥诃子；尖嘴诃子泻诸病；殊胜无畏两诃子，有效治疗邪魔症；补养净垢和增力，三种诃子为下品。毛诃子和余甘子，功效治疗合并症。广酸枣治心脏病。腊肠果豆之功效，清泻培根瘀紫症。巴豆功效泻诸病。莲花藕叶养七精。藏木香和川木香，功效能平病三因。土木香治培根热。乳香以及青木香，皆治两肋刺痛症，白花野姜效同此。上述药物十一味，各味药物味皆甘。

三花治疗喉蛾症。达哈惹治热颤抖。大木瓜治培根病。格拉拉固制水银。山矾叶治口腔病。蓝靛治疗邪魔症。盐麸果可止腹泻，并且治疗气不顺。若德敦瑞能解毒。洒恰治疗肾水肿。相卡即可治毒症。十药具有诸功效。五大根本毒药类，恰得瓦毒桑格毒、嘎拉古毒娜拉毒、黄乌头等五种毒，皆为乌头类之药，功效治疗瘟毒病。

莨格莫能制水银。莨菪籽儿治虫病。鬼臼治疗肾脏病。芭玛旦德菠嘎德，上述五药功效快，可作解毒五根药。若扎租杰和贝若，毒性皆由根产生，贝徐扎玛拔若柯、商陆吉菠惹瓦玛、卷丝苣苔和贝海、赛塔合等十味药，皆能炮制水银药，防止邪魔息诸病。

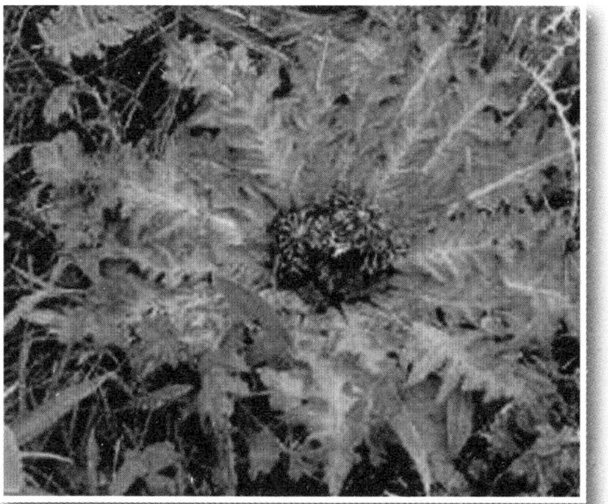

川木香 རུ་རྟ།

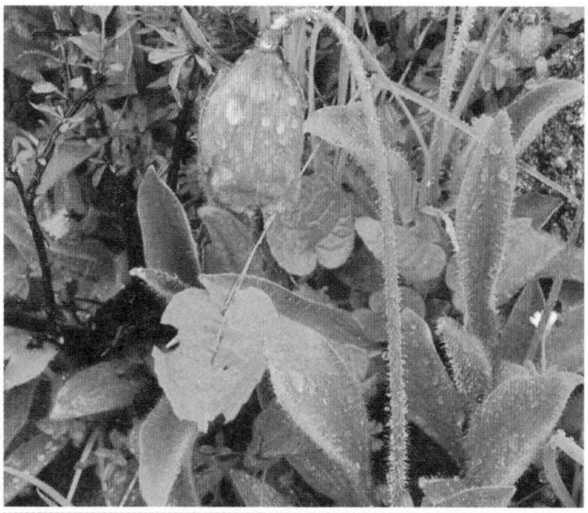

绿绒蒿 ཨུཏྤལ།

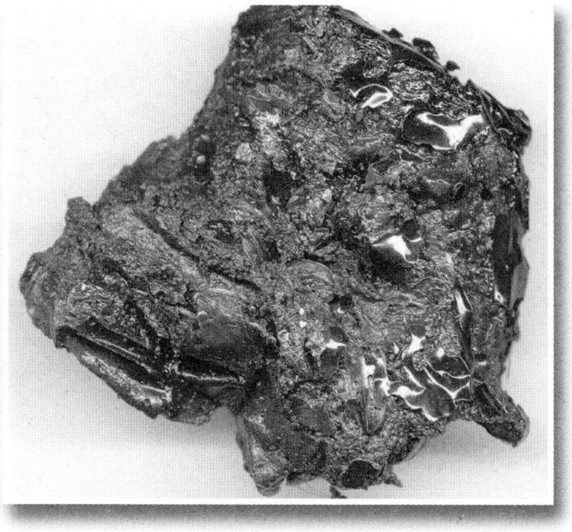

阿魏 ཤིང་ཀུན།

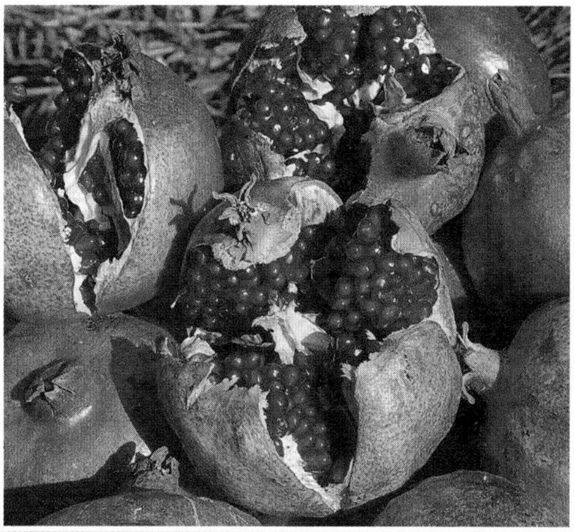

石榴 སེ་འབྲུ།

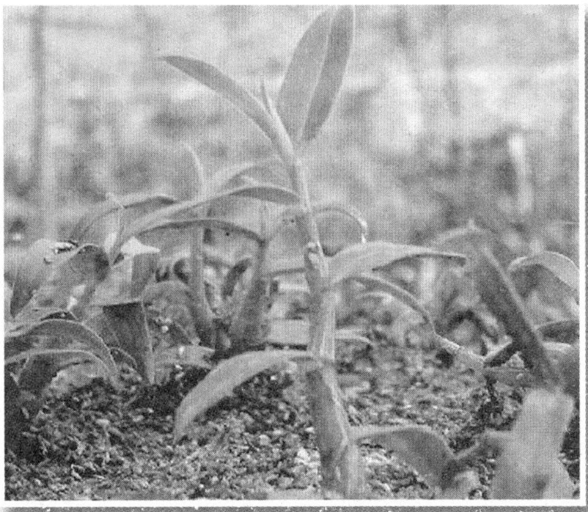

石斛 ཨུ་ཤི།

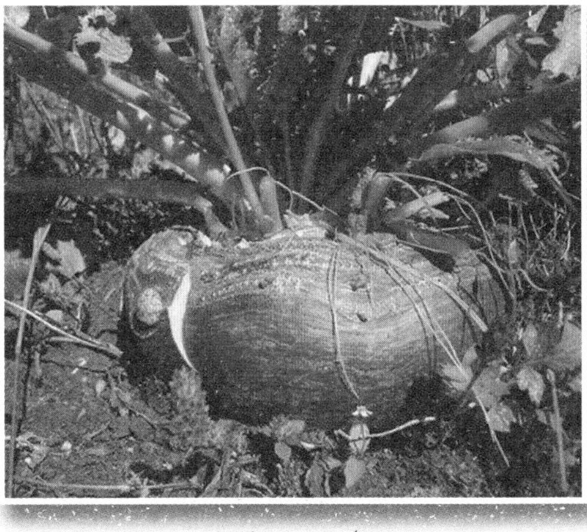

蔓菁 ཉུང་མ།

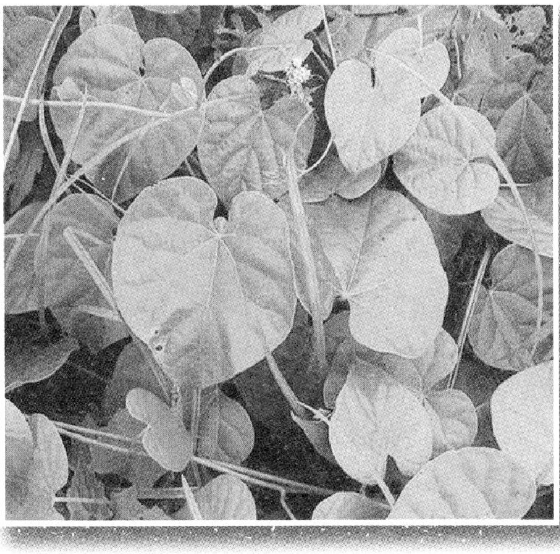

宽筋藤 སླེ་ཏྲེས།

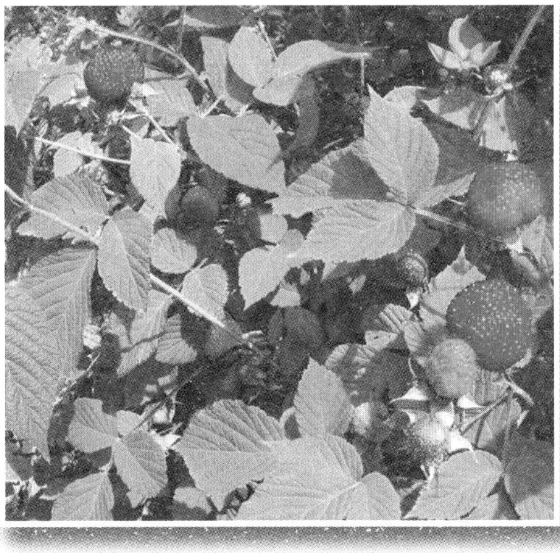

悬钩籽 ཀཎྜ་ཀ་རི།

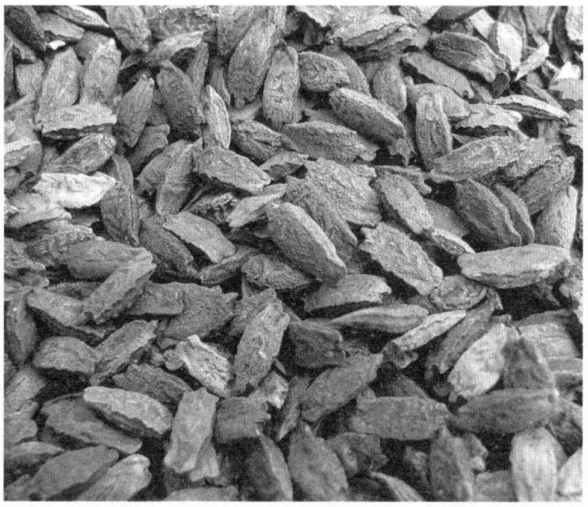

波棱瓜籽 གསེར་གྱི་མེ་ཏོག

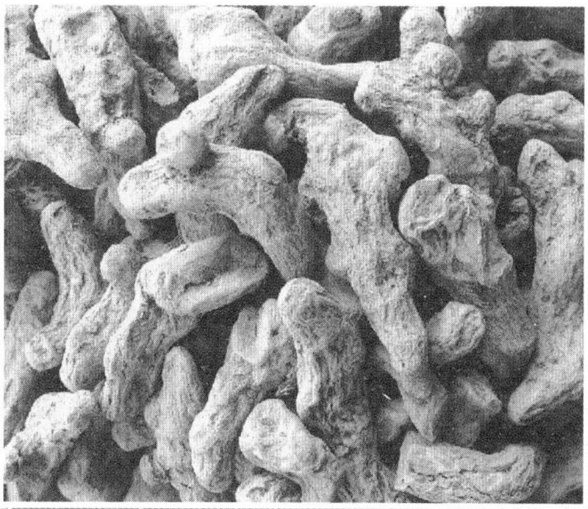

姜黄 ཡུང་བ།

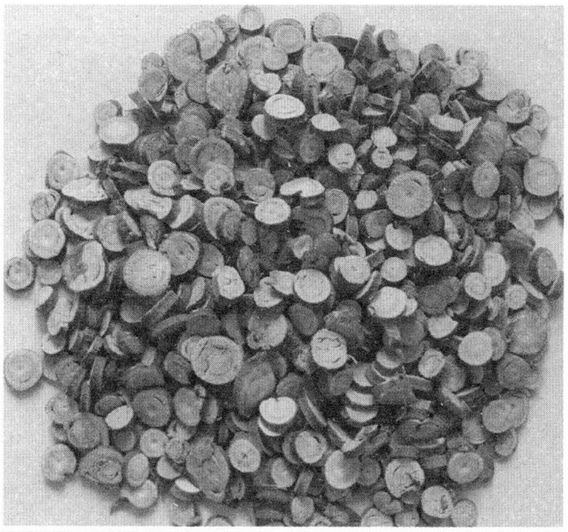

甘草 ཤིང་མངར།

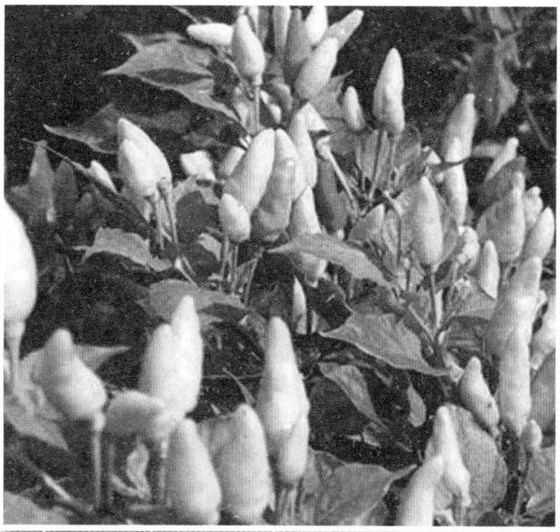

小米辣 ཙི་ཏ་ཀ

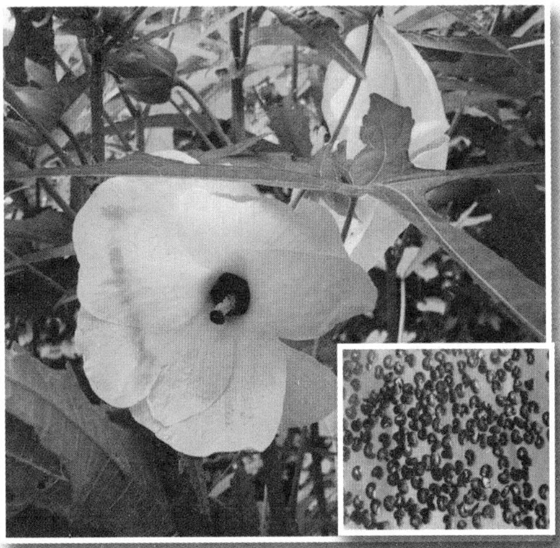

黄葵籽 སོ་མ་ར་ཛ།

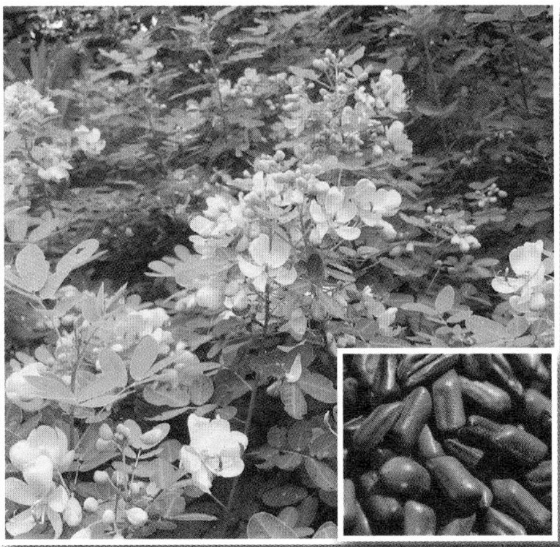

决明子 ཐལ་ཀ་རྡོ་རྗེ།

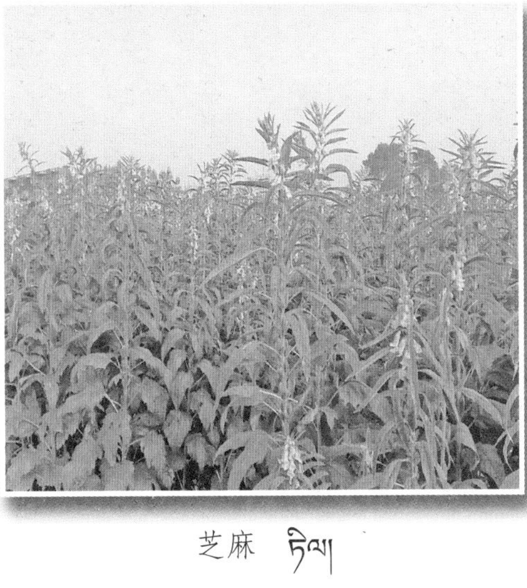

芝麻 ཏིལ།

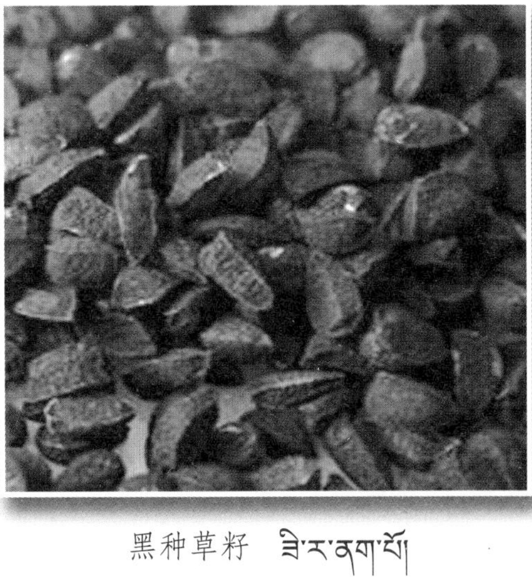

黑种草籽 ཟི་ར་ནག་པོ།

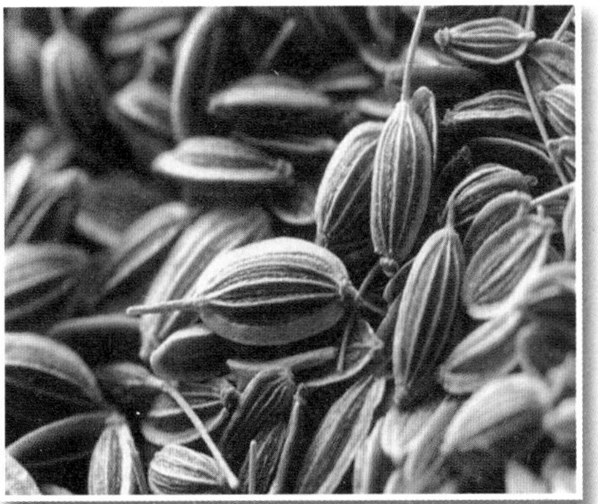

香旱芹 ཟི་ར་དཀར་པོ།

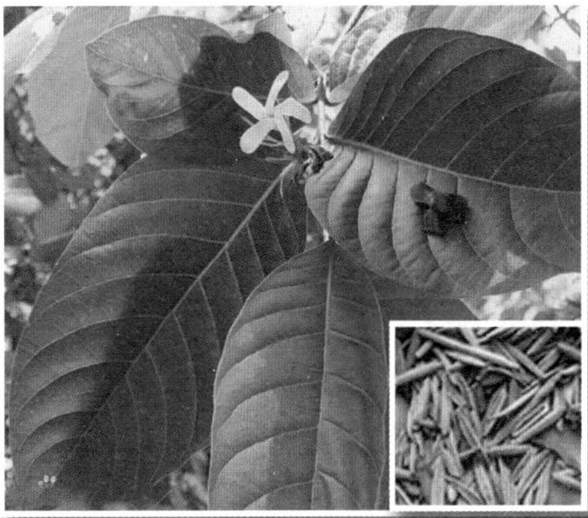

止泻果 དུག་ཞུང་།

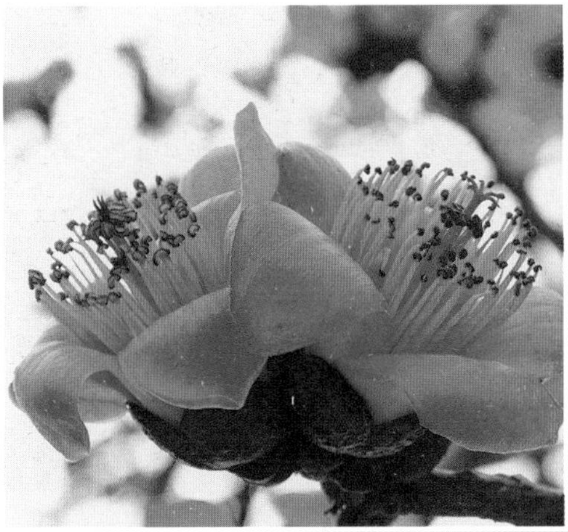

木棉花 ནུ་ག་གེ་སར།

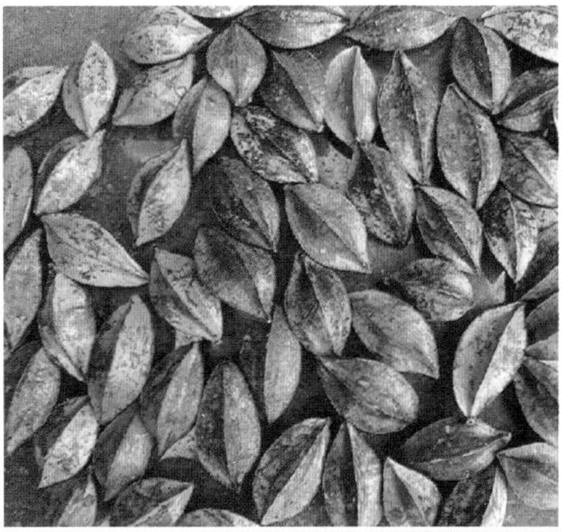

使君子 པདྨ་གེ་སར།

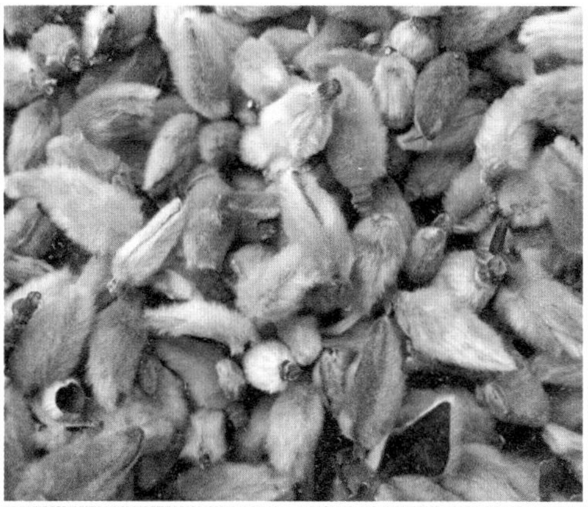

辛夷 ནཱ་ག་པུཥྤ།

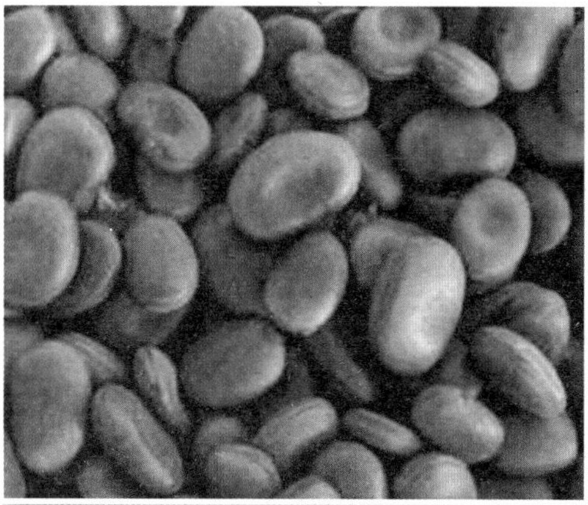

油麻藤子 ཀླུ་གོར་ཚོ་ཏ

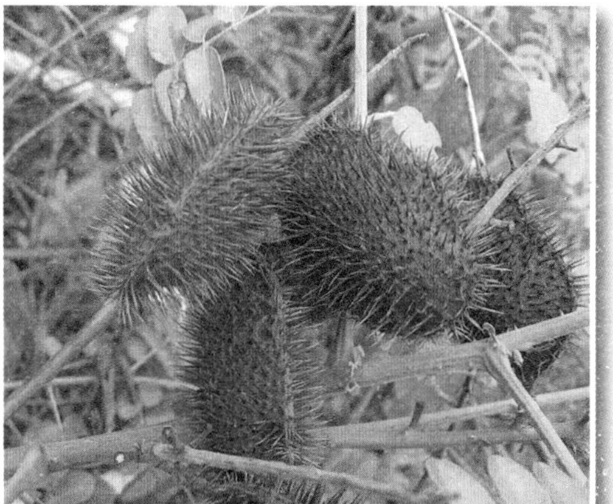

大托叶云实 འཇམ་འབྲས།

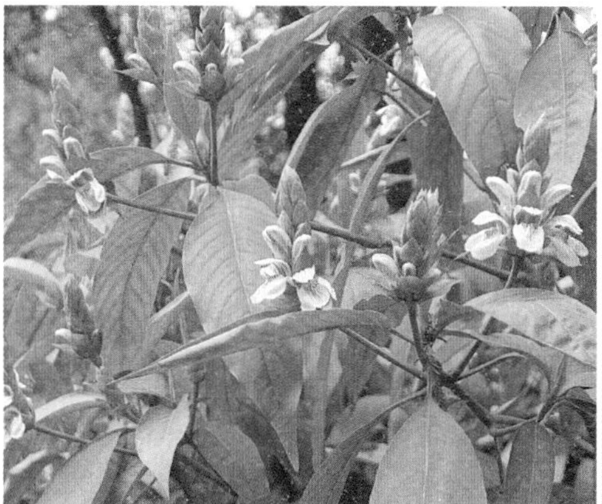

鸭嘴花 བ་ཤ་ཀ

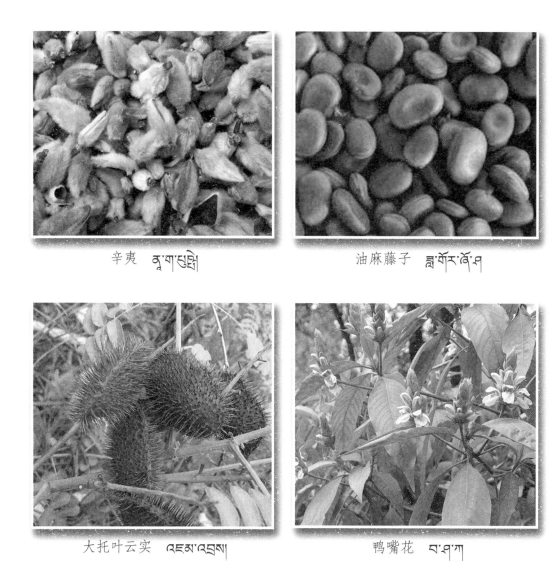

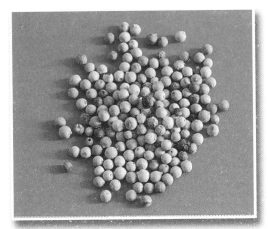

胡椒 ན་ལེ་ཤམ།

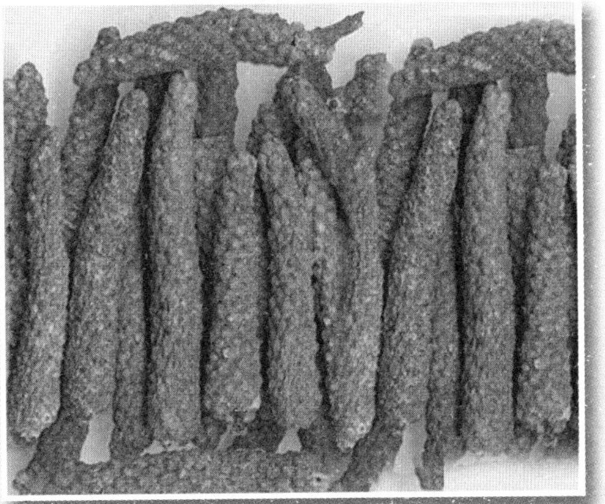

荜茇 པི་པི་ལིང་།

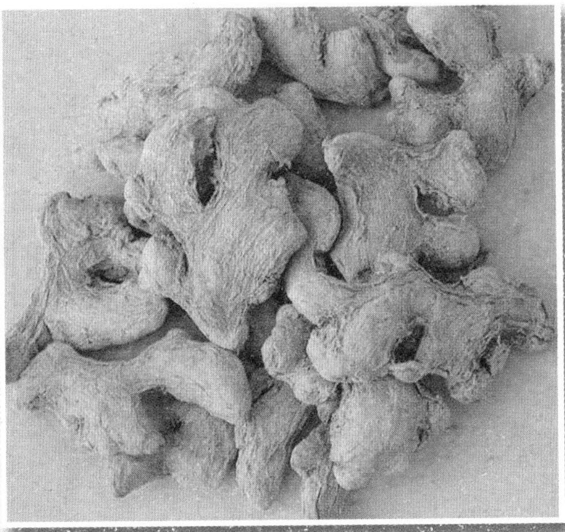

干姜 སྒ་སྐྱ།

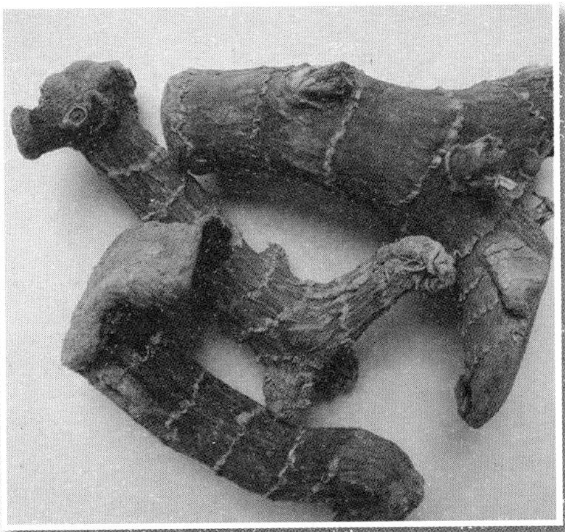

高良姜 དོང་ག།

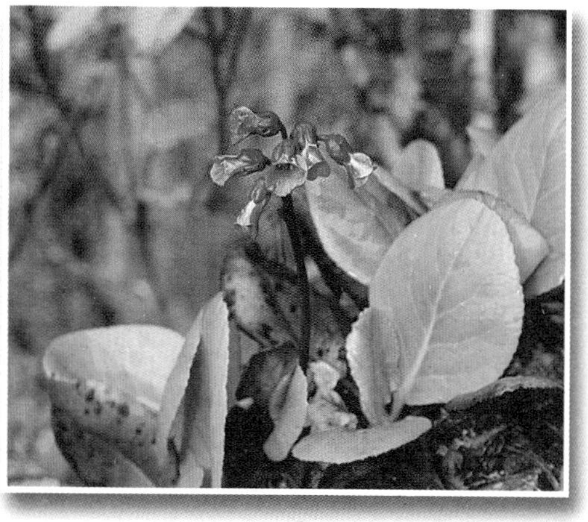

岩白菜 ལི་ག་དུར།

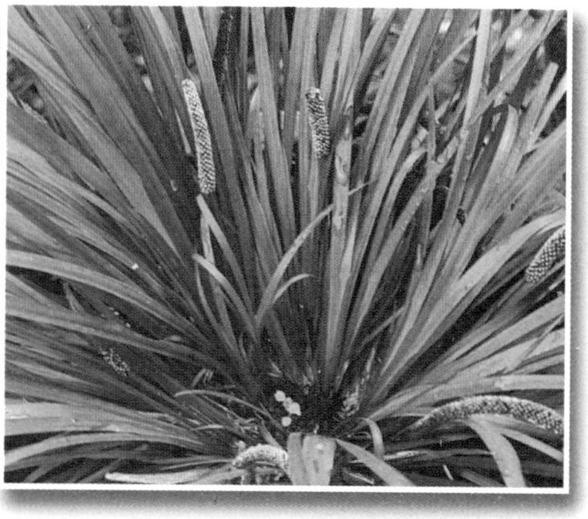

石菖蒲 ཤུ་དག་དཀར་པོ།

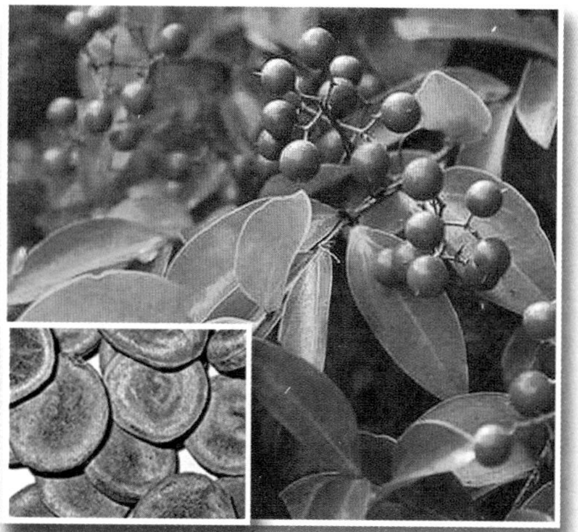

马钱子 ཀོ་བྱི་ལ།

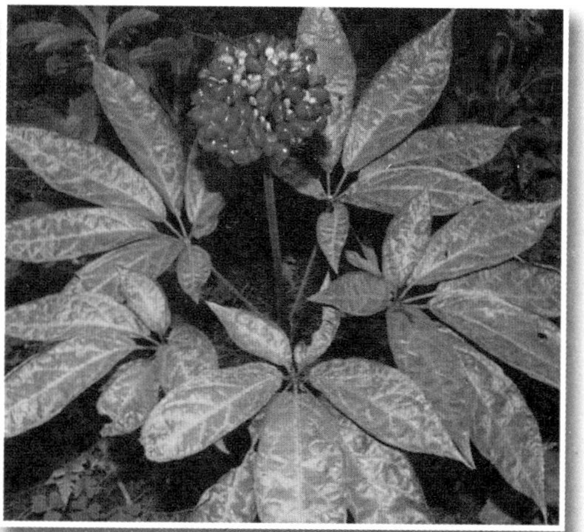

三七 གླང་ཆེན་ཆིག་ཐུབ།

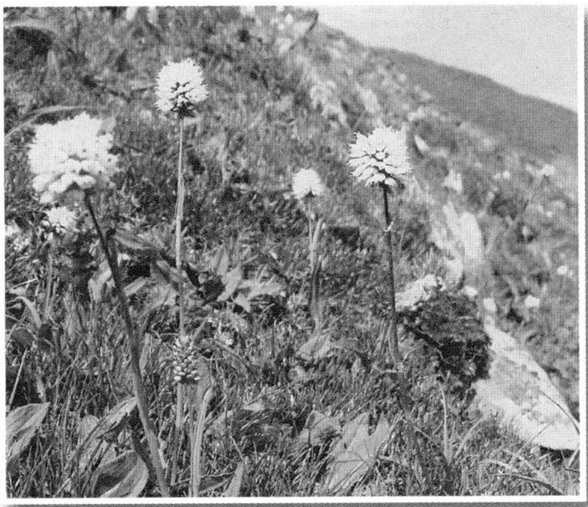

头花蓼 སྤྲ་སྤོང་།

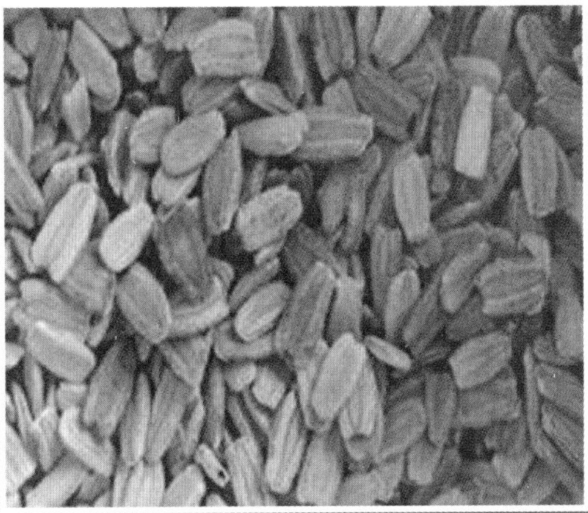

葫芦籽 ཀ་བེད།

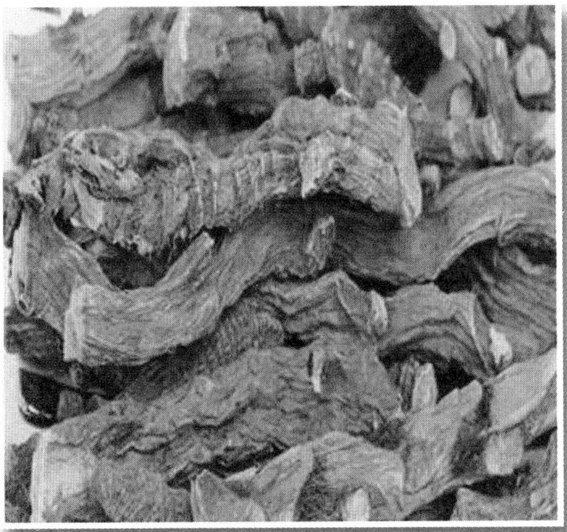

藏菖蒲 ཤུ་དག་ནག་པོ།

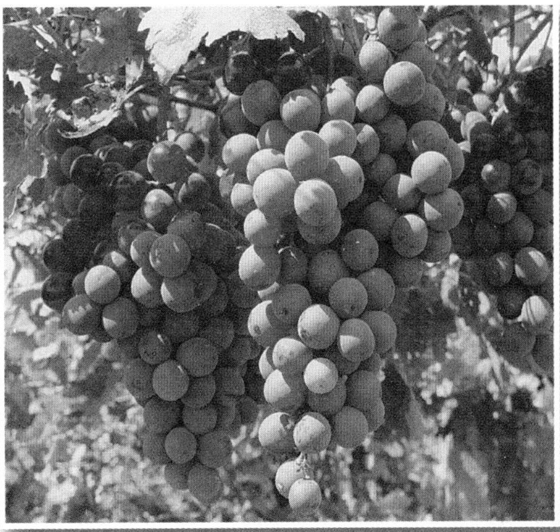

葡萄 རྒུན་འབྲུམ།

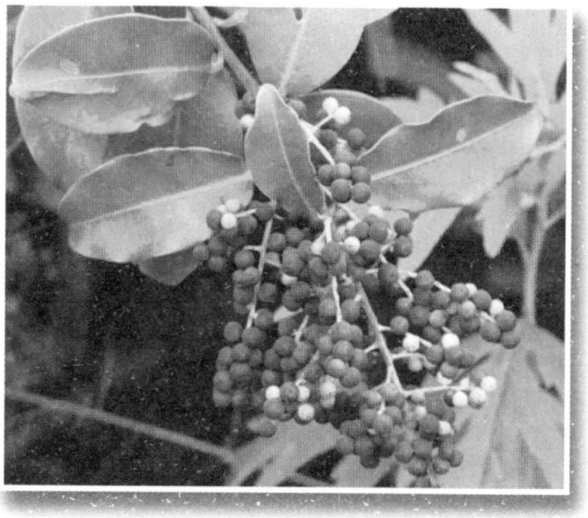

酸藤果 བྱི་ཏང་ག

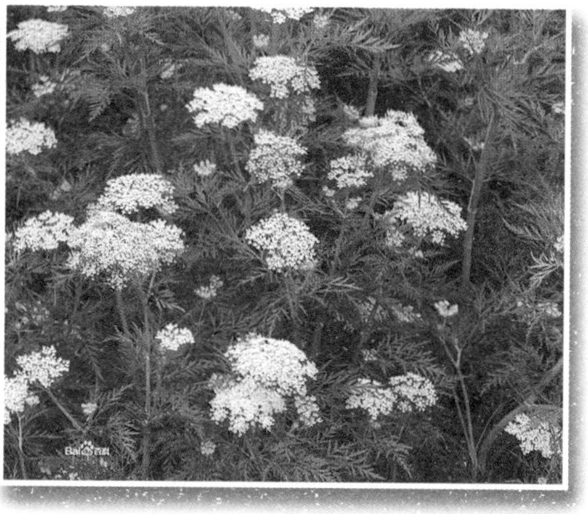

蛇床子 ལ་ལ་ཕུད།

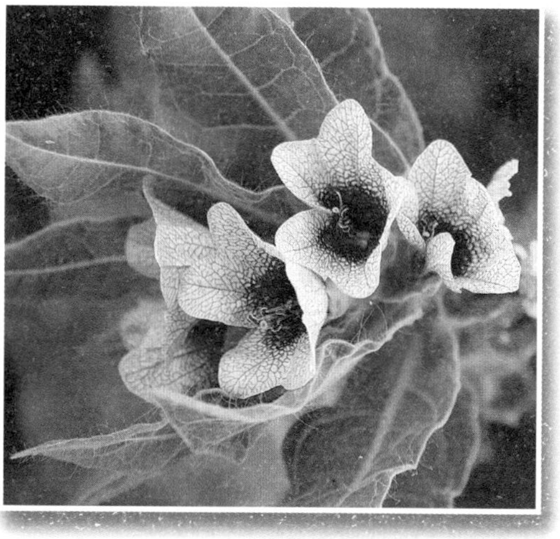

天仙子 ལང་ཐང་རྩེ།

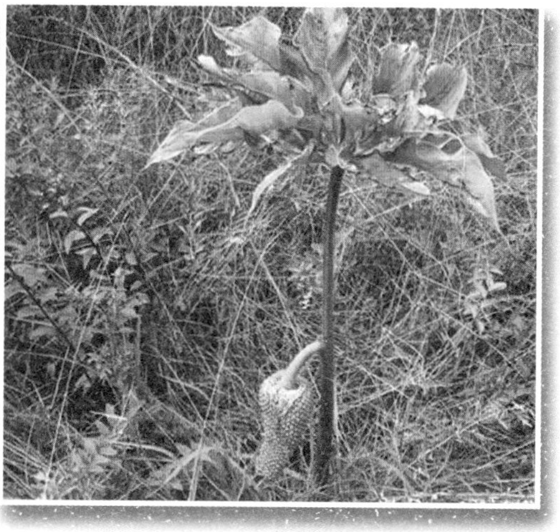

天南星 ད་ཝོད།

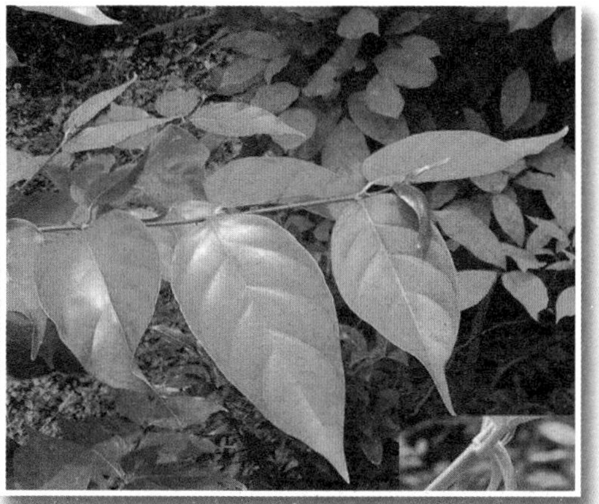

钩藤 ཁྱུང་སྡེར།

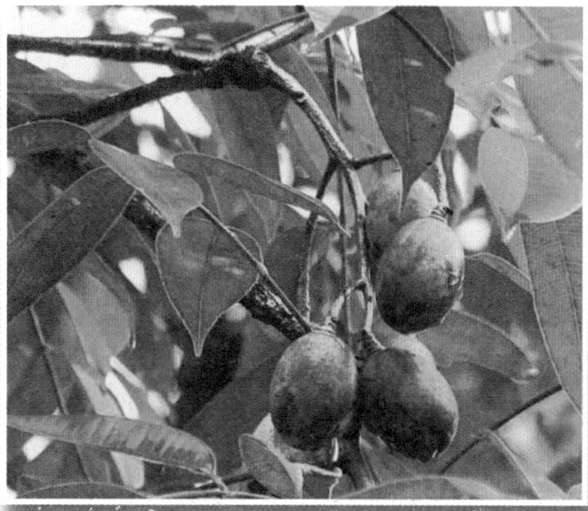

肉托果草 གོ་བྱེ་སླུག་པོ།

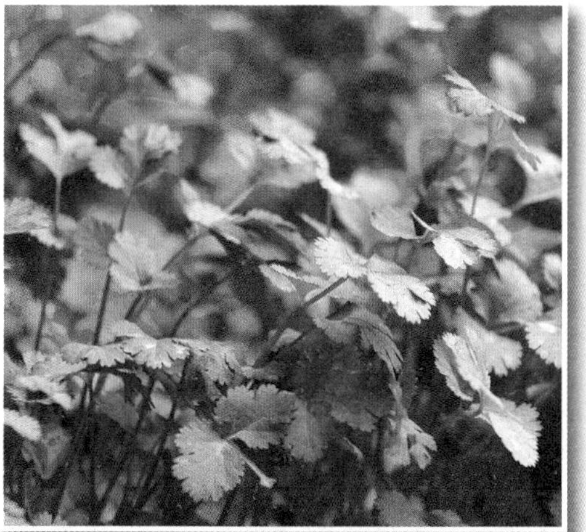

芫荽 ཨུ་སུ།

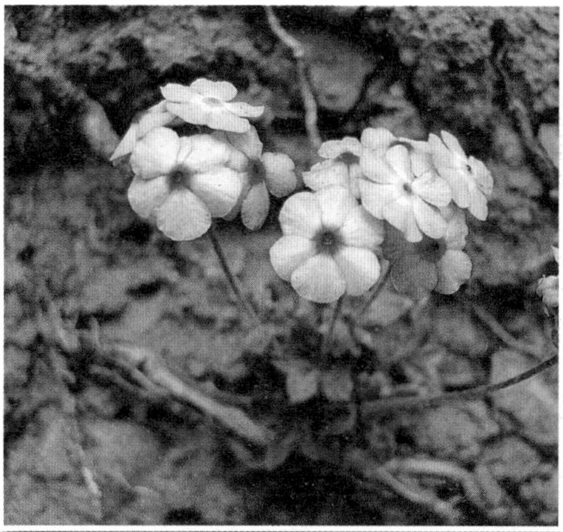

点地梅 སྣ་དིག

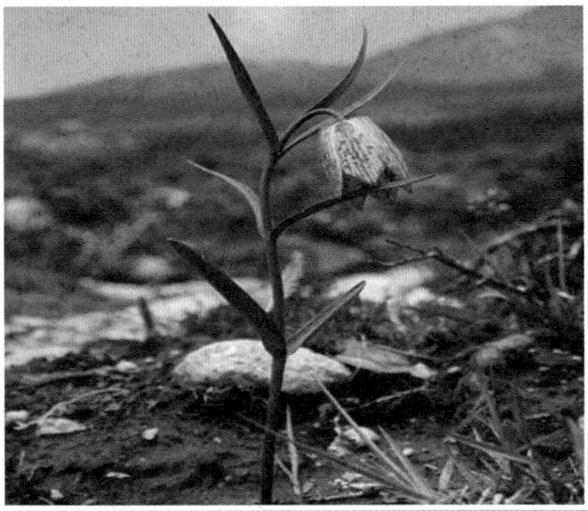
梭沙贝母　ཨ་བྱི།

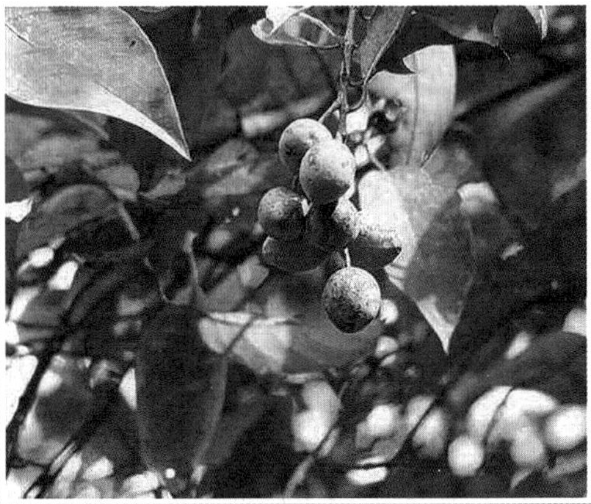
诃子　ཨ་རུ་ར།

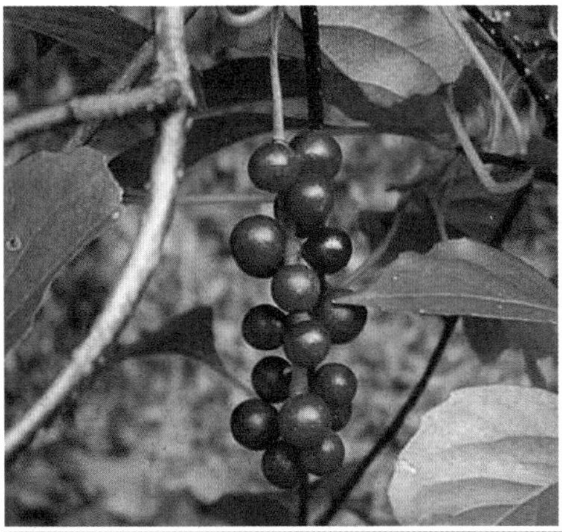
盐麸果　ད་ཏིག

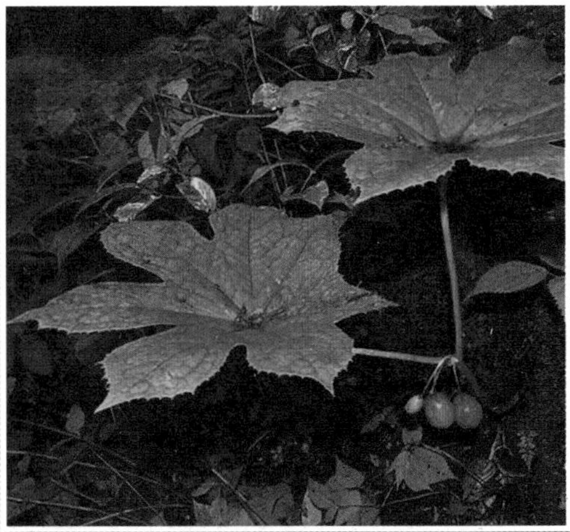
鬼臼　ཨོལ་མོ་སེ།

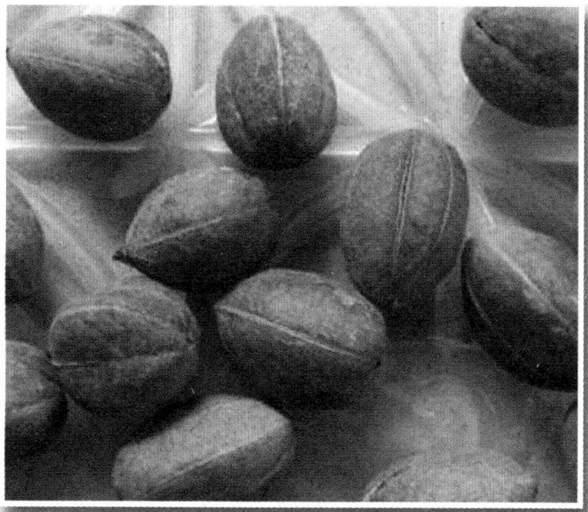

巴豆 དན་རོག

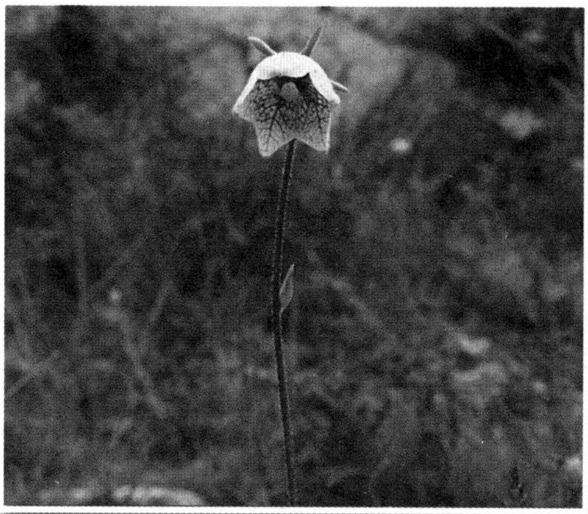

脉花党参 ཀླུ་ཡི་གཉེན་པོ།

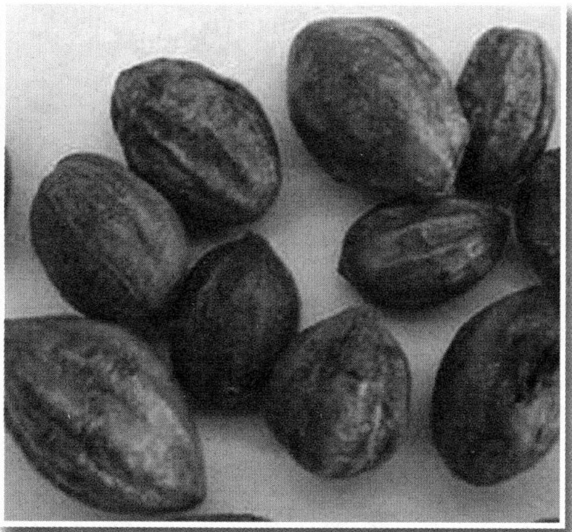

肥诃子 ཤ་ཆེན།

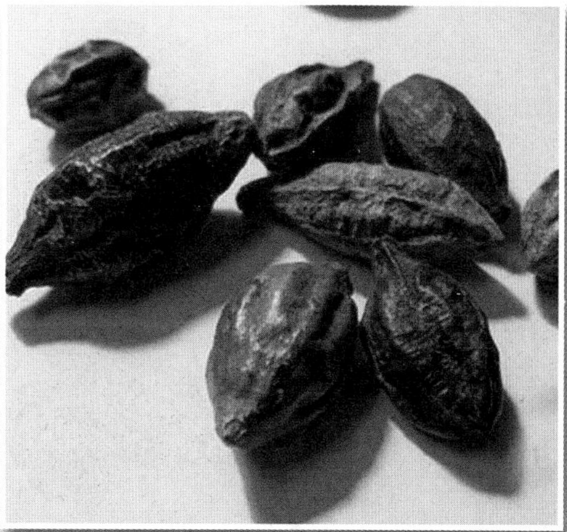

尖嘴诃子 སླུང་པོ།

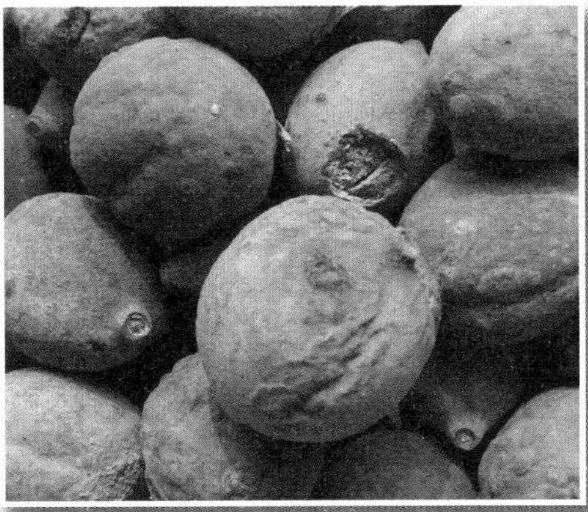

毛诃子 བ་རུ་ར།

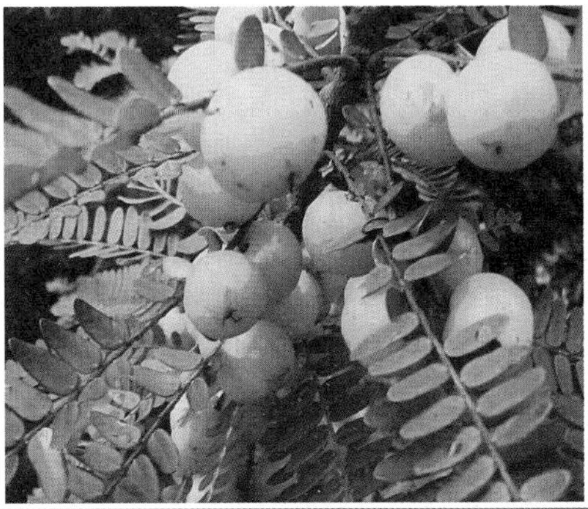

余甘子 སྐྱུ་རུ་ར།

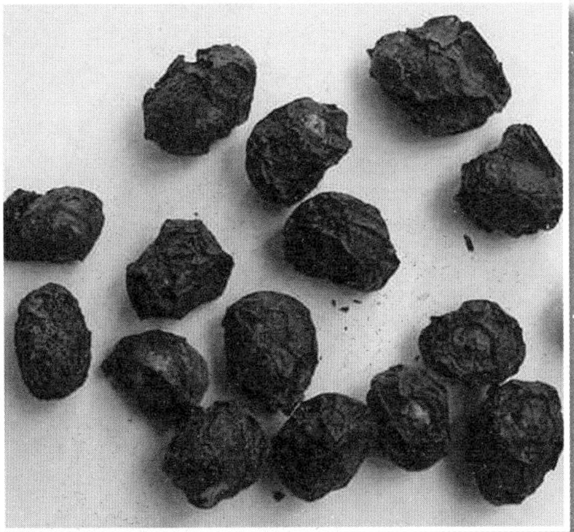

广酸枣 སྙིང་ཞོ་ཤ།

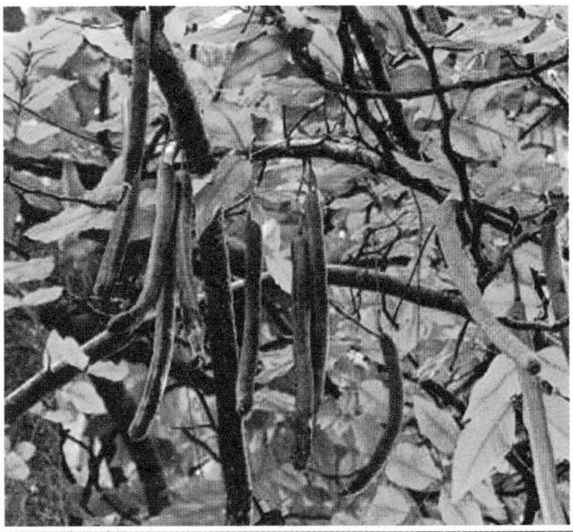

腊肠果 དོང་ཀ།

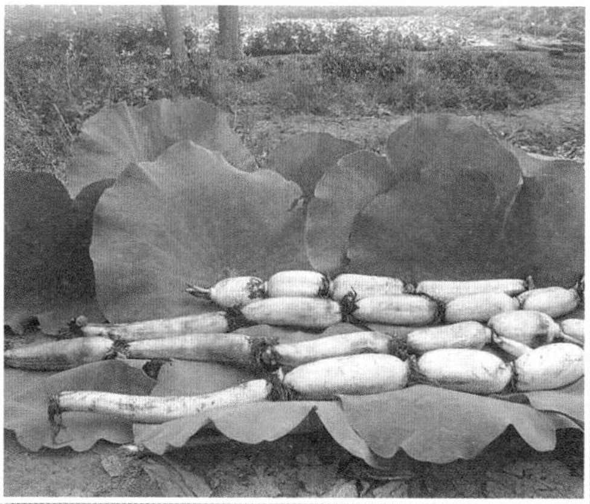

莲藕 པདྨ་རྩ་བོ།

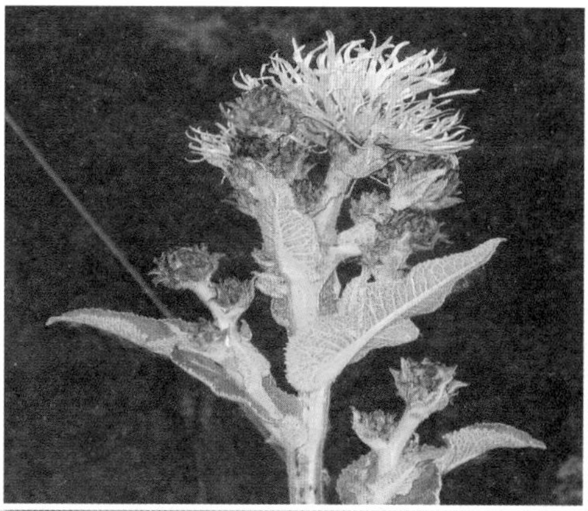

藏木香 མ་ནུ།

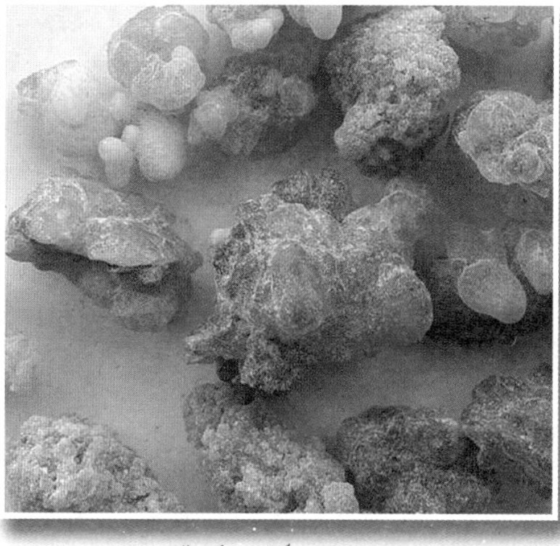

乳香 སྤོས་དཀར།

ལེའུ་བདུན་པ། སྔོ་སྨན་དང་ཞིང་གི་ལོ་ཏོག་ལས་བྱུང་བའི་སྨན་གྱི་སྡེ་ཚན།

第七章　草药和农作物类药物

སྔོ་སྨན་དང་ཞིང་གི་ལོ་ཏོག་ལས་བྱུང་བའི་སྨན་གྱི་སྡེ་ཚན།

དེ་ནས་སྔོ་རྣམས་བཤད་པར་བྱ། །བྲི་ཡང་ཀུ་ཡིས་མཆིན་ཚད་སེལ། །ཙུ་གང་སྔོག་སྐྱུར་གློ་ནད་སེལ། །གོ་སྙོད་སྙིང་ཚད་གློ་ནད་སེལ། །སྣ་ལོས་རྒྱུ་ལོང་ཚད་པ་སེལ། །བྲེ་ག་མཁལ་མའི་ནད་ཀུན་ཕན། །འདི་ལྷ་བཟང་བོ་ལྷ་དང་མཚུངས། །

བོང་ང་དཀར་པོས་རིམས་རྣམས་སེལ། །དམར་པོས་དུག་ཚད་སེལ་བ་ཡིན། །སེར་པོ་དེ་དང་རྗེས་སུ་མཐུན། །ཡུ་གུ་ཤིང་དང་སླང་ཙ་གཉིས། །ཕག་སླང་ཞེས་བྱ་དུག་ཀུན་འཇོམས། །པར་པ་ཏ་ཡིས་ཁྲག་ཚད་སེལ། །ཧོང་ལེན་དེ་དང་འདྲ་བ་ཡིན། །ཁུར་མོང་ཞོ་ཅན་དབྱིན་དུག་སེལ། །སྲུང་རྩི་དོ་བོས་དུག་ཚད་སེལ། །བྲག་སྐྱུར་སྦྱར་དུག་བསྡུད་ཅིང་གསོད། །སྲི་མཇུག་དུག་ཚད་ཀུན་ལ་ཕན། །ཁྲི་མཇུག་དངུལ་ཆུ་དུག་གསོད་བྱེད། །གཟིག་མཇུག་མགོ་བོའི་ལྷ་བ་འདེགས། །སྟག་མཇུག་འདུས་པའི་ནད་རྣམས་སེལ། །ཁྱུང་མཇུག་རུས་ཚད་བྱེར་བ་སྡུད། །འདི་བཅུ་སྦྱར་ན་དུག་ཀུན་ཕན། །ཚད་པ་གསར་རྙིང་ཐམས་ཅད་སེལ། །

རྒྱ་ཏིག་ཚད་པ་ཀུན་ལ་ཕན། །སུམ་ཏིག་ཆེ་བས་རྣག་རྣམས་སྐེམས། །ཆུང་བས་རྒྱུ་ལོང་ཁྲག་རྣམས་སྐེམས། །ལྕགས་ཏིག་བཟངས་ཏིག་དངུལ་ཏིག་གསུམ། །རུས་ཚད་སེལ་ཞིང་མགོ་ལ་ཕན། །ཟླུམ་ཏིག་རྩ་ཚད་མ་ལུས་སེལ། །རྒྱལ་བའི་སྤྲིན་གྱིས་རྣག་ཁྲག་སྐེམ། །དབང་ཕྱུག་མིག་གིས་དུག་ཚད་སྡུད། །ལུག་མིག་གདོན་ཚད་ནད་ལ་ཕན། །འདི་རྣམས་ཚད་པ་ཐམས་ཅད་སེལ། །

མིང་ཅན་ཚད་པའི་ལྡོག་པ་སེལ། །བོད་ཀྱི་གུར་གུམ་གཉན་ཚད་སེལ། །མེ་ཏོག་གུར་གུམ་དེ་དང་འདྲ། །སྟག་ཤ་དཀར་ནག་གཉིས་པོ་ཡི། །གཉན་ཚད་ཆུ་སེར་སྐེམ་པའི་མཆོག །ཁྲི་ལྡེ་ནག་པོས་གཉན་སྐྲངས་སེལ། །དཀར་པོས་དུག་ཚད་མཛེ་ནད་འཇོམས། །སྲུང་སྤོས་ཤ་སྐྲངས་འདུལ་བར་བྱེད། །གཉན་ཐུབ་དྲི་ཆེན་གཉན་ནད་འཇོམས། །སྤུ་མེན་ཛ་བ་དེ་དང་འདྲ། །འདི་བཅུས་གཉན་ཚད་འཇོམས་པ་ཡིན། །

ཤང་དྲིལ་དཀར་པོས་ནད་ལ་ཕན། །དམར་པོ་དྲི་ཆེན་གདོན་ཚད་ཕན། །སྔོན་པོས་གློ་རྣག་ཞི་བར་བྱེད། །སེར་པོ་ཚད་པ་ཀུན་ལ་ཕན། །དྲག་པོ་རལ་བས་གཟའ་ནད་སེལ། །ཟིན་ཏིག་དེ་མཚུངས་མིག་ལ་ཕན། །བྱ་རྒོད་

སུག་པ་དེ་དང་འདྲ། །གཡུ་སྔོན་གསེར་མགོས་གདོན་ཚད་ཕན། །ཨ་བྲུག་ཆེན་པོས་ནད་རྣམས་འཇོམས། །སྲོ་རྣམས་འབྱུང་ནད་ཞི་བར་བྱེད། །འདི་བཅུ་གདོན་ཚད་སྤྱི་སྨན་ཡིན། །

གཡའ་ཀྱིས་མཁྲིས་པ་ཞི་སྦྱོང་བྱེད། །རི་སྙོན་པ་ཡིས་ཁྲག་ཚད་འཇོམས། །སྟོང་རི་མཁྲིས་སྨན་མཁྲིས་ཚད་སེལ། །རྩྭ་མཁྲིས་ནག་དང་དཀར་བ་གཉིས། །རྩ་གསོ་མཁྲིས་པའི་ནད་ལ་ཕན། །ཁྲག་ཤང་ལྕགས་ཀྱུས་ཚད་པ་སེལ། །གང་གཱ་ཆུང་དང་ག་བུར་མཚུངས། །ཀྲུ་དྲུས་སྙོད་ཚད་འཇོམས་པ་ཡིན། །བཙད་འབྱོར་རྩ་ཆད་མཐུད་པར་བྱེད། །ཆག་སྦྲུར་རུས་པ་སྦྱོར་བར་བྱེད། །འདི་ཀུན་ཁྲག་མཁྲིས་ཀུན་ལ་ཕན། །

ཧག་ཏུ་ཊ་ཡིས་མིག་ནད་སེལ། །ཨ་ཤ་དང་ནི་ཨ་འདྲ་གཉིས། །མིག་གསལ་ཞ་རེངས་སེལ་བ་ཡིན། །ཞུག་ཆོས་རྩ་གསོ་རྣ་བར་ཕན། །ཁྲོག་ཆེན་ཏུ་ཧ་ནུས་པ་མཚུངས། །འཁྲུགས་སེལ་རྣ་བ་འབྱེད་པ་ཡིན། །ཁྲོག་ཆུང་རྐྱང་ཐོག་འབྲས་བུ་ཡིས། །གློད་པ་འཛག་པ་གཅོད་པ་ཡིན། །སུག་པ་དག་བྱེད་རྣ་ནད་སྦྱོང་། །སྲོ་ལོ་དཀར་པོས་གློ་ཚད་འཇོམས། །དམར་པོས་ཚད་སེལ་ཁ་དྲི་སྦྱོང་། །འདི་བཅུ་དབང་པོའི་ནད་རྣམས་སེལ། །

འབྲི་ཏས་རྣག་སྐེམ་ཡན་ལག་ཕན། །སོག་ལེ་ཁ་ཡིས་ཁྲག་ཚད་སེལ། །ཡུ་མོ་སྲོལ་གོང་མགོ་ལ་ཕན། །མདེའུ་འབྱིན་བུ་འབྱིན་ཆུ་སེར་སྐེམས། །གླད་སྲིན་ནུས་པ་དེ་དང་འདྲ། །ཆུ་ཆལ་དར་ཡ་རྨ་ཚད་སེལ། །ཆུ་རྩི་དར་ཡ་དུག་ལ་ཕན། །མེ་ཏོག་དར་ཡས་ནད་ཀུན་སེལ། །སེར་ཆེན་རྣག་དང་སྙིད་ཚད་འཇོམས། །ཧ་རྨིག་མགོ་ཡི་ནད་ལ་ཕན། །མགོ་དང་ཡན་ལག་བྱང་ཁོག་ལ། །གང་ཚོགས་ཕན་པ་རྣམ་པ་བཅུ། །

སྲད་སེར་རིགས་ནི་རྣམ་བཞི་ཡོད། །ཚད་པ་བད་ཀན་སྐེམས་པར་བྱེད། །མེ་ཏོག་རྒྱུན་མ་རྣམ་པ་བཞི། །ཁྲག་རོ་འདོན་བྱེད་བསིལ་བ་རྣམས། །ཁྱུང་བཅུད་དཀར་དམར་ཚད་པ་སེལ། །འདི་བཅུ་བསིལ་སྐེམས་གཞན་གྱི་གྲོགས། །

འབམ་པོས་ཡན་ལག་སྐྲངས་རྣམས་འཇོམས། །ཀླུ་དུག་ཆུང་ངུས་སྐྲངས་རྣམས་སེལ། །མེ་ཏོག་དཀར་པོས་ཁྲག་འཁྲུ་སེལ། །ཆུ་མ་རྩི་ཡིས་སྐོམ་པ་སེལ། །ཐང་ཀྲུན་དཀར་པོས་གློ་ཚད་སེལ། །སྔོན་པོ་དེ་དང་ཕྱོགས་མཐུན་བསིལ། །གཡག་རུ་རིགས་གསུམ་དང་ཆུ་སེར་སྐེམ། །ཧ་ཤགས་སླུག་པོ་ཚ་སྐྲངས་འདུལ། །ལུམས་དང་ཁོང་བཏང་གང་འོས་བཅུ། །

བསིལ་སྦྱིབས་བརྒྱ་རྩ་བསྟན་པ་དེ། །རེ་རེ་གཉིས་གསུམ་ནང་བསྡེབས་ནས། །དོན་སྣོད་ཁྲག་མཁྲིས་གསར་རྙིང་གི །སྦྱར་ནུས་ཤེས་ན་ནད་ཀུན་འཇོམས།།

ཟླ་རྒོད་འབྲས་བུ་དྲོད་ཀྱི་གཙོ། །ཚད་པ་ཀུན་སློང་གྲང་བ་སེལ། །སླང་སྣ་བསིལ་ཀྱང་རྒྱུ་འགག་སེལ། །དབྱི་མོང་དཀར་པོས་ལོང་སྐྲན་སེལ། །ནག་པོ་དེ་དང་མཚུངས་པ་ཡིན། །སྲུབ་ཀས་གྲང་སྐྲན་ཐམས་ཅད་འཇོམས། །ལྡེ་ཚ་བ་ཡིས་གག་པ་སེལ། །དོ་བོ་ཏུལ་གཙོད་རྒྱུ་སེར་འདྲེན། །ཤུ་མོ་ཟ་ཡིས་རྣག་རྣམས་སྐེམ། །བྲི་གས་མཁལ་ནད་གྲང་ནད་སེལ། །སོག་ཀ་རྩ་ནད་མ་ལུས་ཕན། །འདི་བཅུ་ཕན་ཚུན་བསྡེབས་པ་ཡིས། །སྐྲན་འཇིག་རྒྱུ་སེར་མ་ལུས་འདྲེན། །རྩ་ནད་རྩ་རྒྱུ་འགག་པ་སེལ། །རྨ་རྒན་ཕོལ་འབྲས་ཀུན་ལ་ཕན།།

གྲོགས་སུ་སེ་འབྲུ་རྒྱམ་ཚྭ་སྦྱོར། །འབུ་སུ་ཧང་གིས་མཁལ་མར་ཕན། །སྲིད་ནག་དུག་རྣམས་འདྲེན་པར་བྱེད། །སྲིད་དཀར་གློ་ཚད་སེལ་བའི་མཆོག །སྲིད་ཟེན་སྲད་སེར་གཉིས་ཡོད་དེ། །སྲིད་སྨུག་དམུ་ཆུ་དག་ལ་ཕན། །རྒྱལ་མོ་ཆུ་འབྱིན་ཆུ་འབྱིན་གཉིས། །གྲང་ཆུ་ཆ་ཆུ་ཀུན་འདྲེན་མཆོག །བལ་སྲན་ཆུ་འབེབས་འཇིག་པར་བྱེད། །སྲིད་མ་དྲི་ཅན་གདོན་ནད་སེལ། །འདི་བཅུ་བསིལ་དྲོད་རྐྱེན་གྱིས་བསྒྱུར།།

རླུང་ནད་ཀུན་ལ་སྒོག་སྐྱ་མཆོག །ལོ་མ་དེ་དང་ཕྱོགས་མཐུན་ཡིན། །བཙོང་ནག་རྐང་འབམ་གྲང་བ་སེལ། །གཞམས་དང་ཆབ་ནླ་ཆུ་རྒྱུ་དང་། །བཙོང་དམར་ནུས་པ་དེ་དང་འདྲ། །རྒྱ་བ་འཇོམ་དང་བྲག་སྒོག་གསུམ། །སྲིན་དང་རྒྱུ་སེར་གྲང་བ་སེལ། །རྨ་ལོ་ཆེ་ཆུང་བཅུད་ལེན་ཡིན། །ལུས་ཟུངས་གསོ་ཞིང་རླུང་ནད་འཇོམས། །ང་ལིས་དེ་དང་ཕྱོགས་མཐུན་དྲོད། །གོ་བྱེས་བད་ཀན་གྲང་བ་སེལ། །གོ་བྱི་རྒོད་ཀྱིས་སྲིན་རྣམས་འཇོམས། །ཟངས་རྩེ་དཀར་པོ་རྣག་སྐེམ་དྲོད། །འདི་གསུམ་ནུས་པ་ཕྱོགས་མཐུན་ཡིན།ཏུག་པ་བྱི་ཏུག་སྲིན་ལ་ཕན། །ཐུལ་བ་རྒྱུ་ཐུལ་སྐོམས་པ་སྡེ། །དུག་ལ་གནས་སྐབས་ལ་ལར་ཕན། །ཤ་བ་རྩེ་ཡིས་སྲིན་རྣམས་སེལ། །དེ་ལྟར་དྲོད་ལྡན་སྲིན་གསོད་བཅུ། །འདི་འདྲ་ལུས་ཟུངས་ཐམས་ཅད་སྐྱེ།།

དབང་པོ་ལག་པས་དྭངས་མ་བསྐྱེད། །ཨ་ཤོ་གནྡྷས་ཤ་བསྐྱེད་ལ། །ཨུ་བ་གཟེ་མ་ཉེའུ་ཤིང་། །ར་མཉེ་རྩ་བ་འདི་རྣམས་ཀྱིས། །བཅུད་ལེན་མཁལ་མའི་གྲང་ནད་སེལ། །ཀོ་བང་ལུས་ཟུངས་འཕེལ་བ་སྟེ། །ཕྲོ་མ་གྲང་སེལ་སྨུག་པོ་བསྐྱེད། །སྐྱི་བས་རྩ་ནད་གྲང་བ་འཇོམས། །འདི་བཅུ་རོ་ཙ་གྲང་བ་སེལ།།

དུར་བྱིད་ནད་རྣམས་སྦྱོངས་པ་སྟེ། །ཐར་ནུ་གཞན་རྣམས་སྦྱོང་བ་ཡིན། །ཁྲོན་བུ་སྦྱོང་བྱེད་གྲོགས་ཀྱི་མཆོག །སྔོན་བུས་ནད་རྣམས་ཐུར་ལ་འདྲེན། །ཤོག་ཤིང་སྔོན་པོ་སྦྱོངས་ཀྱི་གྲོགས། །ཆུ་རྩ་ལྕུམ་རྩ་ཆུ་སྲུན་དང་། །ལ་ལྕུམ་པ་ཡི་ལོ་མ་རྐང་། །དྲོད་ལྡན་བད་ཀན་གྲང་བ་སེལ། །རྩ་བ་བསིལ་སྙོམས་ནད་ཀུན་འཁྲུ། །རེ་ལྕག་གཞན་སྦྱོང་རྟུལ་བ་གཅོད། །དེ་ལྟར་སྦྱོང་བྱེད་རྣམ་པ་བཅུ། །

སྦལ་བ་ལག་པས་ཆུ་འགག་སེལ། །ལོ་བཙན་ཚ་གྲང་འཁྲུ་བ་གཅོད། །ཐ་རམ་ནུས་པ་དེ་དང་འདྲ། །ན་རམ་རམ་བུ་མོན་བུ་གསུམ། །དྲོད་ལྡན་ཁྲག་འཕེལ་འཁྲུ་བ་གཅོད། །ལོ་བཙན་ཆེན་པོ་གདོན་ལ་ཕན། །ཕོང་རྣ་ཡིས་ཀྱང་གྲང་བ་སེལ། །ཟྭ་འདྲ་དྲོད་ཀྱི་ཕྱོགས་ཡིན་ལ། །ཆུ་སྐྱུར་བྱེད་ཅིང་རྒྱུ་རྐན་སེལ། །དེ་ལྟར་འཁྲུ་གཅོད་རྣམ་པ་བཅུ། །

མཁན་དམར་གྲང་སྐྲན་འདུལ་བའི་མཆོག །དཀར་པོ་མཁལ་མའི་ནད་ལ་ཕན། །ཨ་གྲོང་སློ་མང་གསོག་པ་སེལ། །མཁན་ཆུང་གསེར་མགོ་དེ་དང་མཚུངས། །ཨེར་ཤིང་འཁན་འདྲ་དུག་ལ་ཕན། །སྐང་བུ་དྲིལ་བུས་མཁལ་རླུང་སེལ། །གཡུ་དྲིལ་ནུས་པ་དེ་དང་འདྲ། །ཉི་དགའ་དྲོད་ལྡན་ཆུ་འགགས་སེལ། །ལོ་ཉུང་ལོ་ལྡན་བཅུད་དུ་བྱེད། །མར་ནག་ལོ་འབྲས་གྲང་བ་སེལ། །སློ་མཁལ་གྲང་སེལ་རྣམ་པ་བཅུ། །

སྤྲི་སྨན་ཟུང་བསིལ་ཤ་དུག་ཕན། །བྱིའུ་ལ་ཕུག་དེ་དང་མཚུངས། །རི་ཤོ་སྙོམས་ཏེ་གཉེན་དུ་སྦྱུག །ཤོ་མང་སྐྲངས་དང་སྲིན་ལ་ཕན། །ཉུང་དཀར་གདོན་དང་དུག་ལ་ཕན། །ཆུ་ཕུད་སླུག་པོ་ཀུན་ལ་ཕན། །ཚན་ཆུང་སྤྲི་ལོ་མེས་ཆོག་ཕན། །སྤྲིང་ཚེར་དཀར་པོ་ནག་པོ་ཡིས། །ཁྲེན་འདྲེན་འབྲས་དང་སྐྲངས་རྣམས་འདུལ། །ཁྲིས་འབྲས་སྙོམས་ཏེ་སྲིན་ལ་ཕན། །བསིལ་དྲོད་རྐྱེན་གྱུར་སྨན་སྣ་བཅུ། །

སླ་བའི་རྩ་དང་ཚོ་བའི་རྩ། །ཚོ་བའི་མེ་ཏོག་མགོ་ལ་ཕན། །སྤྲུ་དཀར་ཁྲག་གཅོད་སྤྲུ་ནག་གིས། །གདོན་གྲང་འདུལ་ཞིང་སྲིན་ལ་ཕན། །སྤྲ་བ་ཆེ་ཆུང་ལུག་བལ་དང་། །རྒྱབ་སྐྲངས་ཁྲག་གཅོད་སྙོམས་པ་ཡིན། །བྱ་རྒོད་སྤོས་ཀྱིས་པགས་ནད་སེལ། །གཡའ་སྤྲུབ་རོ་ཙ་གྲང་བ་སེལ། །ཁྲག་ལ་ཕན་ཅིང་གྲང་སེལ་བཅུ། །དེ་ལྟར་དྲོད་སྨན་རྒྱལ་པོ་འདི། །ཕན་ཚུན་སྡེབས་པས་གྲང་ནད་སེལ། །

ཀུ་ཤ་ཤ་ཆེར་བསྐྱེད་པ་སྟེ། །རམ་རྩེ་སྡིག་པའི་དུག་ལ་ཕན། །སྤུ་ཤེལ་རྩེ་ཡིས་ནད་འཇོམས་ལ། །ཆུ་སྲིན་

ཐྱེར་མོས་རྩ་ཚད་མཐུད། །གང་བ་འཛིན་པ་དེ་དང་མཐུན། །མ་དྲིད་སྨུག་པོ་སྐྲང་ཐབས་སེལ། །སྐྱོད་འབྲས་བད་ཀན་སྨུག་པོ་ཕན། །འཇག་མ་སྟུག་ཚ་མཁལ་ནད་འཕྲོག །སྨུག་ཆུང་འདྲེན་ཡོན་གྲང་བ་འཛོམས། །འདམ་བུ་ཀ་རས་ཁྲག་ངན་འདྲེན། །དེ་ལྟར་རྩ་ཡི་རིགས་གསུར་བཅུ། །

དང་ཀུན་དཀར་ནག་དུག་ཚད་སྡུད། །ཅི་ཆུང་དཀར་དམར་གྲོ་རལ་དང་། །བེ་ལྷུམ་དེ་དང་མཚུངས་པ་ཡིན། །སུག་འདྲ་དཀར་པོས་གློ་ཚད་སེལ། །ཞིང་ནི་མེས་ཆོག་དུག་ལ་ཕན། །ཨ་ཧི་ཕ་ཡིས་ཟླ་མཚན་གཅོད། །སྣ་ཤོ་བ་ཡང་བསིལ་བར་གཏོགས། །དོམ་དུག་སྲིན་གྱི་ནད་ལ་ཕན། །རྒྱུང་ཤོག་དཀར་པོས་མཛེ་ནད་སེལ། །སེར་པོ་སྔོན་པོས་རུས་ཚད་འབྱིན། །བསིལ་ལ་སྔོམས་པ་རྣམ་པ་བཅུ། །

ཨ་བྲུག་ཆེར་སྔོན་མགོ་ལ་བསྒྲགས། །ནད་མ་ནུད་མ་ཁྲག་དུག་སེལ། །ཤ་བ་སྙིད་ལྡེན་མིག་ལ་ཕན། །སྤྲོར་ནག་དུག་ཚད་འབྱིན་པར་བཤད། །མ་མཆིན་དེ་འདྲ་སྦྲུལ་ལ་ཕན། །གངས་ཚན་ཤ་རུ་རྩ་ལ་ཕན། །ན་ག་པ་ལས་རྒྱས་པ་འཛོམས། །ཕོ་རོག་ནོར་བུས་གློ་རྣག་འདྲེན། །ཕུར་ཆུང་སྲིན་ཀུན་གསོད་པ་སྟེ། །ལེབ་རྒན་རྩེ་ཡིས་གློ་རྣག་སེལ། །ཁ་ཤོག་ལོང་གི་སྲིན་རྣམས་སེལ། །ལ་ཕུག་གིས་ཀྱང་སྲིན་ལ་ཕན། །སྐྱུང་མོ་ཆུ་སྐྱུར་ལྡོག་པ་སེལ། །ས་རྩེ་བ་ཡིས་འབྲུ་བ་གཅོད། །སྲན་མའི་མེ་ཏོག་མཁལ་ནད་སེལ། །ལྕ་ཡི་བུ་མོས་མཁྲིས་པ་སེལ། །སྦྲ་གོད་པ་ཡིས་རྨེན་རྣམས་འདུལ། །ཡོག་མོས་རྨ་རླིང་འབྲས་ལ་ཕན། །ལུག་མུར་བད་ཀན་གྲང་བ་སེལ། །སྐྱེའུ་རླུང་ཚད་འབྱིན་པར་བྱེད། །ནས་སོག་གྲོ་སོག་ཁྲེ་དང་འབྲས། །སོ་བ་སྲེ་དའི་སོག་མའི་ཆོགས། །སོ་སོས་ཆང་གི་མ་ཞུ་སེལ། །བྲ་སྙོགས་འབྲས་ལ་ཕན་པ་སྟེ། །སྦྲོ་མ་ཡིས་ཀྱང་ཡ་མ་སེལ། །སྦྲ་མ་འབྲས་དང་འདྲ་བར་བཤད། །ཟར་མ་རླུང་ལ་ཕན་པ་ཡིན། །བེ་ལྕེ་ཚད་པ་ཕལ་ལ་འགྲོ། །གཡུ་ལོ་བ་ཡང་དེ་བཞིན་ནོ། །

གསེར་ཤས་སྲིན་རྣམས་འབྱིན་པར་བྱེད། །སྨུག་ཤ་མཁྲིས་པ་རླུང་སེལ་ཡིན། །ཚ་ཤ་རླུང་གི་ནད་ལ་ཕན། །ཀོ་ཏུ་ཕ་ཀྲས་རླུང་སྐྱེ་བྱེད། །དུག་ཤས་ཡན་ལག་སྐྲངས་ལ་ཕན། །རྩེ་ཤ་ཤ་ཡི་དུག་ལ་ཕན། །ཕ་ཝང་སྒོ་ཏིས་མེས་ཆོག་སེལ། །ཐ་བ་ཛ་བོ་མཁྲིས་རླུང་སེལ། །

ལི་དང་ཀུ་ཤུས་དུག་ཚད་ཞི། །ཁམ་བུ་སེར་ཁམ་མཁྲིས་པ་སེལ། །སྟར་ཞུན་སྟར་བུས་གློ་ནད་སེལ། །བསེ་སྐྱུར་བད་ཀན་སེལ་བར་བྱེད། །འོ་སེ་ཐང་འབྲས་དུག་ལ་ཕན། །དེ་ལྟར་སེལ་ཏོག་རྣམ་པ་བཅུ། །

འབྲས་ཆེན་ཆུ་འབྲས་བཅུད་དུ་འགྱུར། །རི་འབྲས་ཚད་པ་འཇོམས་ཤིང་སེལ། །ཁྲི་དང་ཁྲ་མ་ཆེ་ཆུང་རྣམས། །རླུང་སྐྱེས་ལུས་ཟུངས་འཇུ་ལ་འཕྲོད། །ནས་སྔོན་བསྲེག་པས་གློ་རྣག་སེལ། །རླུང་ལ་ནས་སྙིང་ཟན་སྐམ་ཕན། །གསར་བས་མཁྲིས་སེལ་བད་རླུང་བསྐྱེད། །སོ་བས་རླུང་ནི་བསྐྱེད་པ་ཡིན། །གྲོ་ནི་རྩ་གསོ་སྙོམས་པ་ཡིན། །བྲ་བོས་ཁྲག་ནད་འཛིག་པར་བྱེད། །སྲན་ཆེན་དཀར་པོས་རླུང་འཇོམས་ལ། །གཞན་གྱིས་རླུང་སྐྱེད་ལུས་ཟུངས་འཇུ། །གང་དུ་དཀོན་པར་སྨན་དུ་འགྱུར། །མོད་པར་ཟས་བཅོས་ཞེས་པར་གྱིས། །སྨིན་དང་མ་སྨིན་རི་ཀླུང་དང་། །ཆུ་ལ་སྐྱེས་དང་སྐམ་ལ་སྐྱེས། །ནུས་པ་བྱེ་བྲག་མང་ཡོད་ཀྱང་། །འདིར་ནི་མང་དོགས་མི་བརྗོད་དོ། །

【译文】

草药和农作物类药物

接着讲述草类药。甘青青兰清肝热。竹黄大蒜治肺病。藏茴香治心热症，并能治疗肺上病。水蓼可清肠热症。菥蓂治疗肾疾病。五药如同五良药。白乌头治疫疠症。治疗毒热红乌头。黄乌效同红白乌。接骨木和黄牛角，二药称为帕合朗，功效治疗诸毒症。角茴香和兔耳草，可治人体血热症。蒲公英解珠宝毒。翼首草治毒热症。卷丝苣苔之功效，收敛诛灭合成毒。猴尾贯众疗毒热。狗尾诛杀水银毒。豹尾抬升头陷骨。虎尾治疗合病症。鹏尾收敛骨热症。十药配伍疗诸毒，清除一切新旧热。

藏獐牙菜清诸热。篦齿虎耳之大者，功效能够干脓水，小者可干肠出血。花锚川西獐牙菜、抱茎獐牙菜三者，清除骨热疗头病。清解脉热番木鳖。

须弥紫菀干脓血。重冠紫菀敛毒热。紫菀可治邪热症。如是十药清诸热。
臭虱草治热疗毒。甘青青兰鞑新菊，可治瘟热疗诸病。白棘豆和黑棘豆，
治疗瘟热干黄水。治疗瘟肿黑秦艽。麻花艽之功效为，治疗毒热麻风病。
甘松治疗肌肉肿。莫礤达瓦唐松草，皆治各种瘟疫病。如是十药治瘟热。
白花报春治诸病。红花报春治邪热。蓝花报春息肺脓。黄花报春疗诸热。
直包若瓦之功效，治疗脑血管疾病。齿苞筋骨治脑疾，并且可疗眼睛病。
水母雪莲同上药。西伯利亚紫堇药，功效可治邪热症。大鞑新菊治诸病。
除邪魔病之草药。十药总治邪热病。

金腰子之功效为，平息清泻胆腑病。矮紫堇治血热症。斑花黄堇清胆热。
风毛菊和粉苞苣，养脉并治胆腑病。鸡爪黄连唐松草，功效能够治热症。
乌奴龙胆毛翠雀，功效可以治热病。迭裂黄堇治腑热。川西千里光功效，
脉道断裂能接续，并且愈合骨破裂。这些药治血胆病。

治疗眼病常泣草。优越虎耳草功效，能够治疗眼疾病。龙须根和木贼草，
明目且治残僵症。养脉益耳波罗花。大风毛菊川木香，两味药物功效同，
治疗耳聋紊乱病。小风毛菊之种子，功效能够治脑漏。腺女娄菜治耳病。
无茎芥治肺热症。红景天治诸热症，并且能够清口臭。此十药治器官病。
短穗兔耳草功效，干脓兼治四肢病。草药羽裂风毛菊，功效治疗血热症。
绢毛菊药疗头病。拟耧斗菜之功效，催生利产干黄水，治疗脑虫有功效。
水绵治疗伤疮热。穗序大黄疗毒症。红花治疗一切病。山苦荬菜可干脓，
并治上体之热症。双花堇菜疗头病。上述十味之草药，四肢头腔病可医。
黄芪可以分四种，皆治热症和培根。常用四花之功效，性凉能够排瘀血。
白红钩藤清热症。十药凉平要配伍。

蕨叶藁本之功效，消散四肢之肿胀。脉花党参消肿胀。灰毛党参止泻血。

亚大黄治烦渴症。白花蓝花二龙胆，均可治疗肺热症。雅若三种干黄水。独一味治瘀紫症，并且消散热肿胀。十药罨浴也内服。

上述凉药一百种，每方配伍二三味，脏腑血胆新旧症，各药配伍诸病除。荨麻籽可升胃阳，引发诸热治寒症。伞房马先蒿性凉，能够开通尿闭症。黑白两种铁线莲，功效可治胃肠瘤。草玉梅治寒痞瘤。毛茛治疗喉蛾症。翼首草不仅止腐，并且引出黄水病。葫芦巴功效干脓。菥蓂可治肾寒症。荠菜可以疗脉病。如是十药互相配，破除痞瘤引黄水，治疗脉病通二便，兼治老疮牛眼疮。

佐药石榴光明盐，苜蓿可治肾脏病。短序棘豆治毒症。白花黄芪清肺热。蓝花黄花两黄芪、多枝黄芪消水臌，引出眼珠之积水，利尿引出寒热水。尼泊尔豌豆利尿。黄花棘豆治邪病。十药依缘变凉热。

一切隆病蒜为上。蒜叶功效治隆病。野葱治疗寒臁疮，疏通上下水运行。龙葱功效也利尿。内地野蒜韭岩蒜，治疗虫病干黄水。大小翠雀花滋补，滋养七精治隆病。小叶杜鹃其性温，功效犹如翠雀花。番木鳖治寒培根，肉托果治微虫病，猪殃殃性温干脓，此三药功效相同。香薷可治虫病症。软坚利尿调身体，有时解毒也有益。山蒜治疗虫类病。十药性温杀虫药，皆可滋补体七精。

功效生精佛手参。喜马拉雅紫茉莉，功效能够生肌肉。峨参蒺藜和天冬、黄精等的根类药，滋补治疗肾寒症，增补身体之七精。蕨麻功效治寒症，引发培根瘀紫症。幅冠党参之功效，治疗寒性之脉病。十药滋补治寒症。清泻诸病白狼毒。清泻瘟病大狼毒。高山大戟佐泻药。杂毛蓝钟花功效，向下引泻各种病。肖相翁波佐泻药。穗序大黄和大黄、西藏大黄和塔黄，叶茎温治寒培根，根性凉平泻诸病。瑞香狼毒泻瘟病，并且能够止腐疡。

如是清泻十味药。

垫状卷柏治尿闭。白蓝翠雀之功效，能治寒热和腹泻。车前功效同翠雀。大车前和珠芽蓼、圆穗蓼等三种药，性温增血止下泻。大白蓝翠雀功效，能够治疗邪魔症。黄帚橐吾也驱寒。西藏荨麻性温同，治疗肠燥宿疾症。如是止泻十味药。

毛莲蒿治寒痞瘤。大籽蒿治肾脏病。雪灵芝治多痰症。金头蒿的药功效，如同疗肺雪灵芝。黄蒿功效治毒症。岗普直普治肾隆。玉直也治肾隆病。冬葵性温通尿闭。陈年蔓菁有营养。油菜叶果治寒症。十味药治肺肾寒。藏贯众凉解肉毒。蚓果芥也解肉毒。黄帚橐吾药性平，功效引吐各疾病。尼泊尔酸模消肿，并且可治诸虫病。驱邪解毒白蔓菁，利尿兼治杂病症。小丛景天治烧伤。黑白刺参能引吐，消肿治疗肿核疮。马蔺性平疗虫病。改变寒热十味药。

醋柳根和菓瓦根、菓瓦花等治头病。独活功效治出血。羌活可治魔寒症，并且可疗诸虫病。大小火绒草性平，治疗时疫疔毒疮、脊背痈疽并止血。黄毛翠雀花功效，治疗各种皮肤病。蓶苏壮阳又祛寒。十药益血治寒症，如是热药之正君，相互配伍治寒症。

增长肌肉粽叶芦。白草汁液解蝎毒。培根热症石斛治。卷柏功效续断脉，岗瓦增巴亦续脉。玛缀木波治绞痛，并治六腑肿核疮，兼治培根瘀紫症。茅草根治肾热症。川西绿绒蒿功效，治疗一切寒性病。活血化瘀沿沟草。如是旱生草十药。

黑白两种舟瓣芹，功效皆能敛毒热。白红樨琼治破伤，骨碎补也治破伤。丛菔治疗肺热症。相尼治疗烧伤症。梭沙贝母止月经。舌叶垂头菊性凉，治疗熊毒和虫病。裹盔马先蒿功效，能够治疗麻风病。黄紫两种马先蒿，功效清除骨热症。此十药性凉且平。

头伤最效鞑新菊。倒钩琉璃草功效，止血治疗中毒症。夏瓦荠杉疗眼疾。清解毒热老鹳草。玛青可以疗蛇毒。岗参夏若治脉病，功效可以抗衰老。引出肺脓肉托果。诛灭诸虫小香薷。金莲花汁治肺脓。青海茄参之功效，治疗大肠之虫病。萝卜也可治虫病。炯毛曲秸治疗疮。酒合贼瓦止下泻。豆花功效治肾病。拉叶普毛治胆病。矮火绒草治疤疣。治疗旧疮冬菱草，并且可治肿核疮。螃蟹甲治寒培根。祛除隆热红苋菜。青稞茎和小麦茎、谷子茎和水稻茎、大麦野燕麦茎节，各自治疗酒未化。荞麦皮治肿核疮，荞米花治蚜蚂虫。粑玛功效同水稻。胡麻可治诸隆症。培秸功效清热症。薇孔草也清热症。

功效驱虫金蘑菇。紫蘑菇治赤巴隆。檫夏功效利隆症。功效生隆川蘑菇。粪菇消除四肢肿。银菇可解肉毒症。马勃治疗火烧伤。塔瓦杂旺之功效，治疗赤巴隆并病。

梨和苹果解热毒。桃杏治疗胆腑病。沙棘果膏治肺病。酸石榴治培根病。山里红和松杉果，功效可治中毒症。如是十味果类药。

大米水稻能滋补。旱稻功效治热症。早熟糜谷大小稷，生隆壮体助消化。蓝青稞灰治肺脓。成熟青稞干饭团，功效治疗隆病症。新青稞治赤巴病，但能引发培根病。大麦功效能生隆。小麦性平能养脉。荞麦能摧毁血病。治疗隆病白蚕豆。其他蚕豆之功效，生隆壮体助消化。稀少作物便是药，丰富作物便是粮，熟与不熟在山川，水生旱生功效别，具体功效虽很多，此处疑繁多不述。

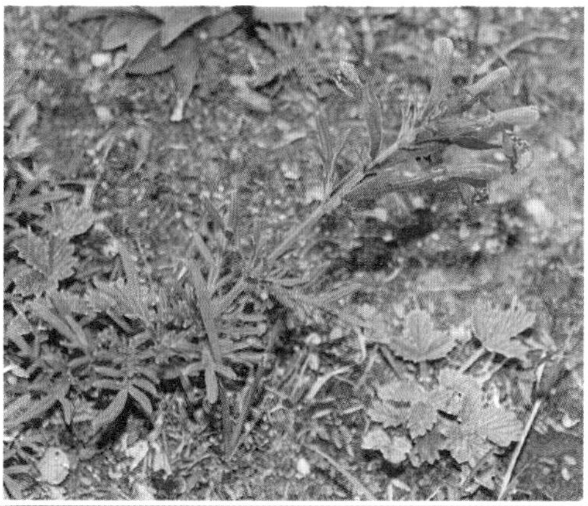

甘青青兰 བྲི་ཡང་ཀུ།

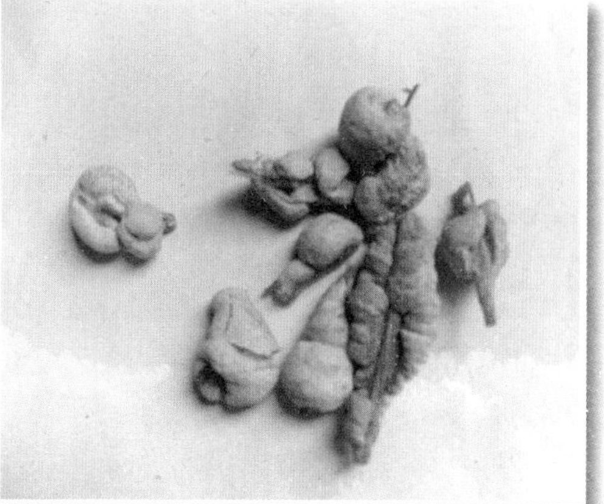

竹黄 ཅུ་གང་།

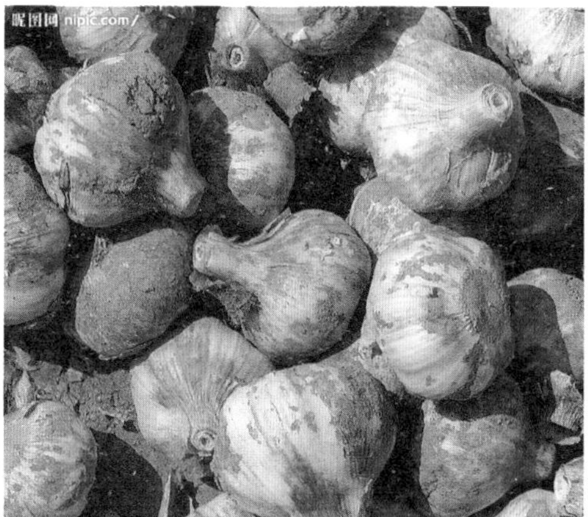

大蒜 སྒོག་སྐྱ།

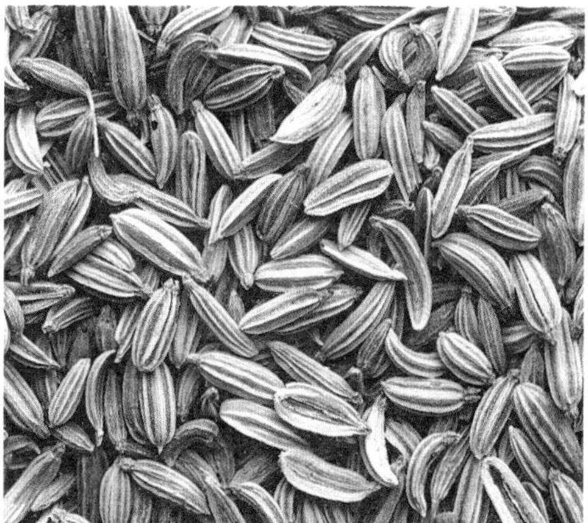

藏茴香 ཀོ་སྙོད།

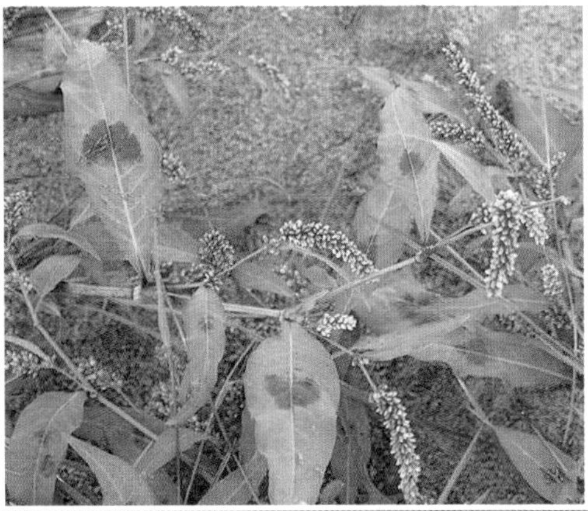

水蓼 སྙ་ལོ།

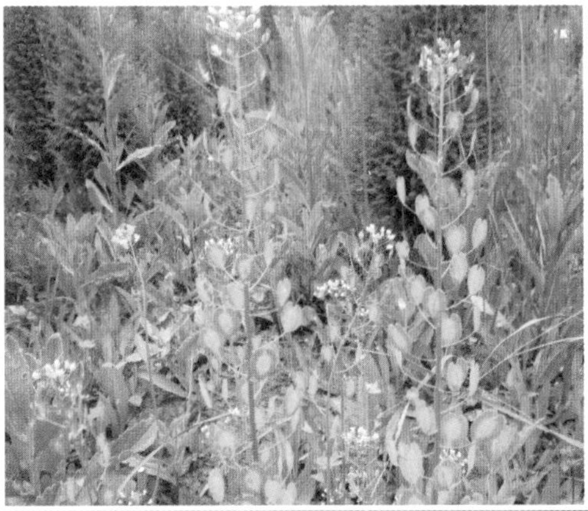

菥蓂 བྲེ་ག

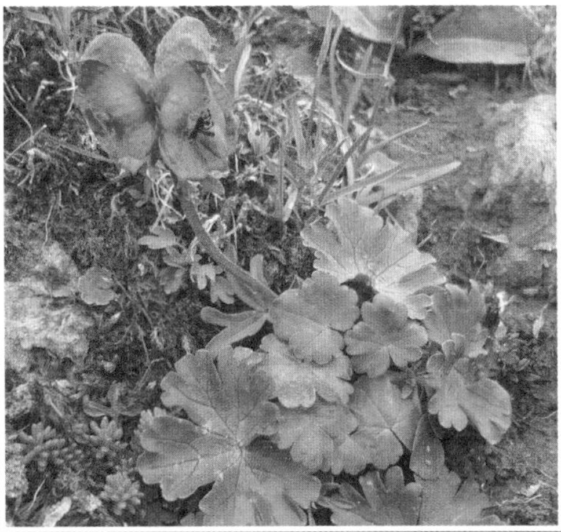

乌头 བོང་ང་དཀར་པོ།

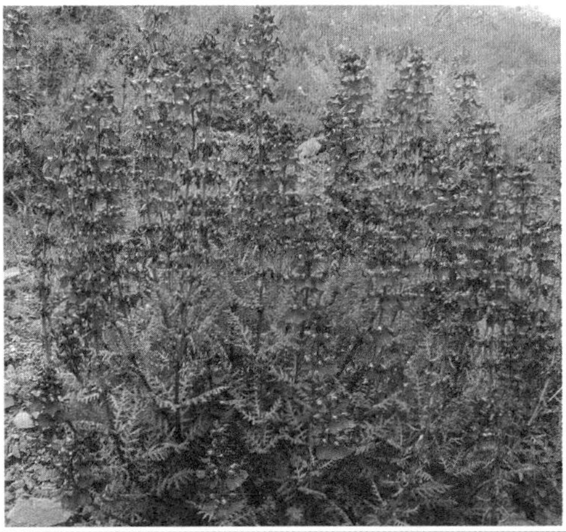

红乌头 བོང་ང་དམར་པོ།

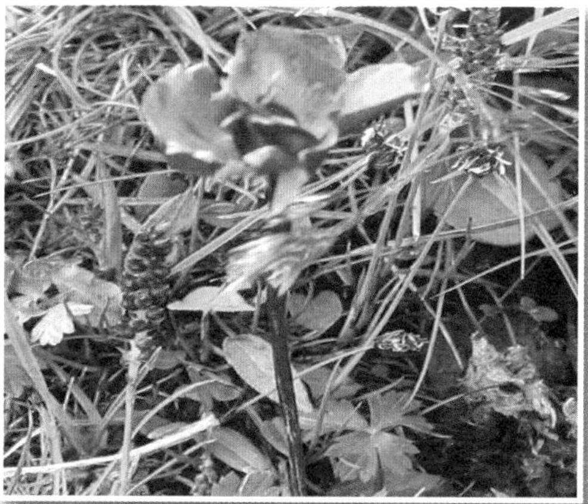

黄乌头 བོང་ང་སེར་པོ།

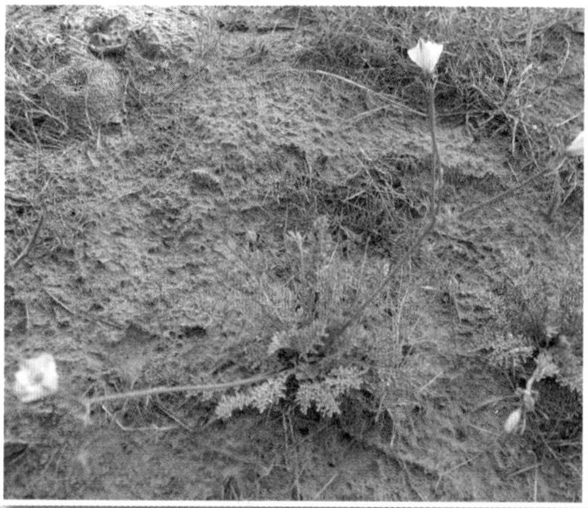

角茴香 པར་པ་ད།

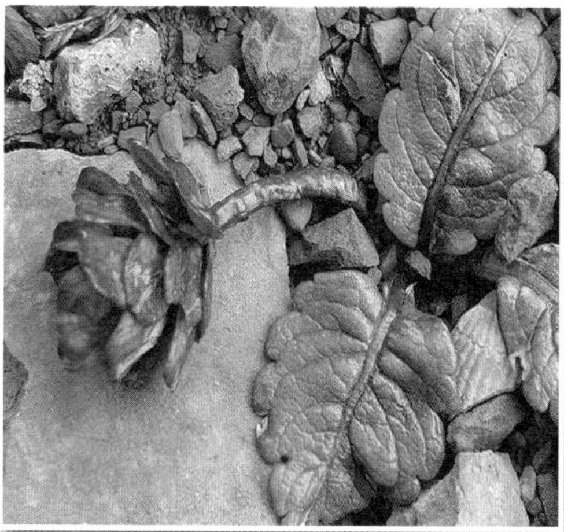

兔耳草 ཧོང་ལེན།

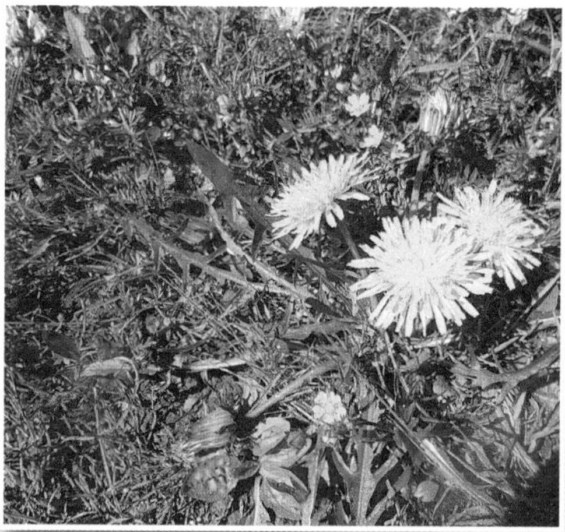

蒲公英 ཁུར་མོང་།

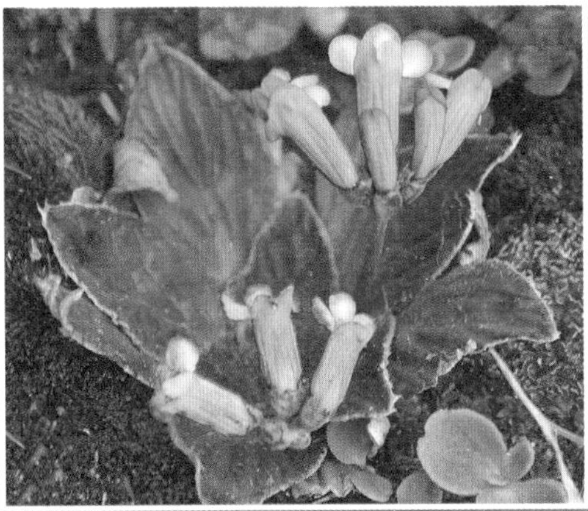

卷丝苣苔 བྲག་སྐྱི།

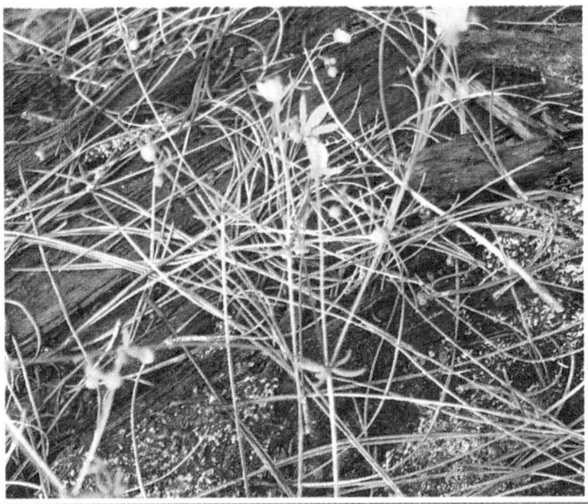

篦齿虎耳草 སུམ་ཏིག

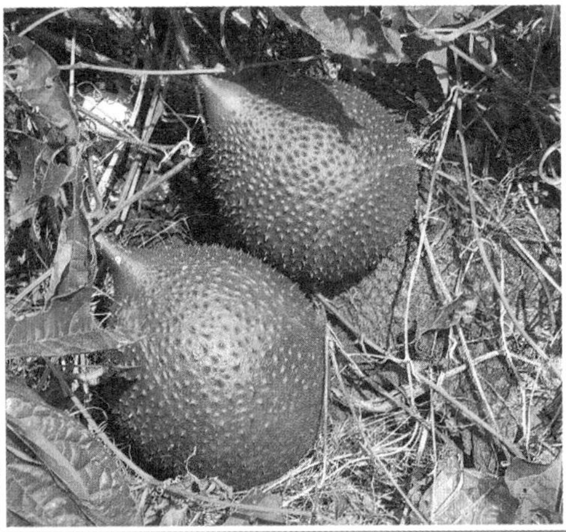

番木鳖 ལྕུམ་སྟག

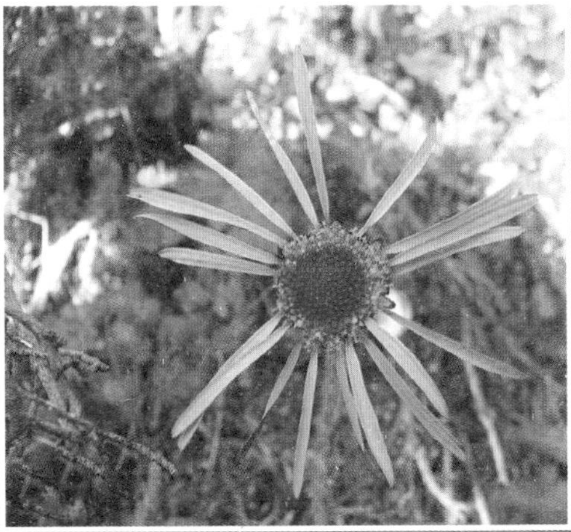

鞑箭菊 མི་ཏོག་གུར་གུམ།

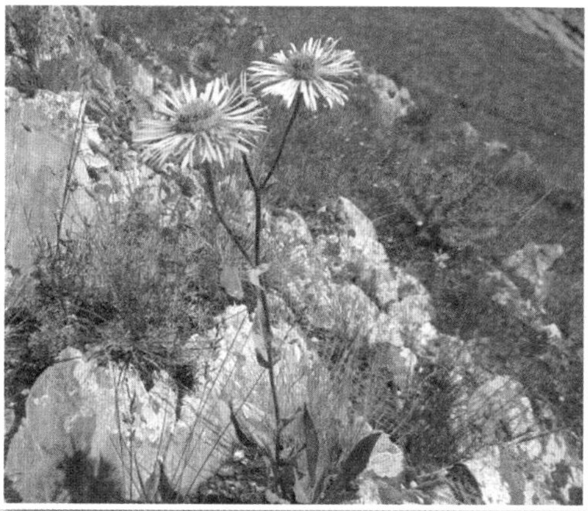

须弥紫菀 རྒྱལ་བའི་སྤྱན།

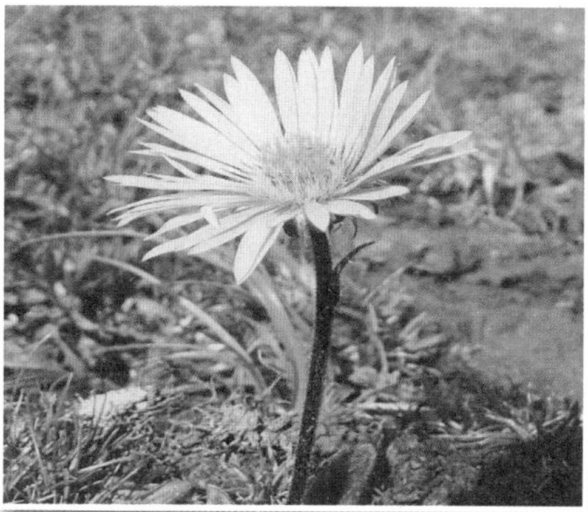

紫菀 ལུག་མིག

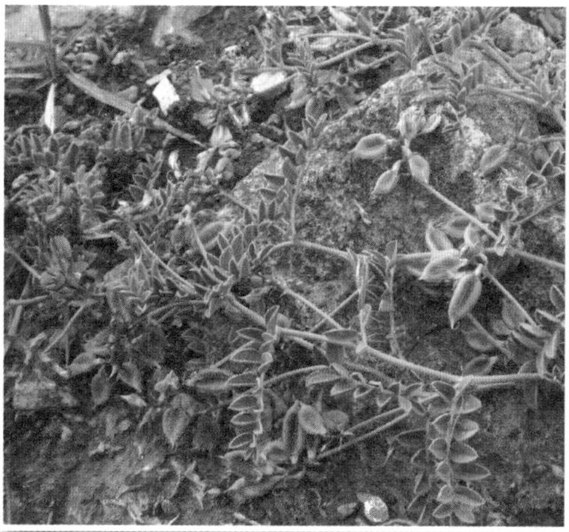

黑棘豆 སྟག་ཤ་ནག་པོ།

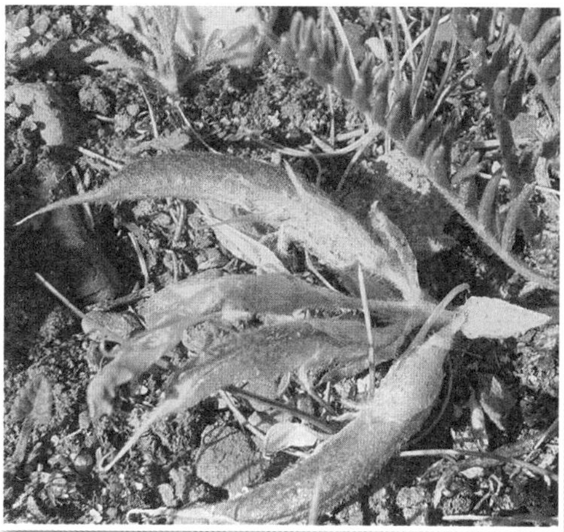

白棘豆 སྟག་ཤ་དཀར་པོ།

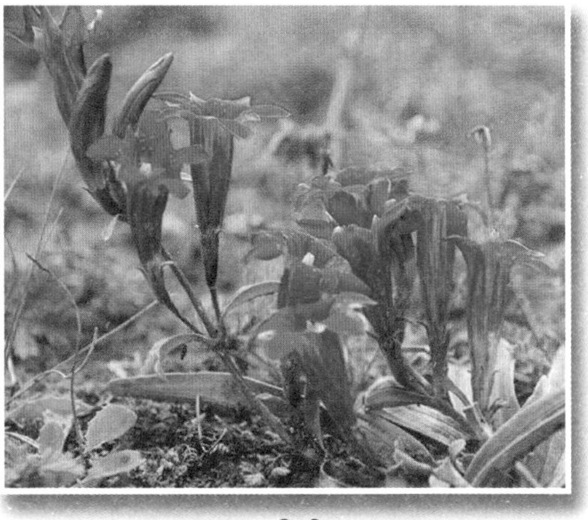

黑秦艽 ཀྱི་ལྕེ་ནག་པོ།

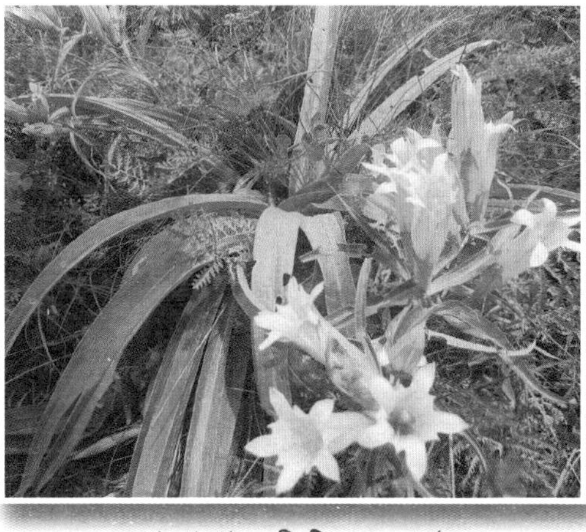

麻花艽 ཀྱི་ལྕེ་དཀར་པོ།

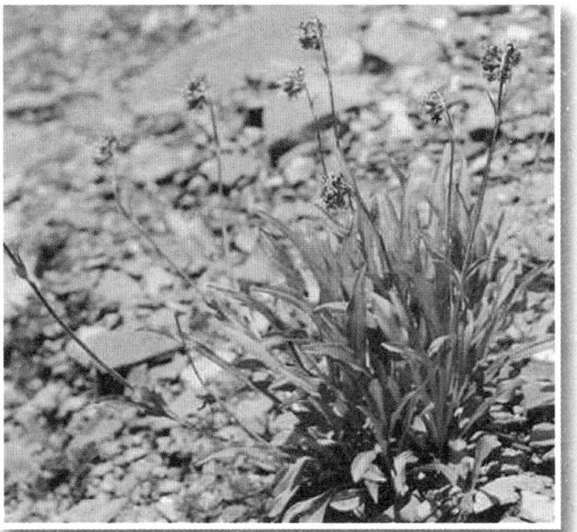

甘松 སྤང་སྤོས།

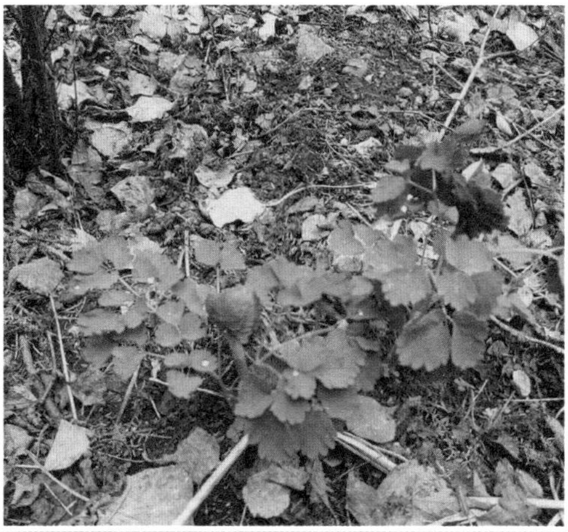

唐松草 གཉན་ཐུབ་དྲི་ཆེན།

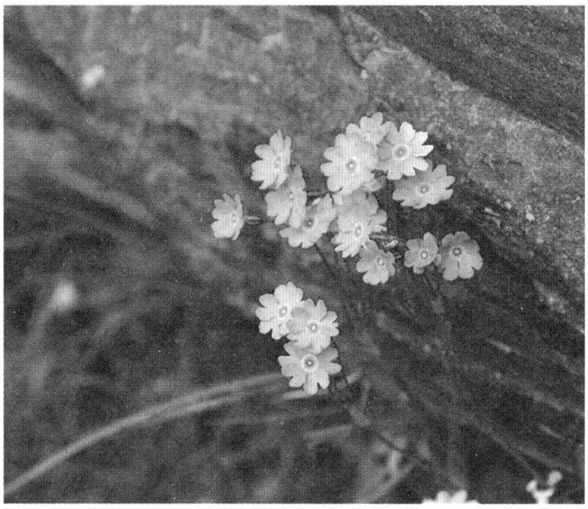

红花报春 ཤང་དྲིལ་དམར་པོ།

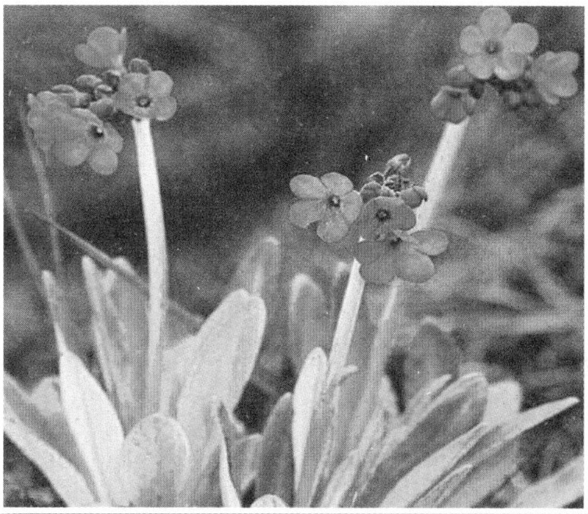

蓝花报春 ཤང་དྲིལ་སྨུག་པོ།

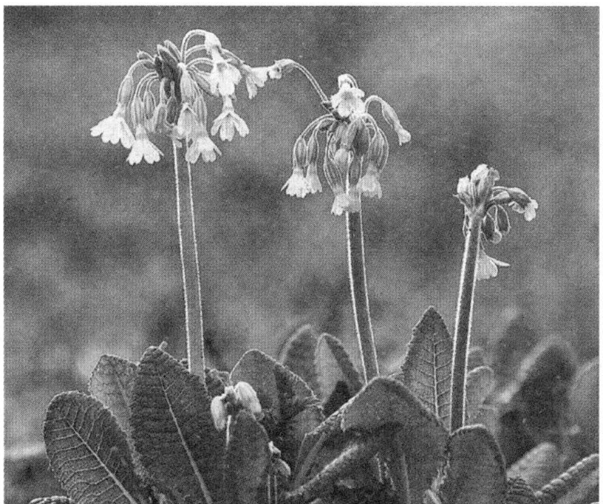

黄花报春 ཤང་དྲིལ་སེར་པོ།

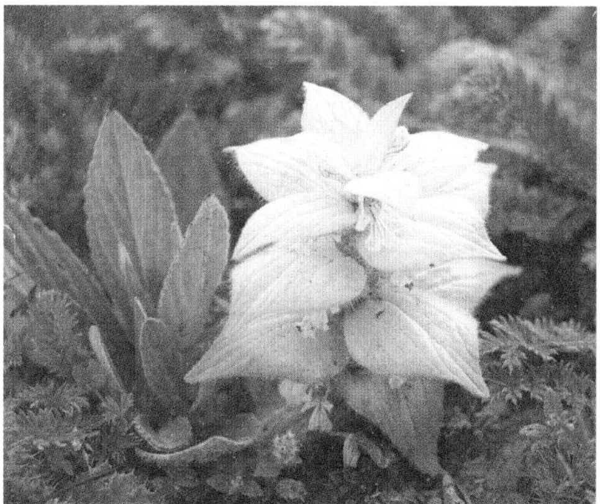

齿苞筋骨草 ཟིན་ཏིག

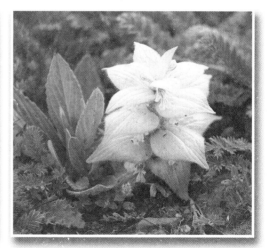

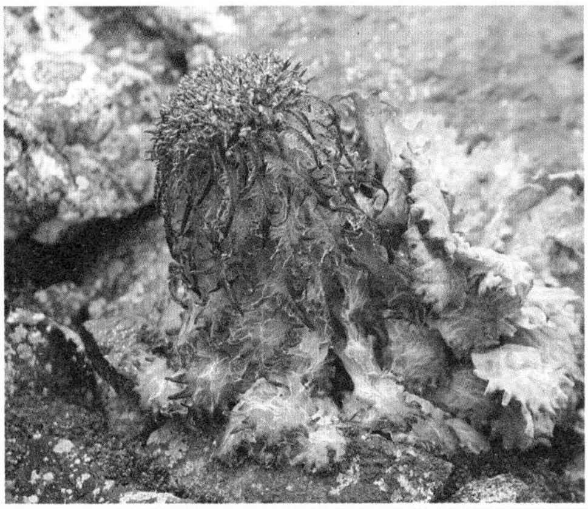

水母雪莲 བྱ་རྒོད་སྤུག་པ།

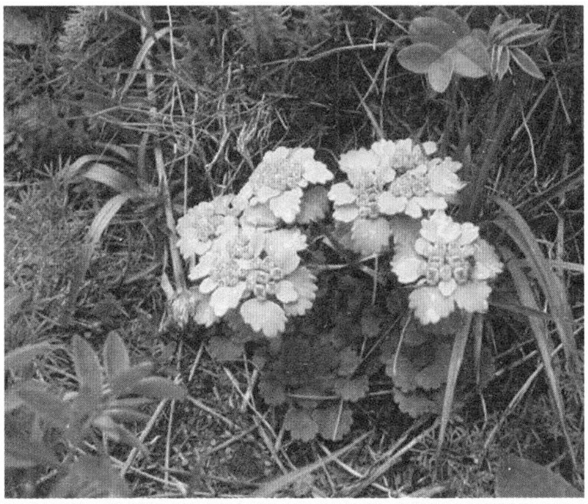

金腰子 གཡའ་ཀྱི།

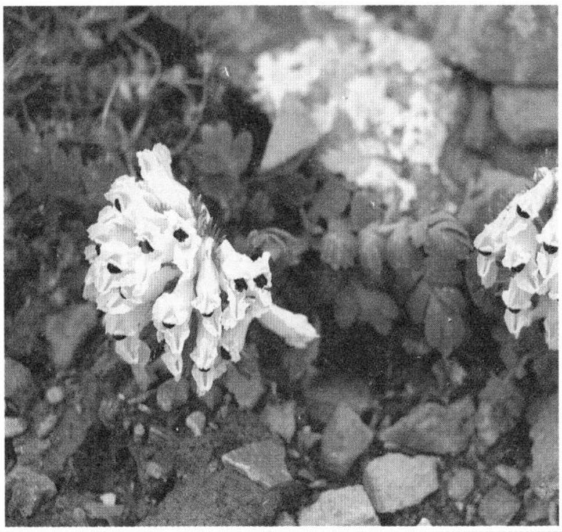

斑花黄堇 སྟོང་རི།

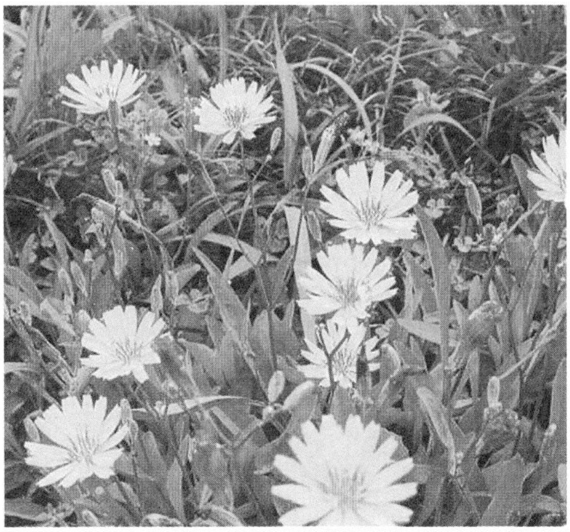

粉苞苣 ཙ་མཁྲིས།

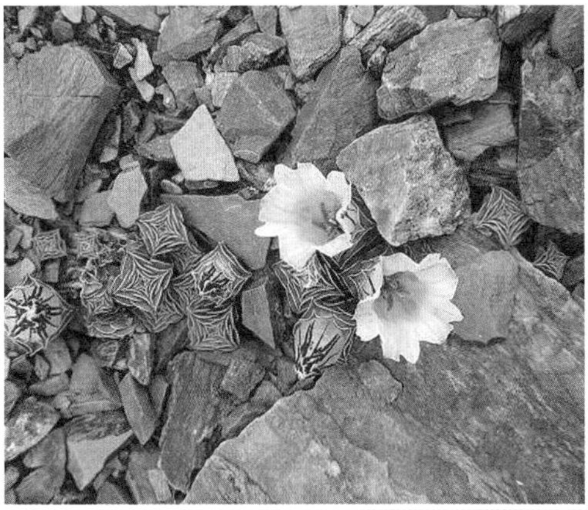

乌奴龙胆 གང་གྒ་ཆུང་།

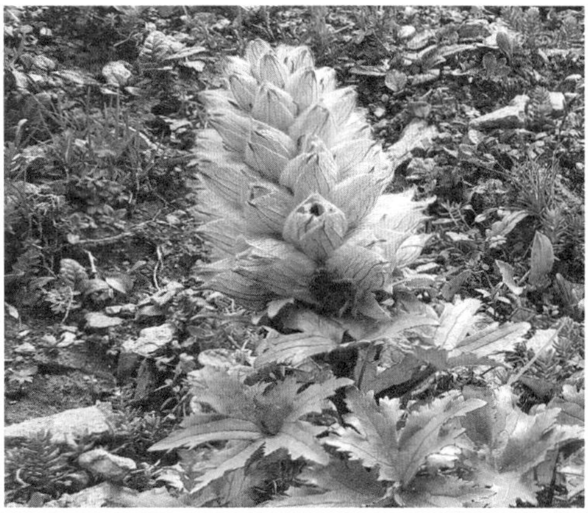

毛翠雀 ག་བུར་ཧེས་ལོ།

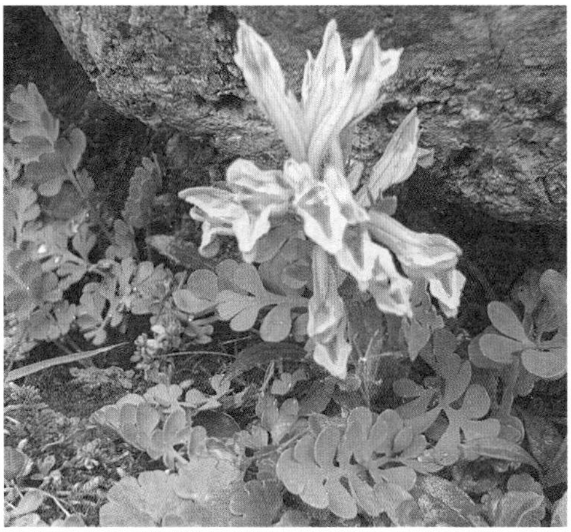

迭裂黄堇 ཏུ་དུགས།

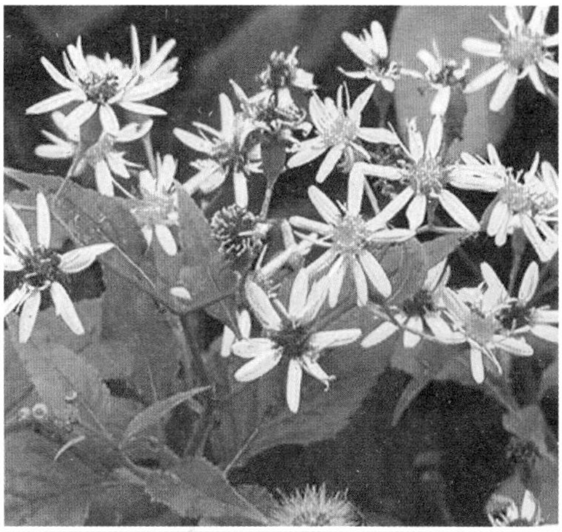

川西千里光 བཙད་འཇོར།

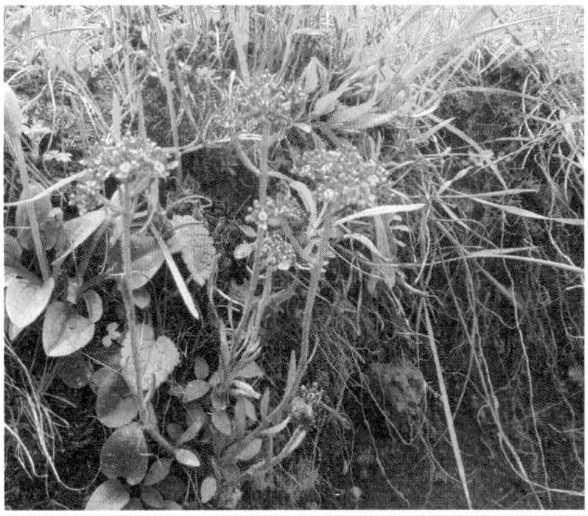

优越虎耳草 ཧག་ཏུ་ཏྲ།

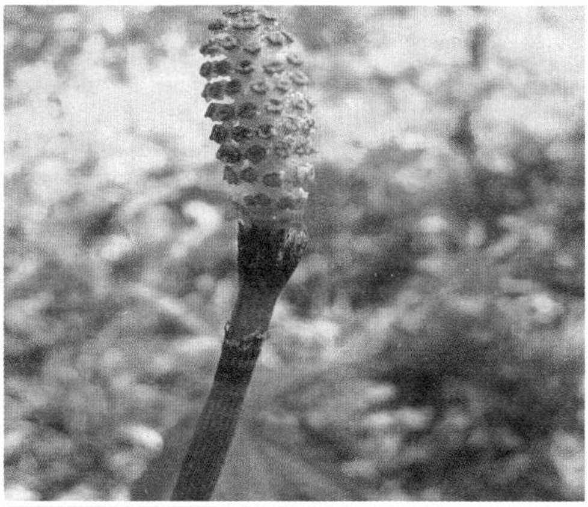

木贼 ཨ་ལྷ།

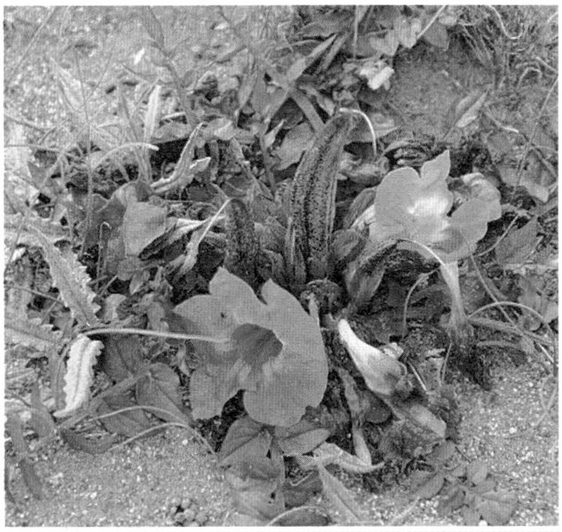

藏波罗花 ཨུག་ཆོས་དམར་པོ།

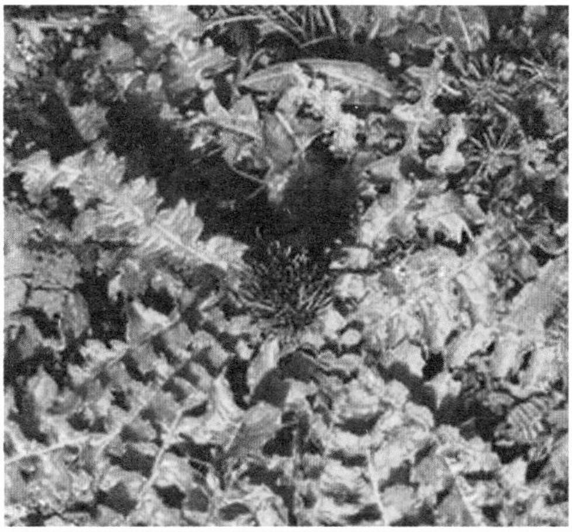

风毛菊 ཁྲག་ཆེན།

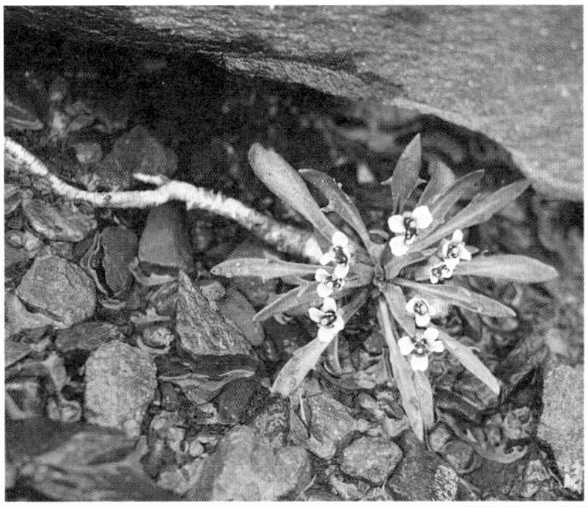

无茎芥 སྲོ་ལོ་དཀར་པོ།

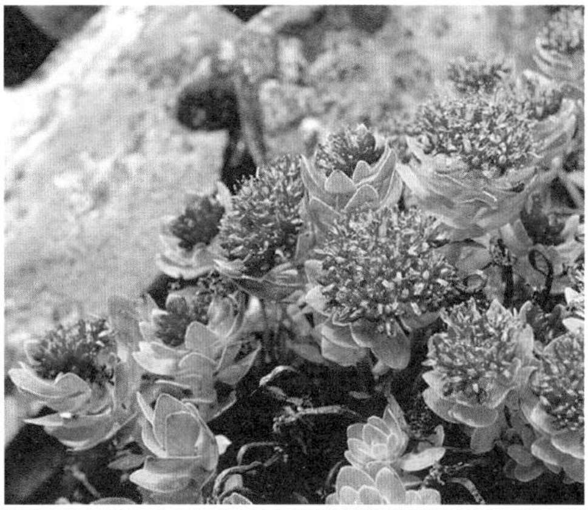

红景天 སྲོ་ལོ་དམར་པོ།

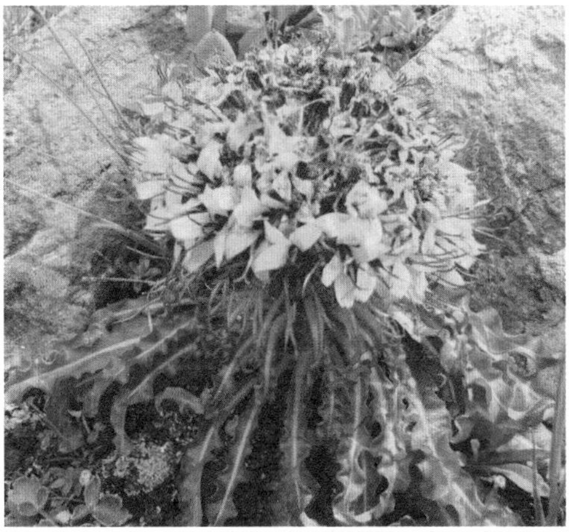

绢毛菊 སོག་ལེ་ཁ།

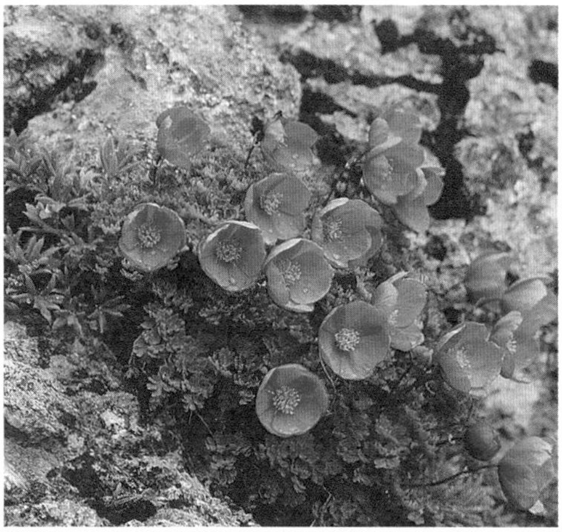

拟耧斗菜 ཡུ་མོ་མདེའུ་འབྲིན།

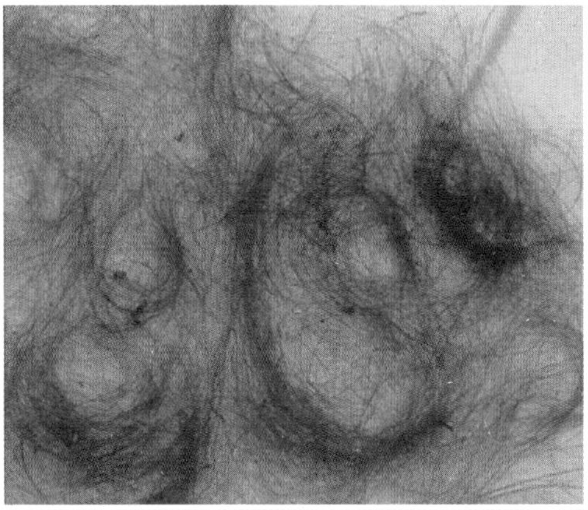

水绵 ཆུ་བལ།

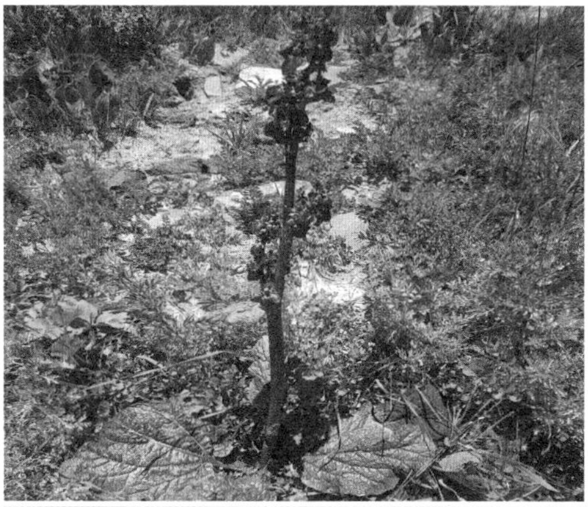

穗序大黄 ཆུ་རྩ།

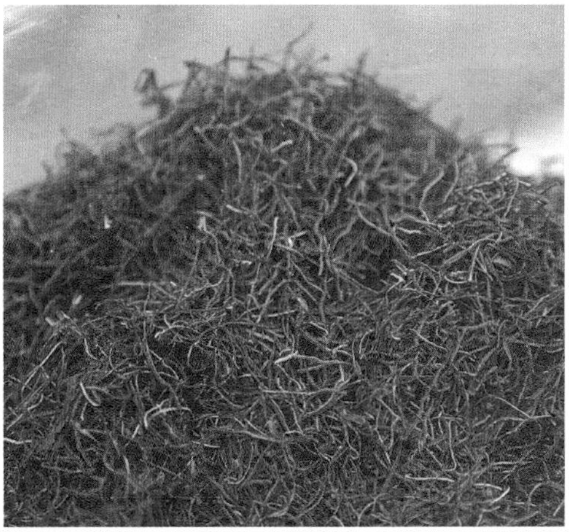

红花 གུར་གུམ།

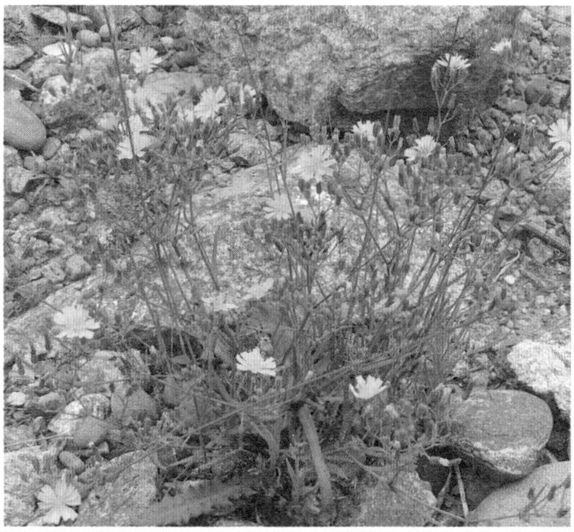

山苦荬 མེ་ཏོག་སེར་ཆེན།

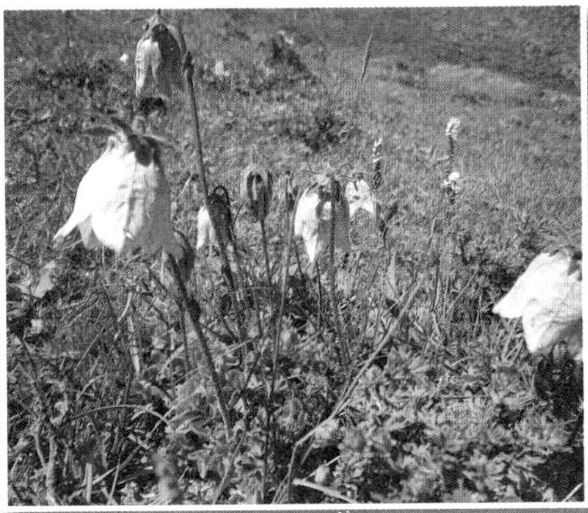

脉花党参 གླུ་དུག་ཆུང་བ།

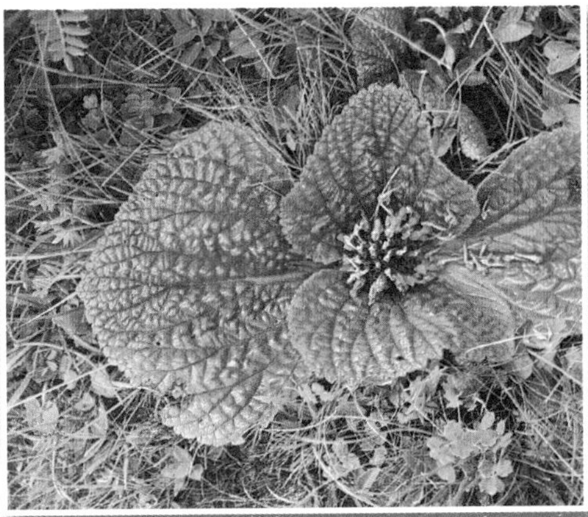

独一味 རྟ་ཐིགས།

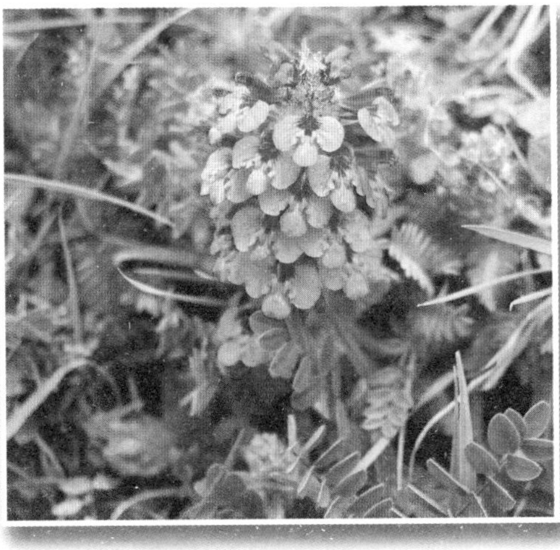

伞房马先蒿 གླང་སྣ།

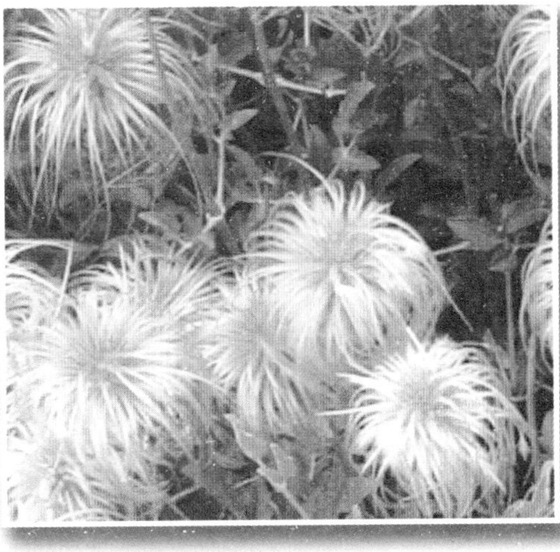

白铁线莲 དབྱི་མོང་དཀར་པོ།

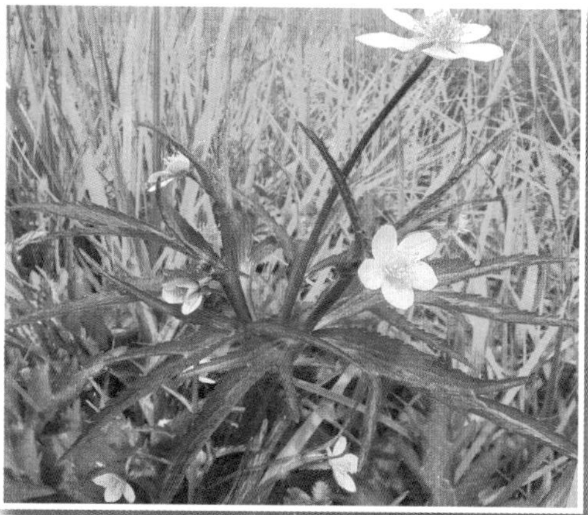

草玉梅 སྲུབ་ཀ

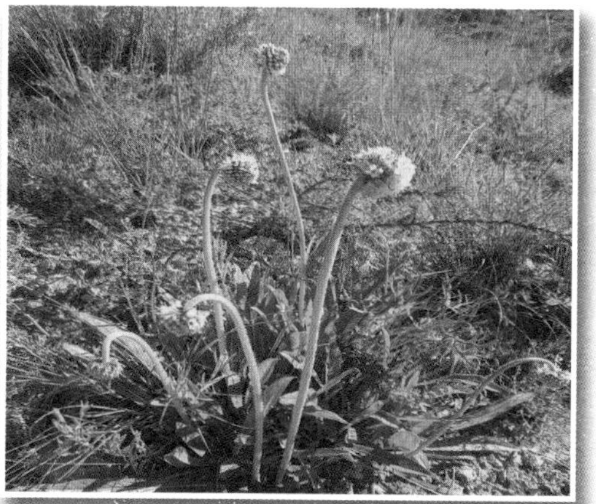

翼首草 སྤང་རྩི་དོ་བོ།

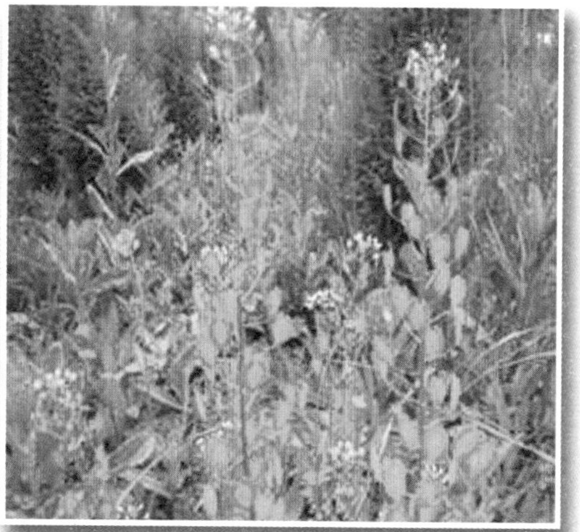

菥蓂 བྲེ་ག

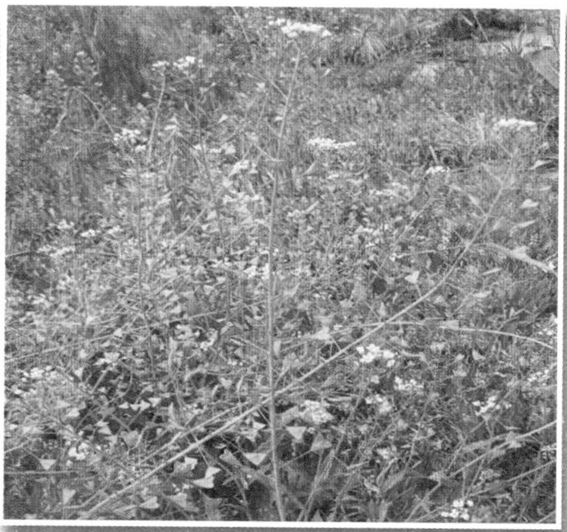

荠菜 སོག་ཀ

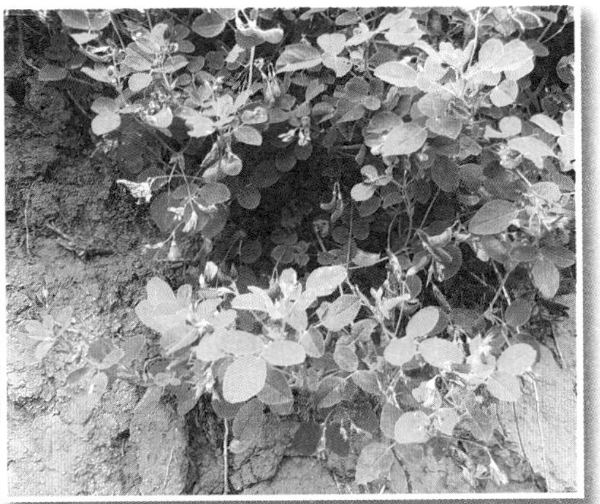

苜蓿　འབུ་སུ་ཧང་།

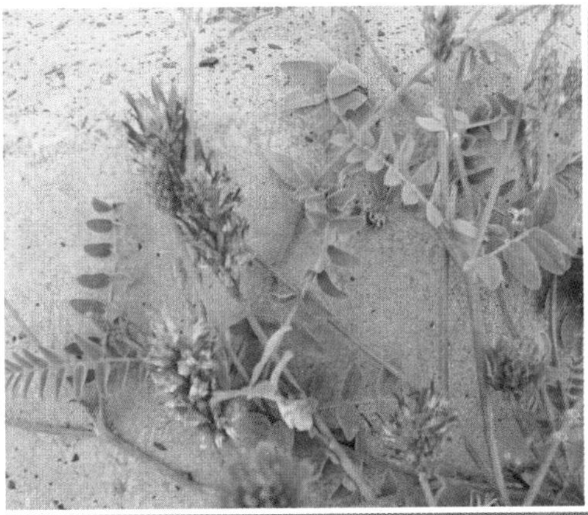

短序棘豆　སྲད་ནག

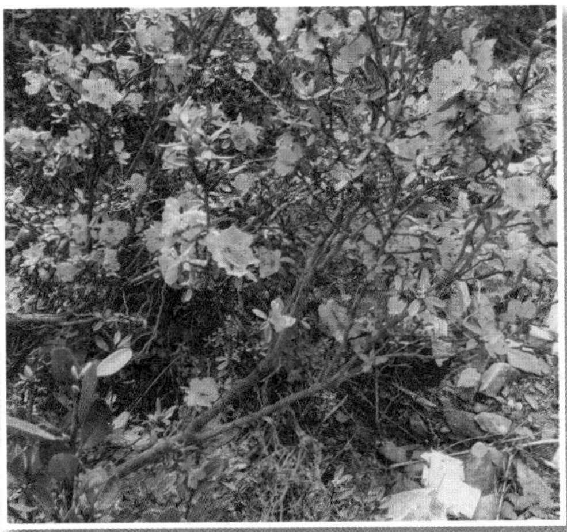

小叶杜鹃　ད་ལིས།

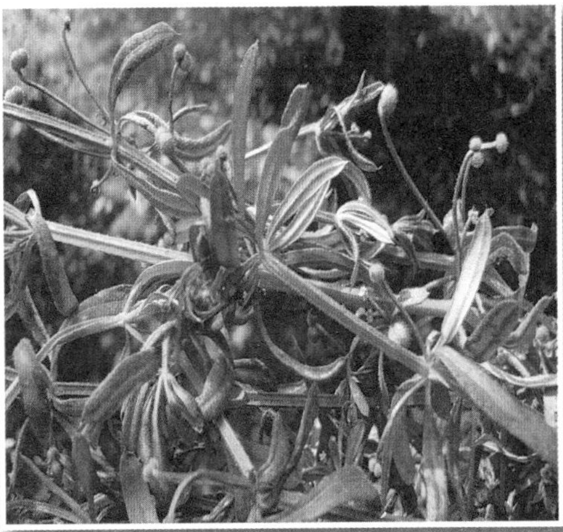

猪殃殃　ཟངས་རྩེ་དཀར་པོ།

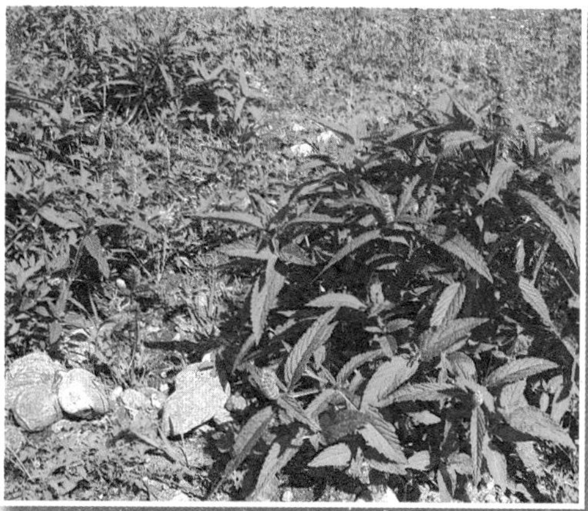

香薷 སྦྱི་ཏུག

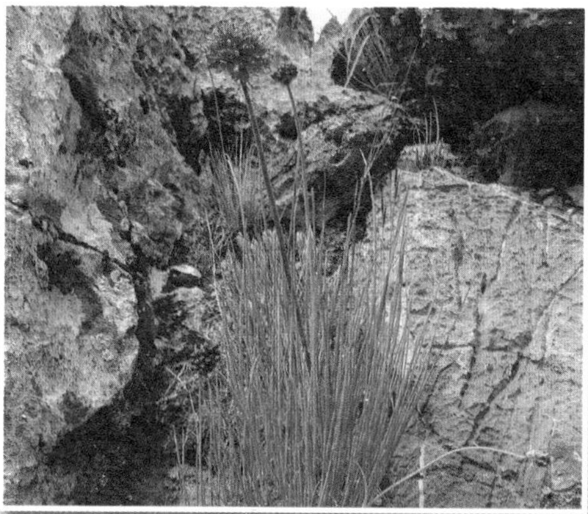

山蒜 ཤ་བ་རྩི།

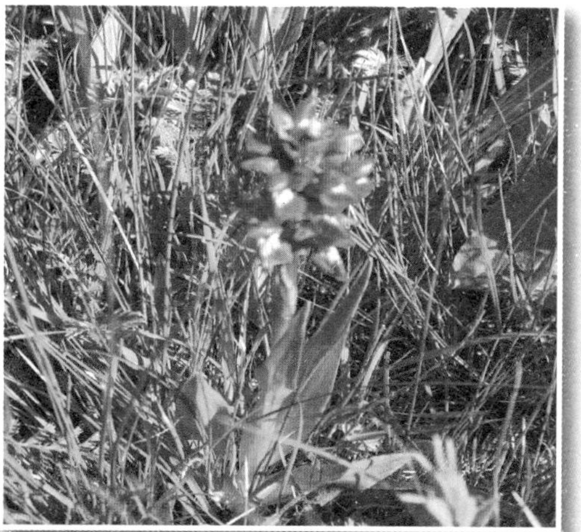

佛手参 དབང་པོ་ལག་པ།

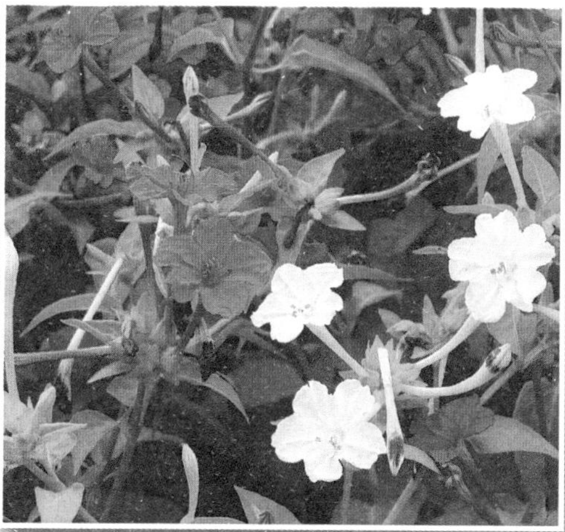

喜马拉雅紫茉莉 ཨ་ཤྭ་གནྡྷ།

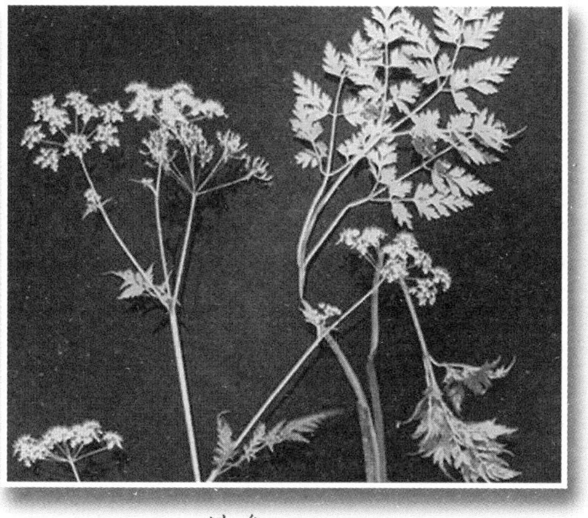

峨参 ལྷ་བ།

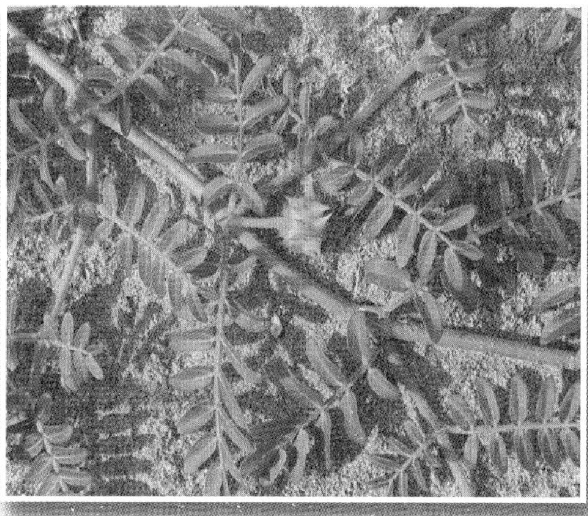

蒺藜 གཟེ་མ།

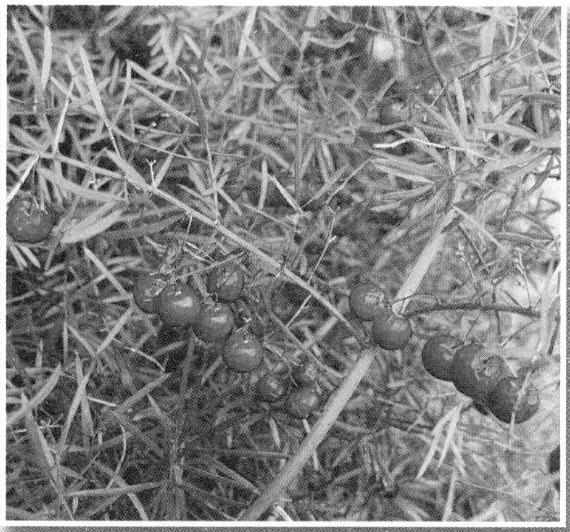

天冬 ཉེའུ་ཤིང་།

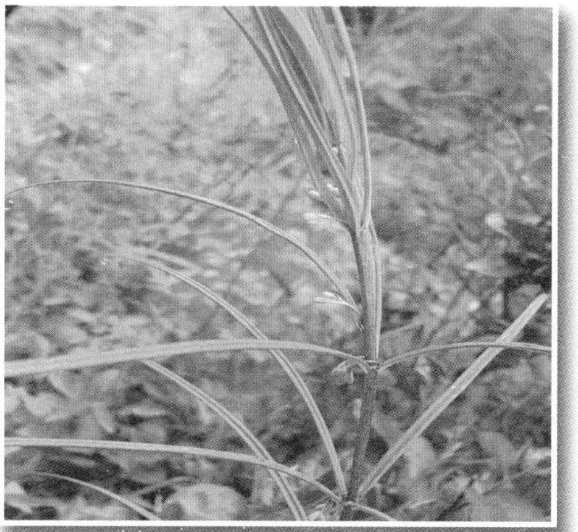

黄精 ར་མཉེ།

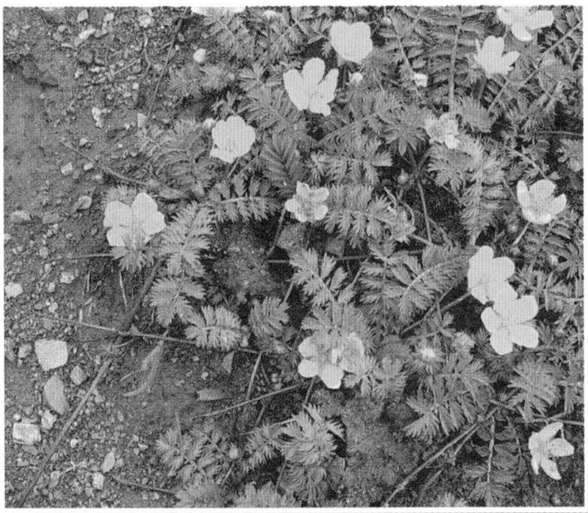

蕨麻 གྲོ་མ།

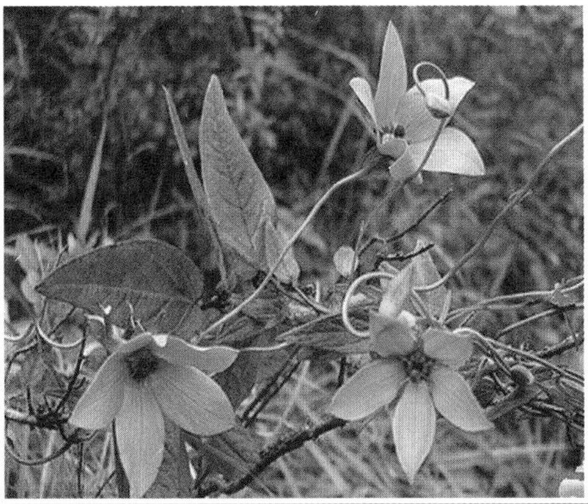

幅冠党参 སྙི་བ།

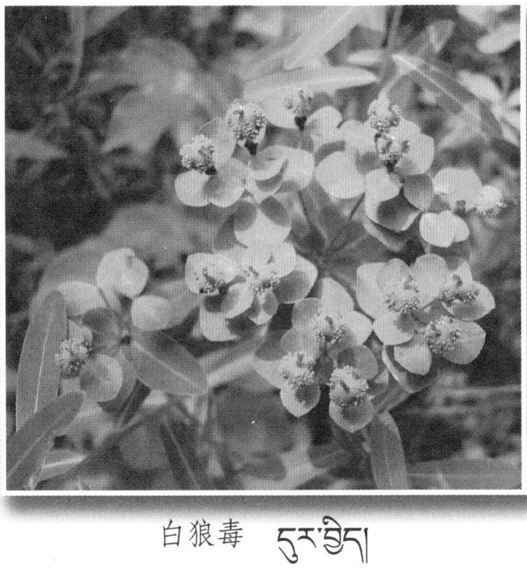

白狼毒 དུར་བྱིད།

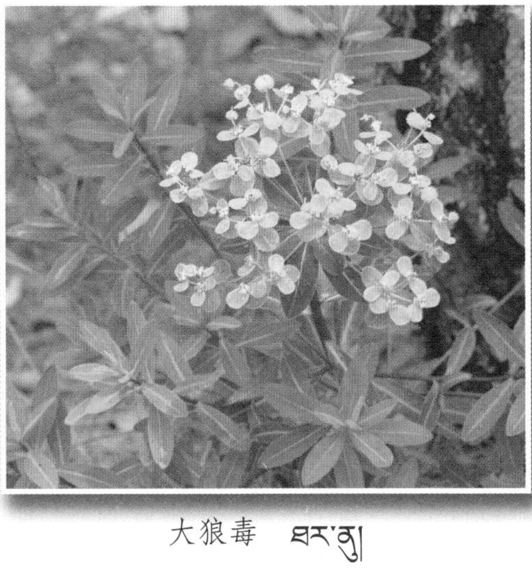

大狼毒 ཐར་ནུ།

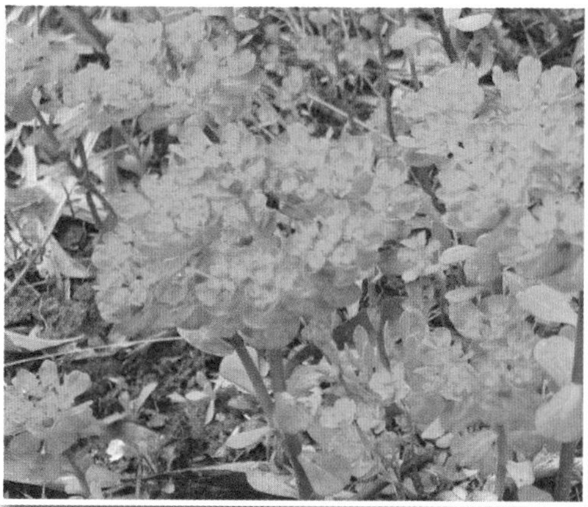

高山大戟 ཐོན་བུ།

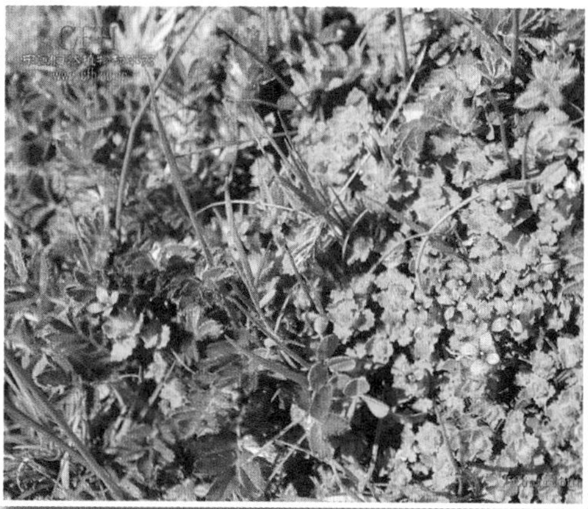

杂毛蓝钟花 ཛོན་བུ།

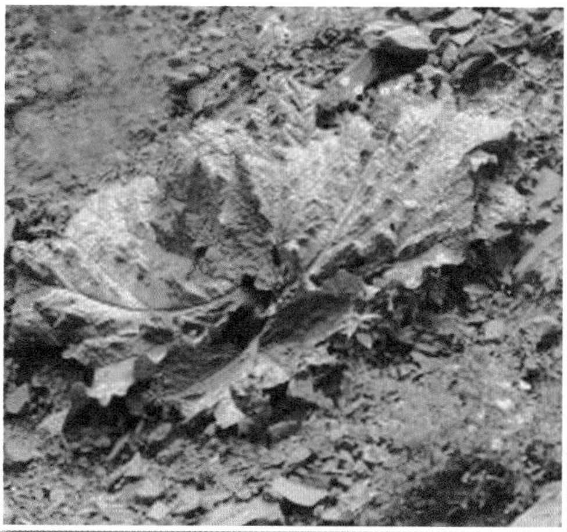

穗序大黄 ཆུ་རྩ།

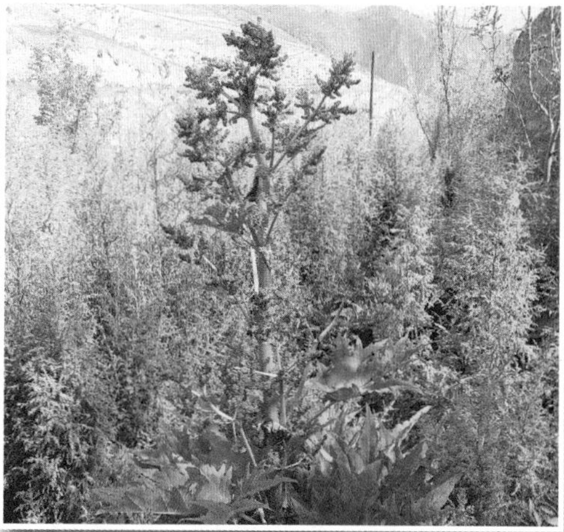

大黄 ཆུ་སྒྲུན།

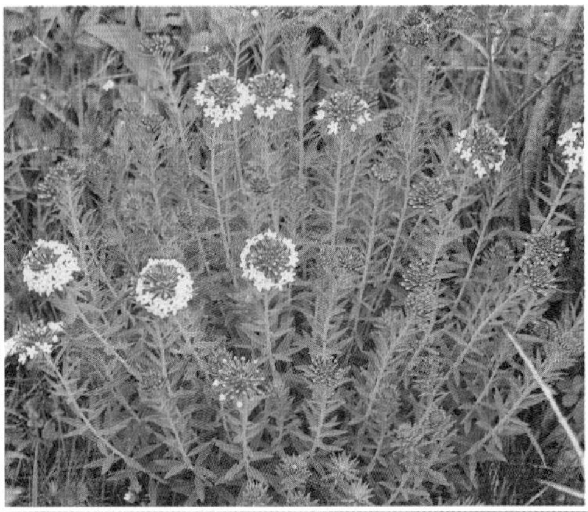

瑞香狼毒 རེ་ལྕག།

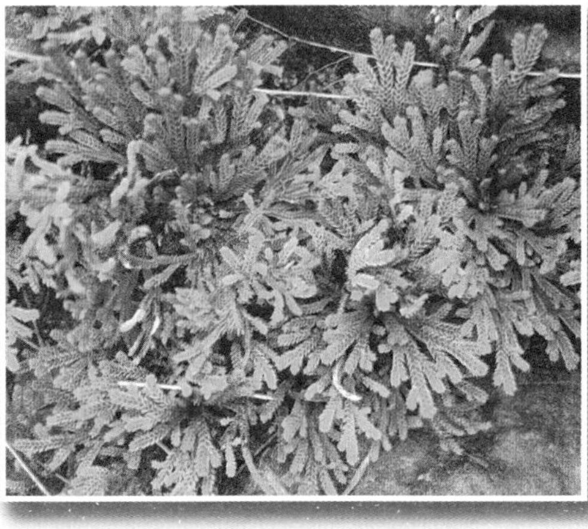

垫状卷柏 སྦལ་བ་ལག་པ།

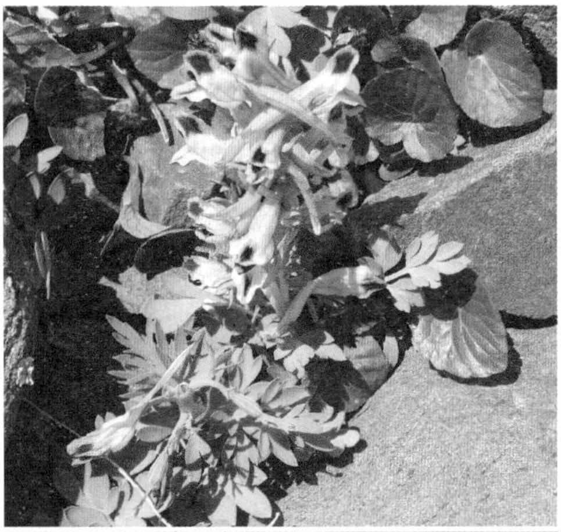

白蓝翠雀 ལོ་བཙན།

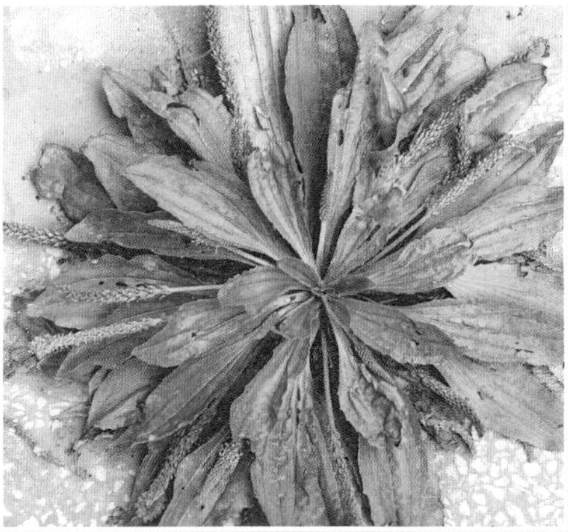

平车前 ཐ་རམ།

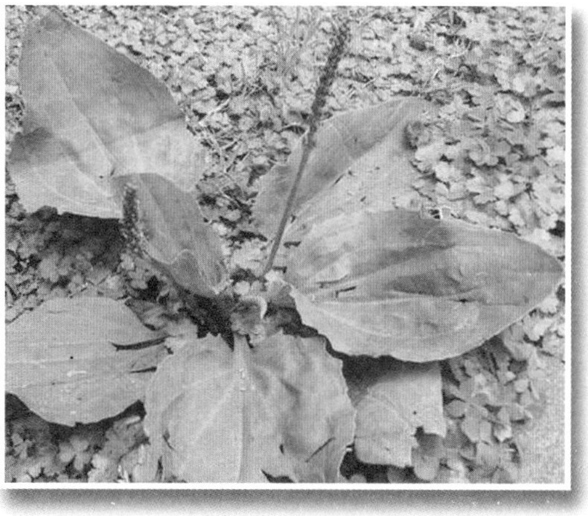

大车前 ན་རམ།

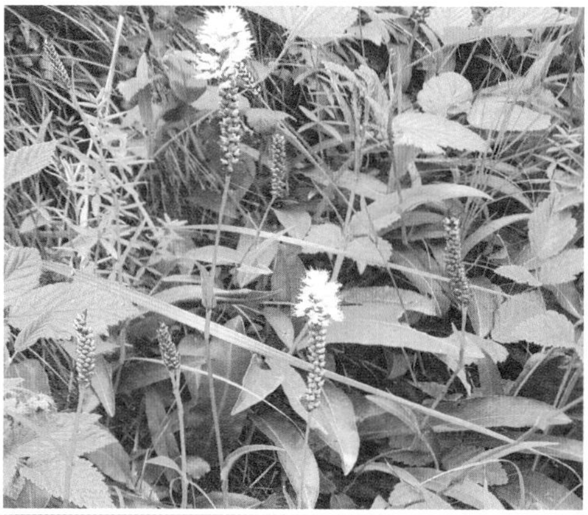

珠芽蓼 རམ་བུ།

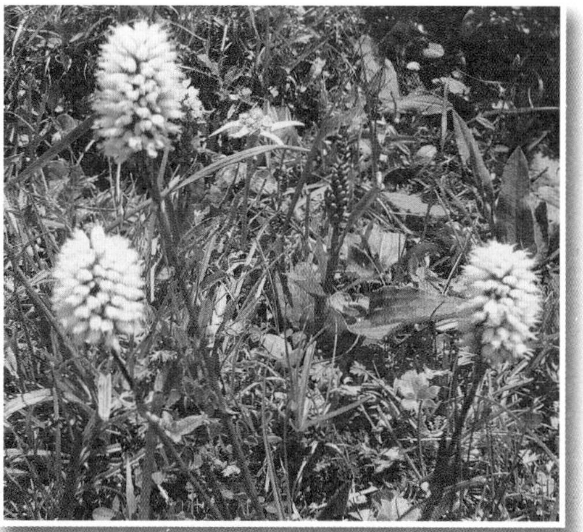

圆穗蓼 ནོན་པ།

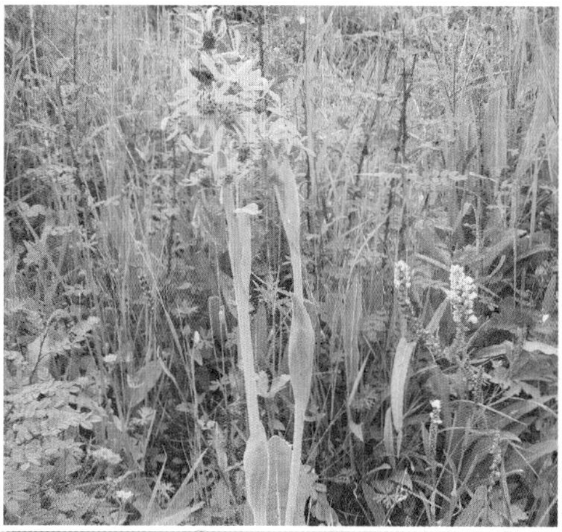

黄帚橐吾 ཐོང་ར།

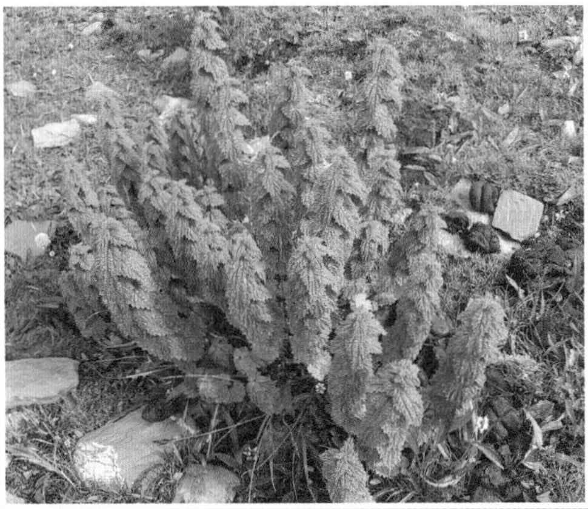

西藏荨麻 ཟྭ་འདྲ།

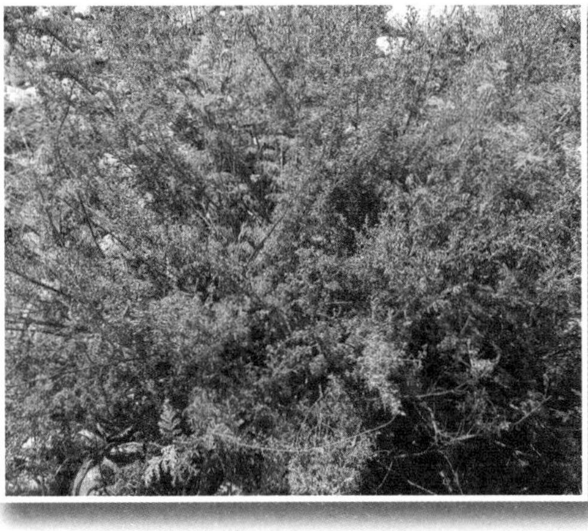

毛莲蒿 མཁན་དམར།

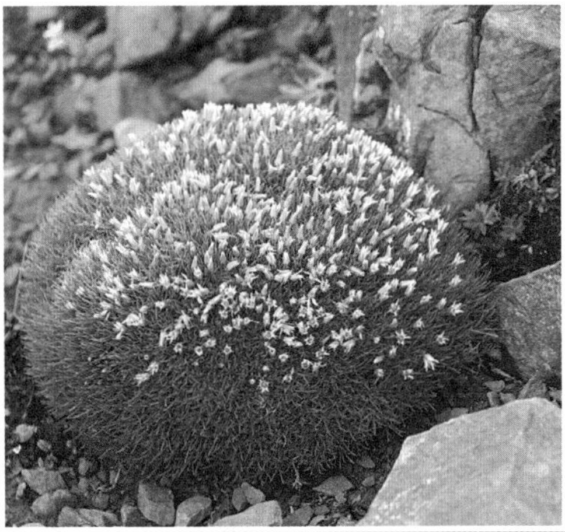

雪灵芝 ཨ་ཀྲོང་།

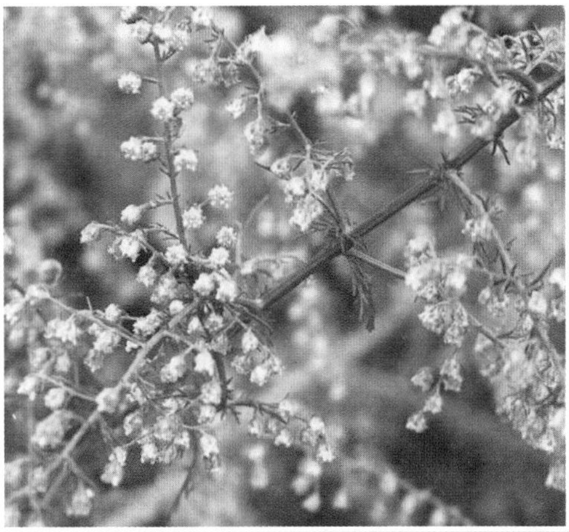

黄蒿 ཨེར་ཤིང་།

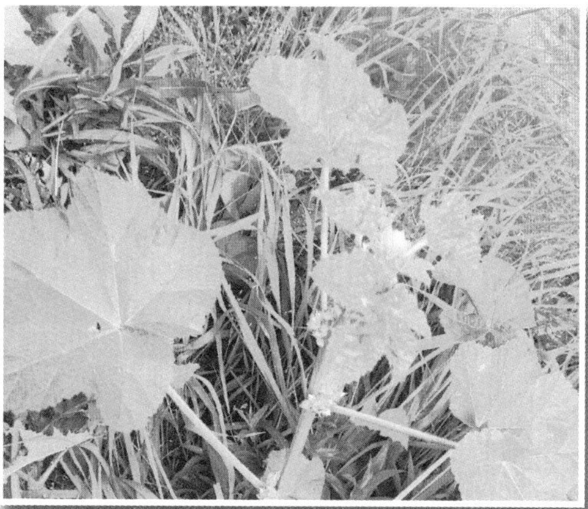

冬葵 ཉེ་དགའ།

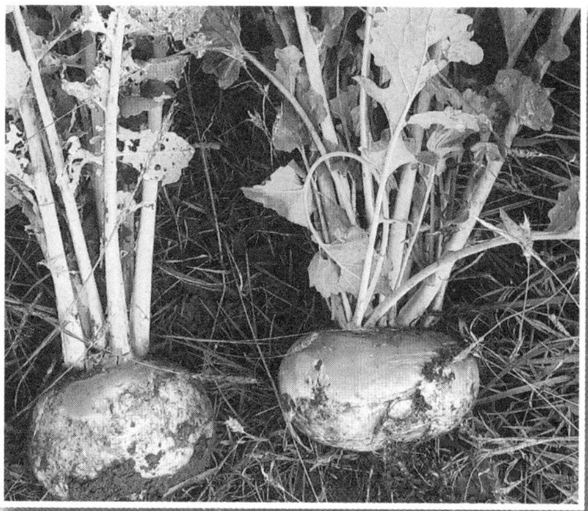

蔓菁 ལོ་ཉུང་ལོ་ལྡན།

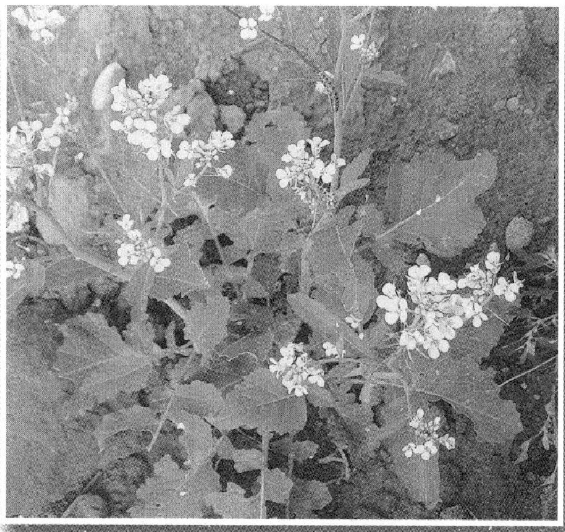

油菜 མར་ནག་ཡོ་འབྲས།

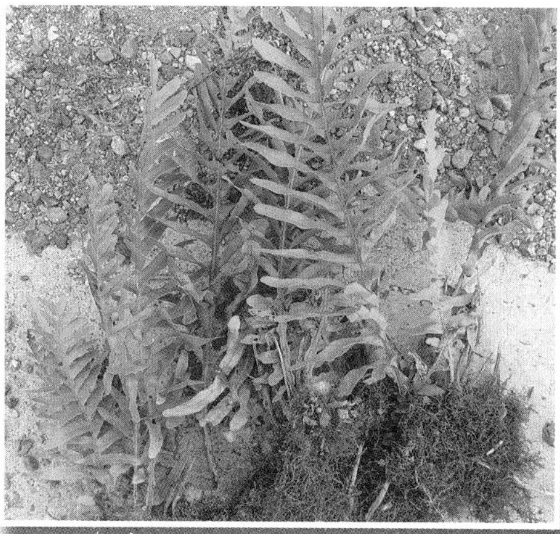

藏贯众 སྐྱེ་སྨན།

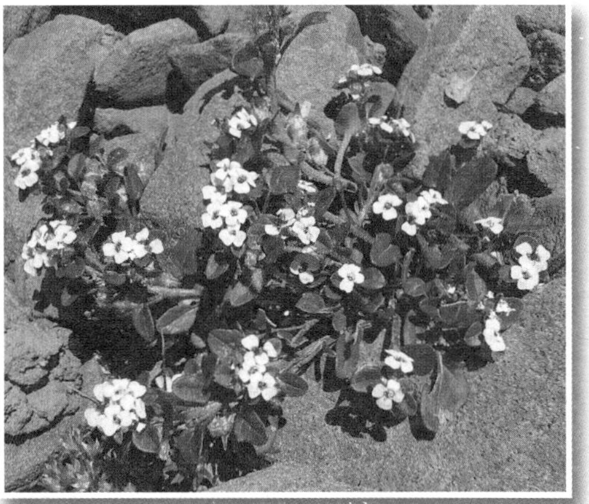

蚓果芥 བྲེའུ་ལ་ཕྱུག

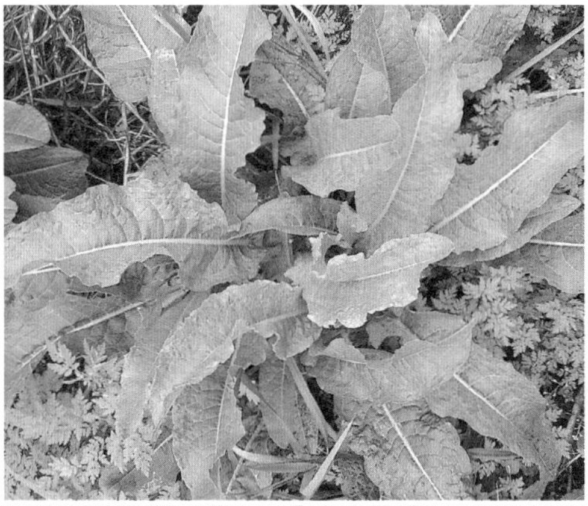

尼泊尔酸模 ཐོ་མང་།

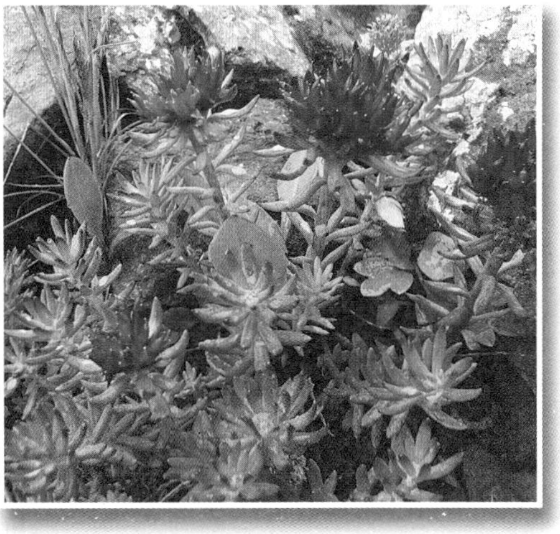

小丛红景天 ཚན་ཚུང་།

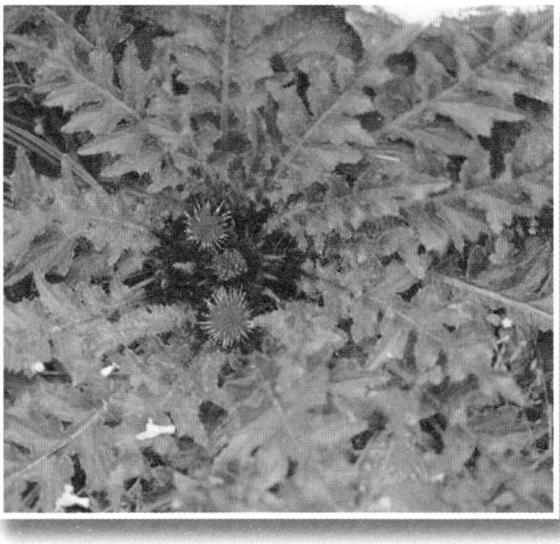

黑刺参 སྤྱང་ཚེར་ནག་པོ།

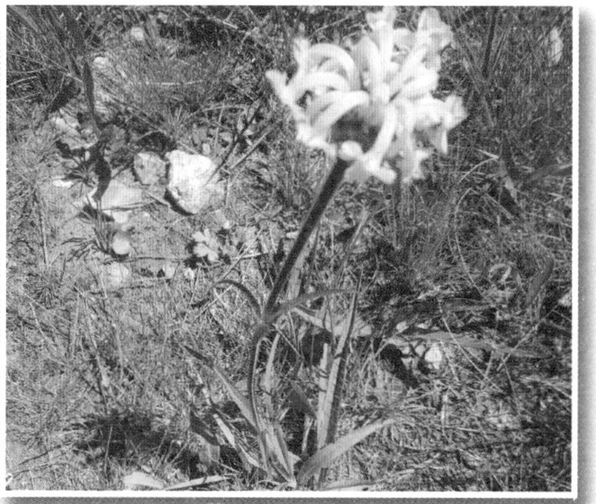

白刺参 སྤྱང་ཚེར་དཀར་པོ།

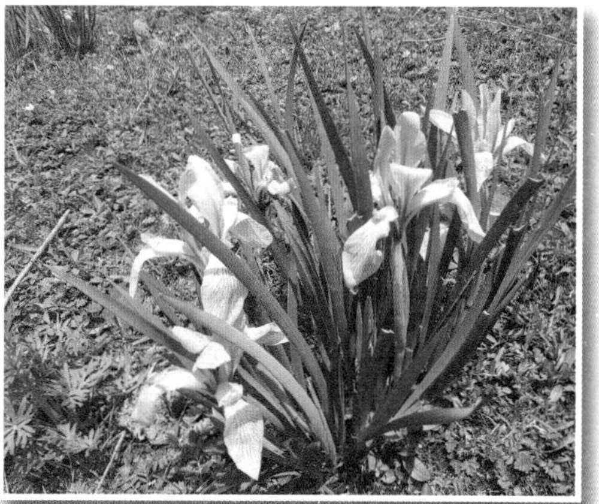

马蔺 གྲེས་འབྲས།

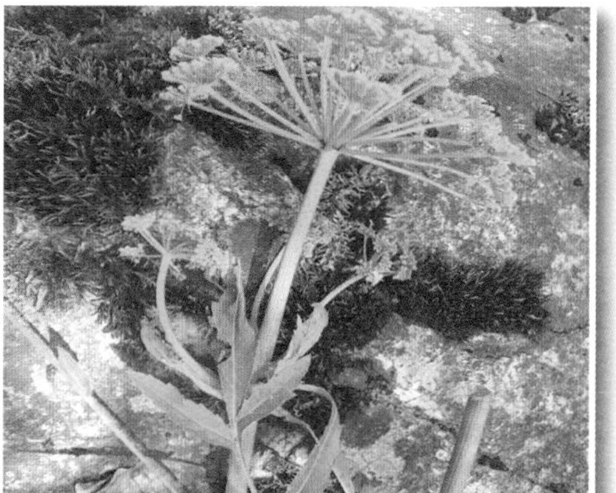

独活 སྤྲུ་དཀར།

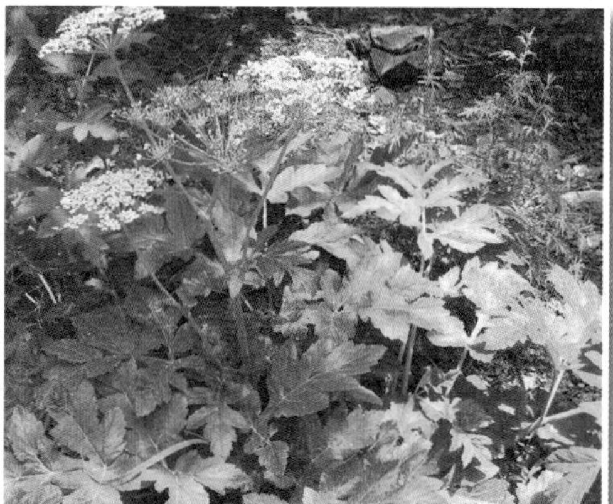

羌活 སྤྲུ་ནག

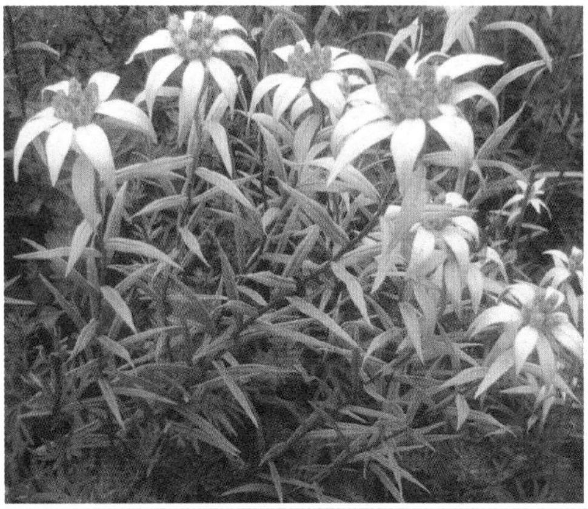

火绒草 སྤྲ་བ་ལུག་བལ།

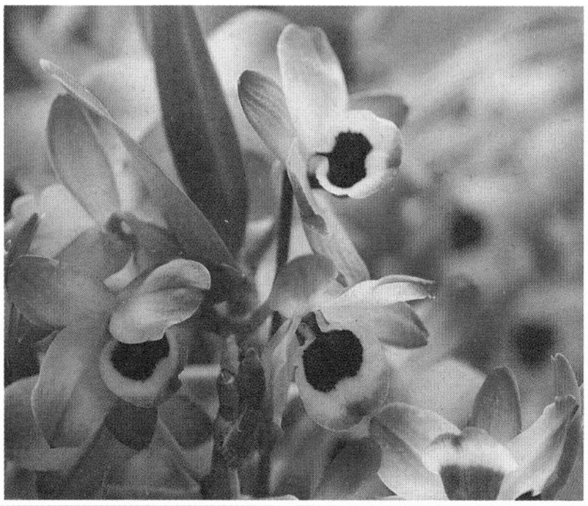

石斛 བུ་ཤེལ་རྩེ།

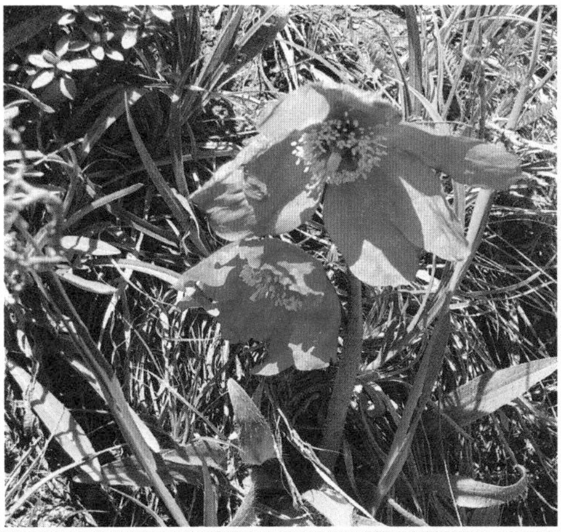

川西绿绒蒿 སྨུག་ཆུང་འདེན་ཡོན།

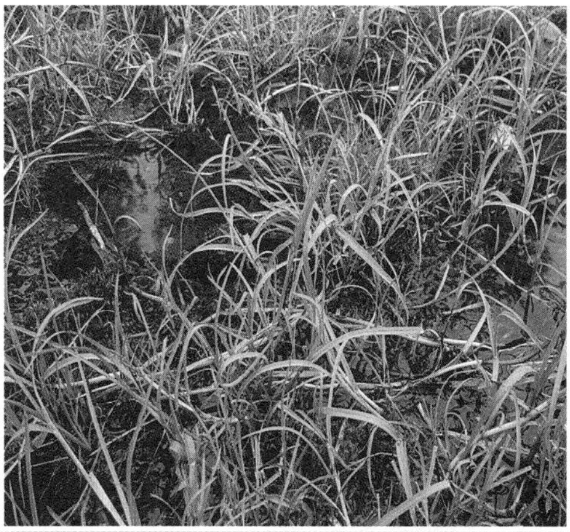

沿沟草 འདམ་བུ་ཀ་ར།

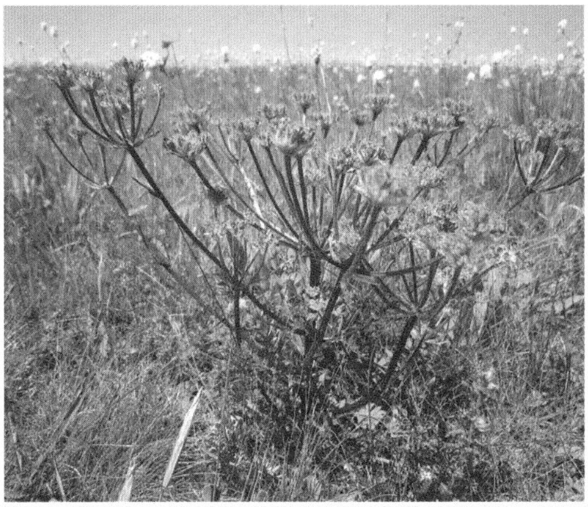

黑舟瓣芹 ཏང་ཀུན་ནག་པོ།

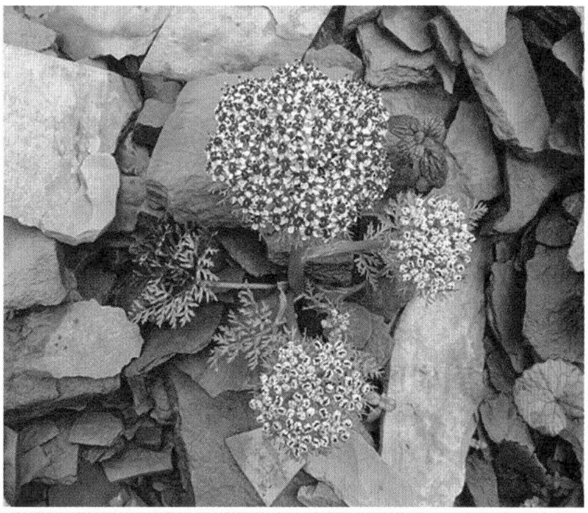

白舟瓣芹 ཏང་ཀུན་དཀར་པོ།

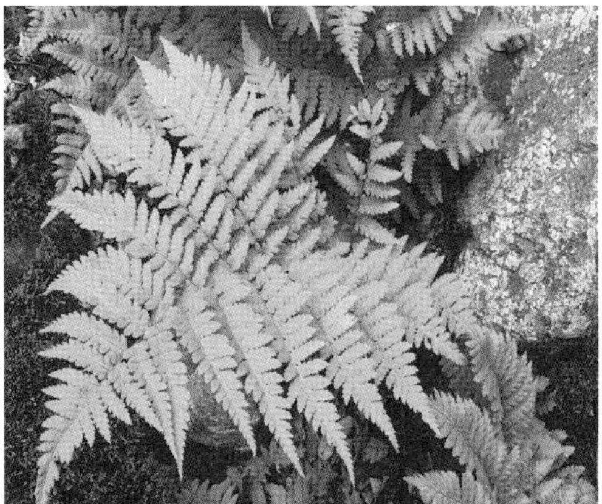

骨碎补 བེ་ལྕེམ།

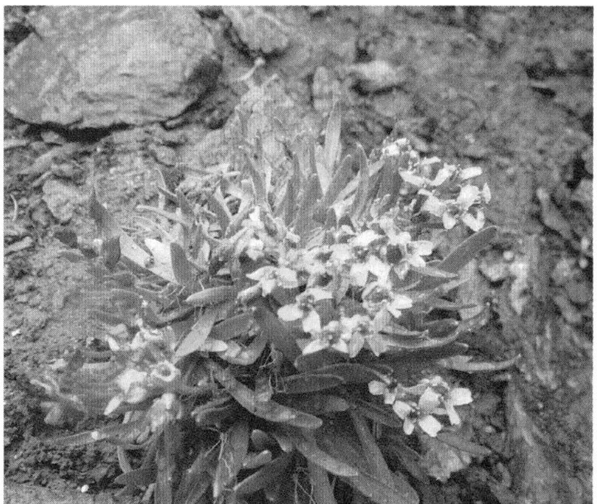

丛菔 སྤུག་འདྲ་དཀར་པོ།

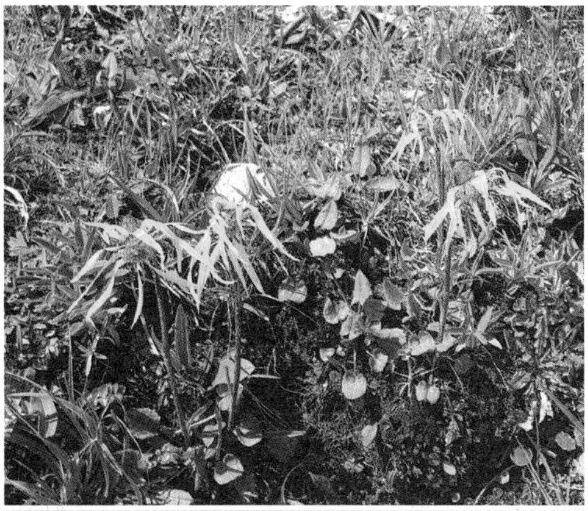

舌叶垂头菊 སྣ་སྔོ་བ།

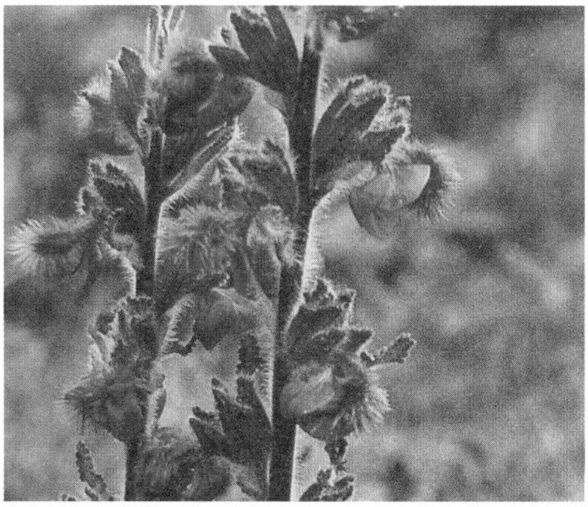

裹盔马先蒿 རྒྱང་སྔོག་དཀར་པོ།

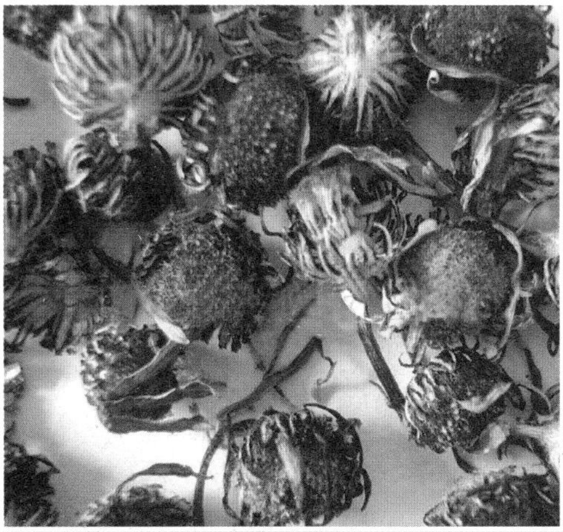

鞑新菊头 ཨ་བྱུག་གསེར་འཛོམས།

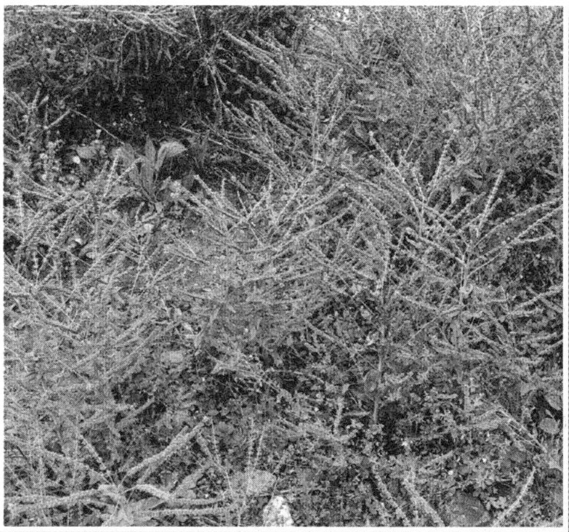

倒钩琉璃草 ནད་མ་ནུད་མ།

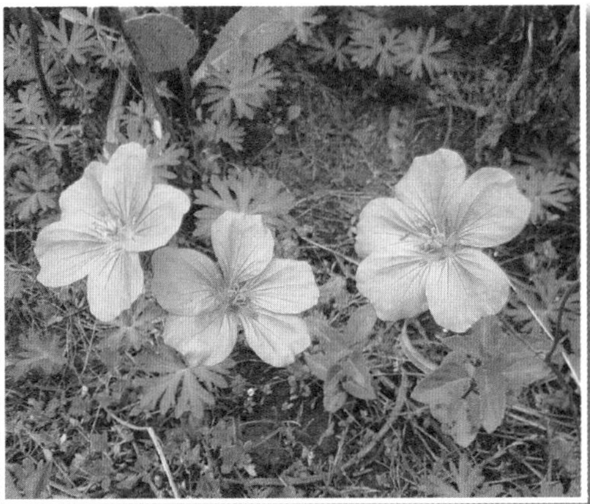

老鹳草 སྔོང་ནག

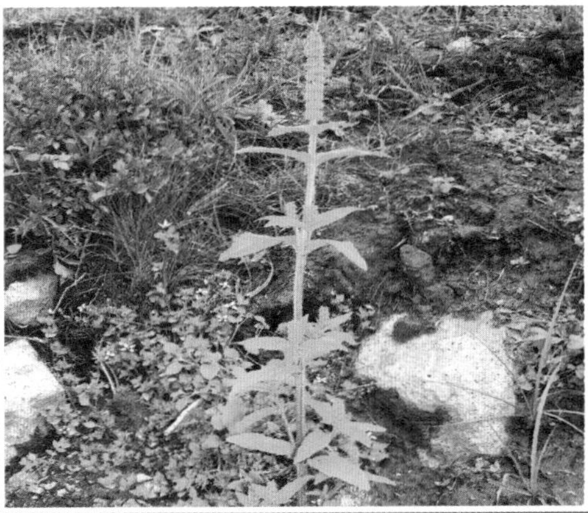

小香薷 བྱི་དུག་སེར་པོ།

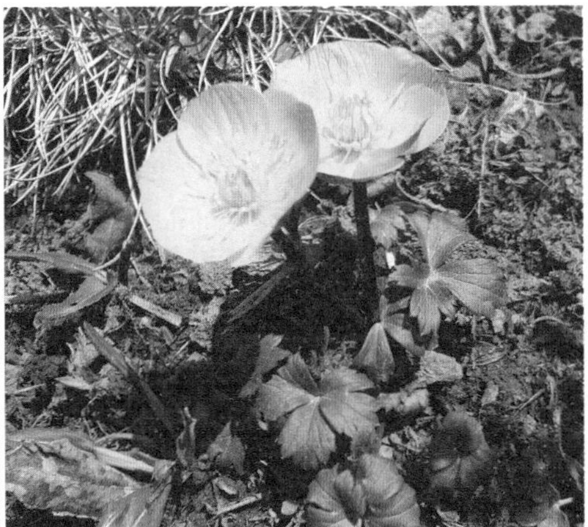

金莲花 པོང་སེར།

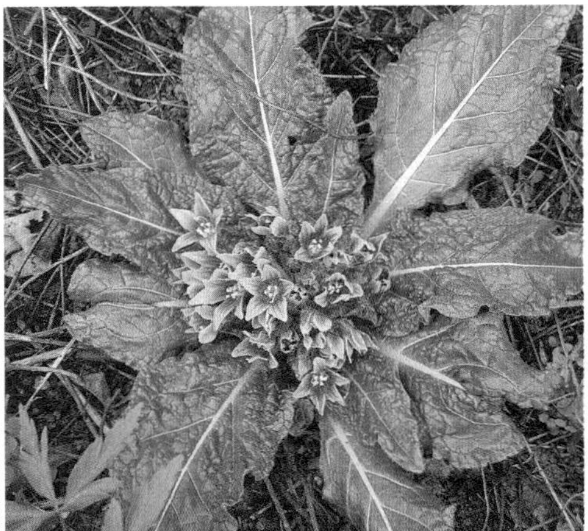

青海茄参 ཁ་ཤོག

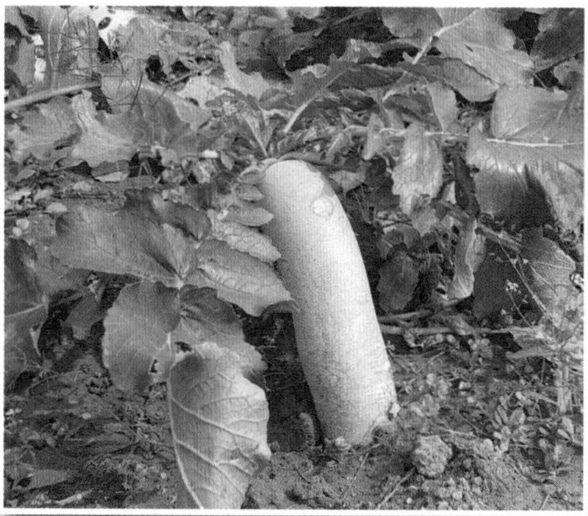

萝卜 ལ་ཕུག

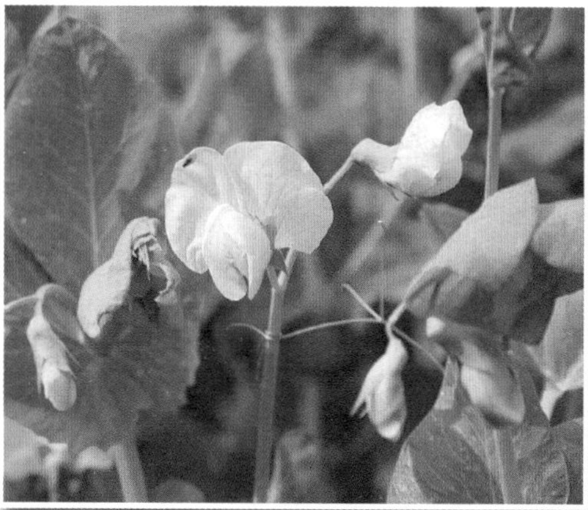

豆花 སྲན་མའི་མེ་ཏོག

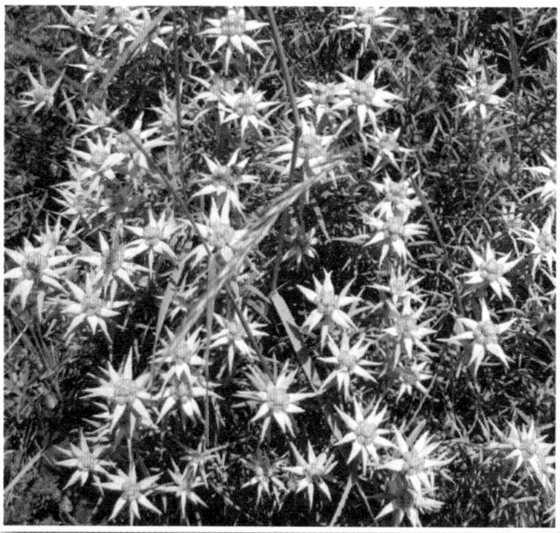

矮火绒草 སྤྲ་རྒོད་པ།

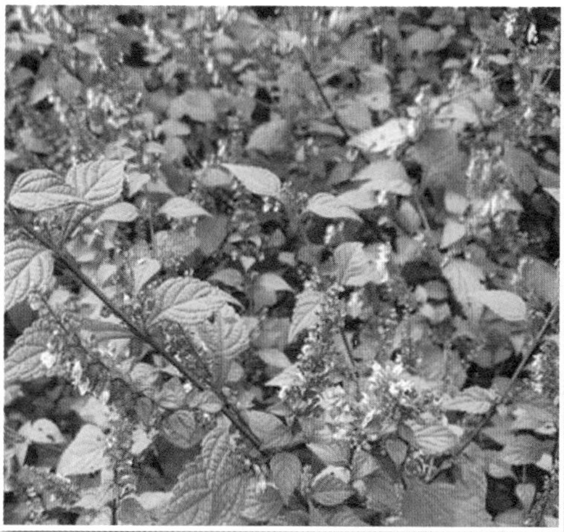

冬菱草 ཡོག་མོ།

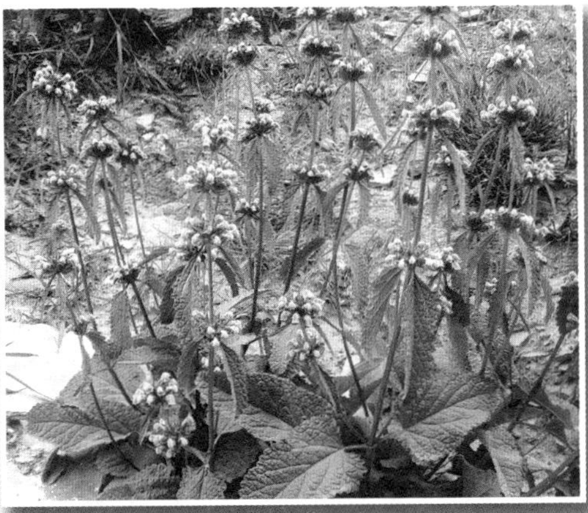

螃蟹甲 ལུག་མུར།

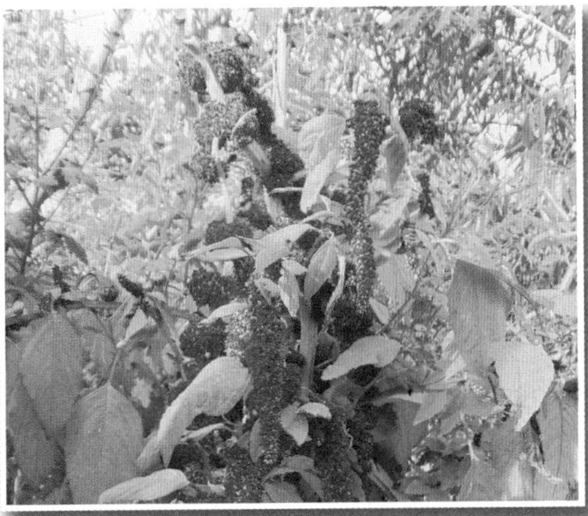

红苋菜 སྙེའུ།

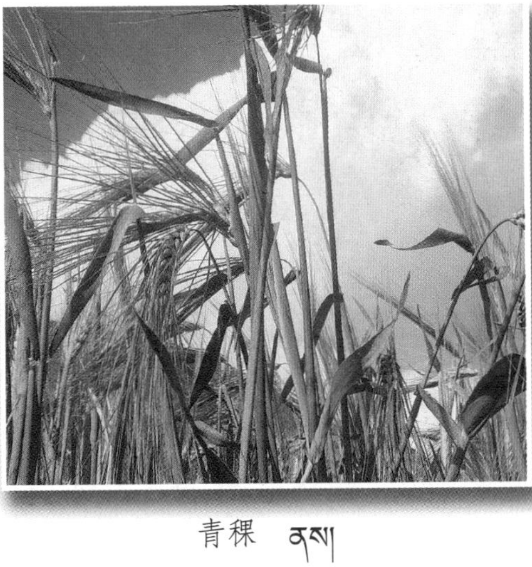

青稞 ནས།

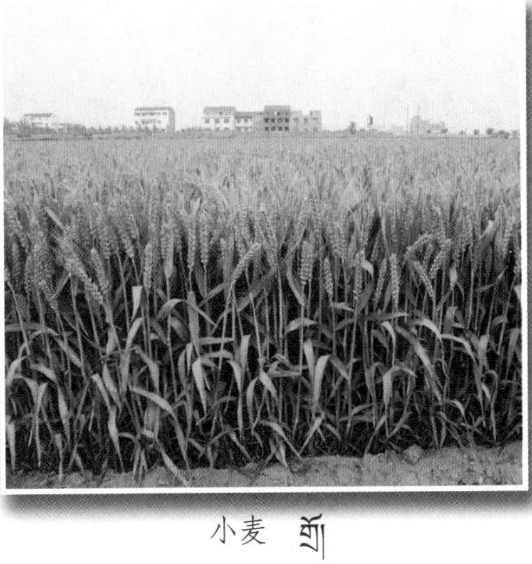

小麦 གྲོ།

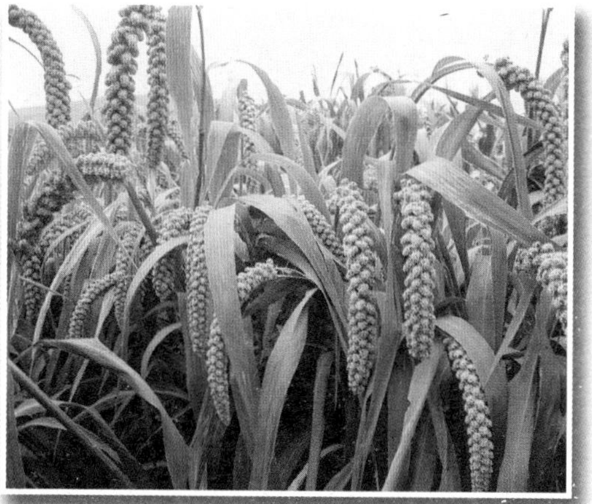

谷子 ཁྲེ།

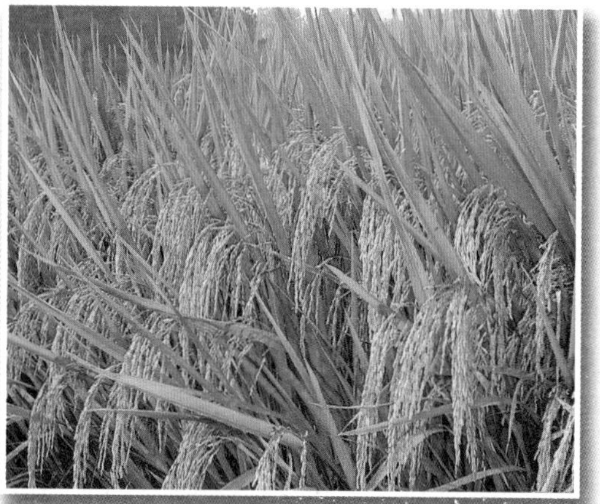

水稻 འབྲས།

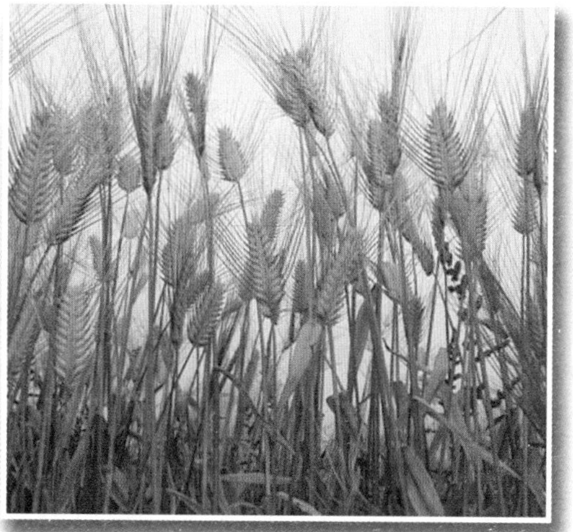

大麦 སོ་བ།

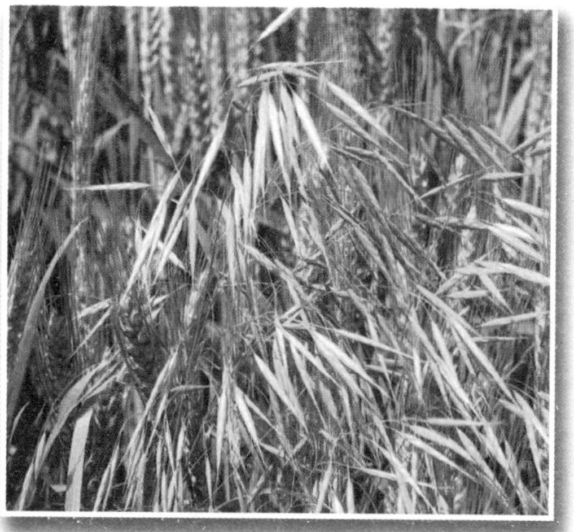

野燕麦 སྲེ་ད།

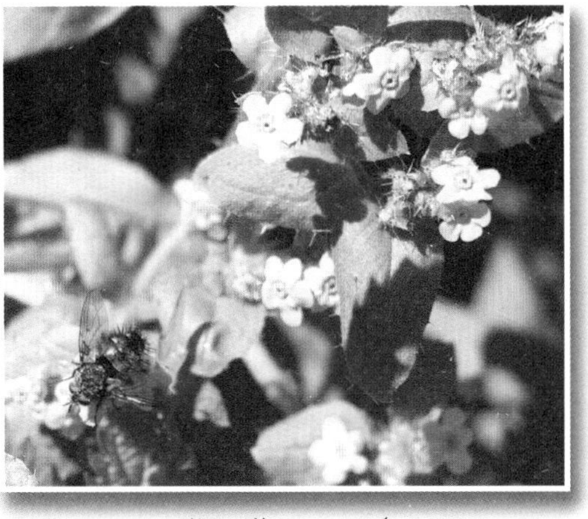

微孔草　གཡུ་ཡོ།

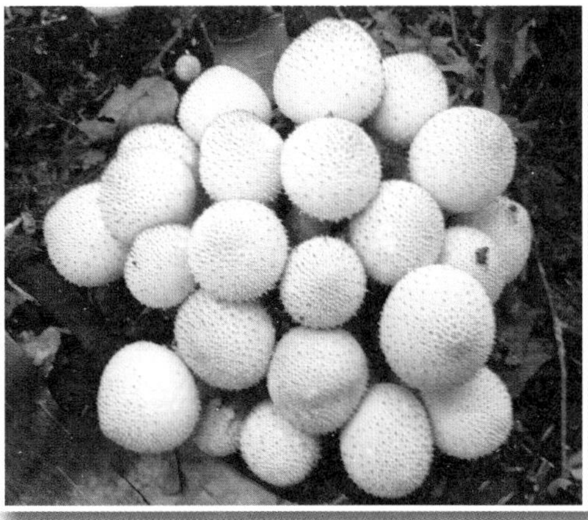

马勃　ཕ་ཝང་སྒོ་ཏི།

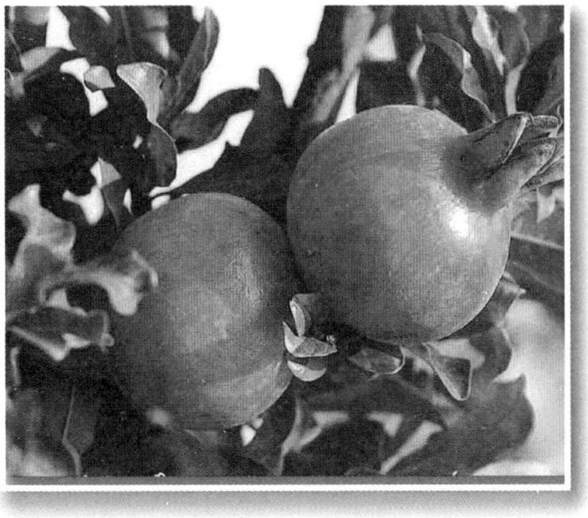

酸石榴　བསེ་སྐྱུར།

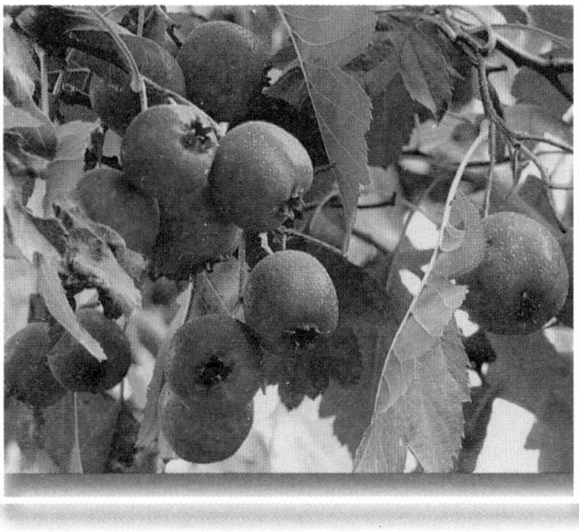

山里红　ཙོ་སེ་ཐང་འབྲས།

ལེའུ་བརྒྱད་པ། སྤྱི་ལ་གཅེས་པའི་སྨན་རྟ་གསུམ་བཤད་པ།

第八章　通用的三药引

སྤྱི་ལ་གཅེས་པའི་སྨན་རྟ་གསུམ་བཤད་པ།

བུ་རམ་རླུང་གི་ནད་ལ་ཕན། །སྦྲང་རྩིས་རྩ་དང་དབང་པོ་གསོ། །ཀ་ར་དཀར་པོས་ཚད་པ་གསོ། །ཤ་ཁ་ར་ཡིས་བཅུད་ཆེན་ཏེ། །སྦྲང་རྒོད་གྲང་བ་འཇོམས་པ་ཡིན། །ཏིག་ཏའི་སྦྲང་གིས་ཚད་པ་འཇོམས། །ཞུང་བུར་དུག་གི་ནད་ལ་ཕན། །ཤུག་བུར་རྩ་བ་བཅུད་ཀྱི་རིགས། །མེ་ཏོག་སྣ་ཚོགས་བསྡུས་པ་ཡིན། །དབང་པོའི་ནད་རྣམས་སེལ་བ་སྟེ། །སྨན་རྟར་སྦྱོར་བ་སོ་སོར་བྱ། །

【译文】

通用的三药引

红块糖可治隆病。蜂蜜养脉养器官。白糖功效能清热。蔗糖功效能大补。野蜜能够治寒症。獐牙菜蜜治热症。蔓菁花蜜疗毒症。松柏花蜜为补药，集有诸花之精华，可治各种器官病。各种药引分别用。

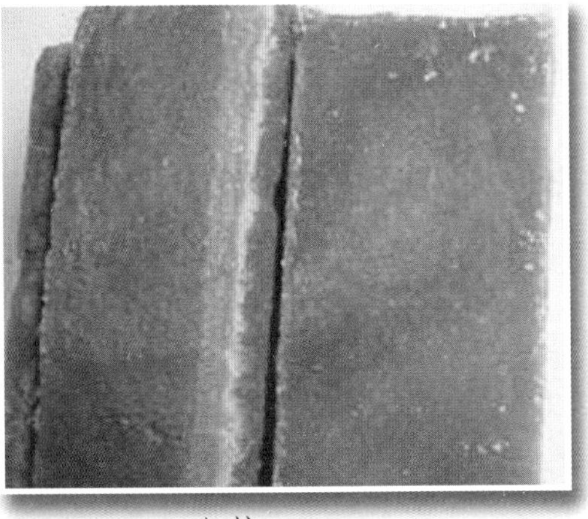

红糖 བུ་རམ།

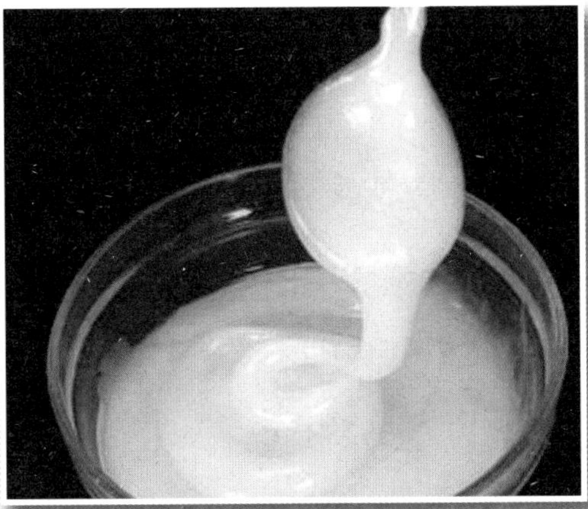

蜂蜜 སྦྲང་རྩི།

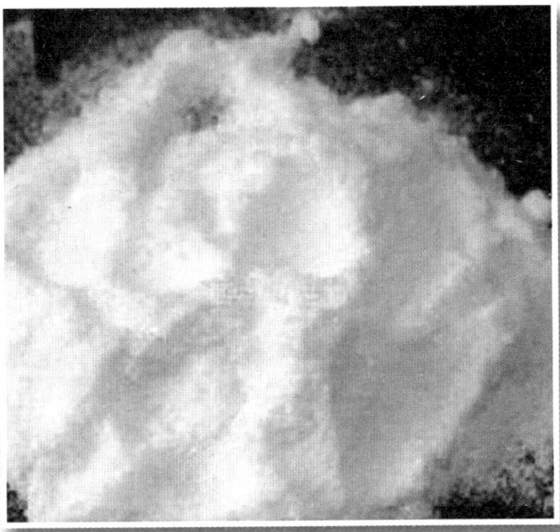

白糖 ཀ་ར་དཀར་པོ།

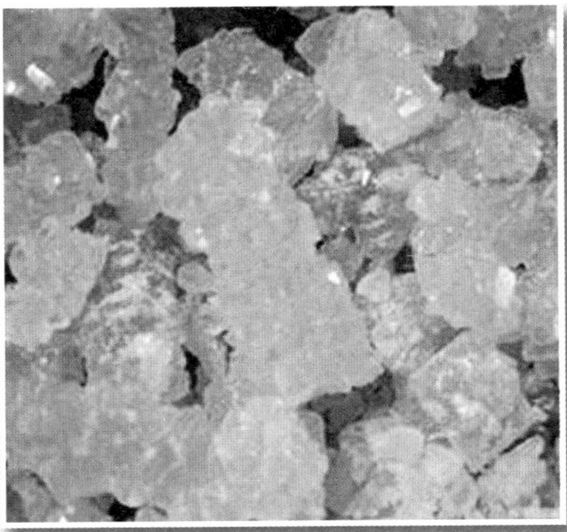

蔗糖 ཤ་ཁ་ར།

ལེའུ་དགུ་པ། ཚྭ་སྨན་གྱི་སྡེ་ཚན།

第九章　盐碱类药物

ཚྭ་སྨན་གྱི་སྡེ་ཚན།

རྒྱམ་ཚྭས་ཉེས་པ་གསུམ་ཀ་སེལ། །རྒྱ་ཚྭ་རྩ་སྦྱངས་བདུད་རྩི་ཡིན། །ཟེ་ཚྭ་སྲིན་གསོད་རྡོ་སྐྲན་འཇིག ། མཇོ་ཚྭ་རིགས་གསུམ་ཆུ་སེར་སྐེམ། །བྲག་ཚྭས་སྐྲན་དང་མ་ཞུ་སེལ། །ལྦ་ཚྭ་ལྦ་བ་རྨེན་བུ་ཕན། །འཚང་གི་ཚྭ་ནག་དེ་དང་མཚུངས། །ཁ་རུ་ཚྭ་ནི་དྲོད་ཀྱི་གཙོ། །རྒྱུ་ལོང་ཚད་སེལ་ངོ་མཚར་ཆེ། །རྩབ་རུ་ཚྭ་ཡང་དེ་དང་འདྲ། །རུ་ཚྭ་རྒྱུ་ལོང་གྲང་བ་སེལ། །བྱང་ཚྭ་དཀར་པོ་རྒྱམ་ཚྭར་མཚུངས། །ཚྭ་དམར་བྲག་ཚྭ་དྲག་པོར་སྦྱངས། །ཡ་བཀྲ་རས་དབྱིག་དུག་སེལ། །ཚ་ལ་དཀར་པོ་དེ་དང་འདྲ། །བུལ་ཏོག་ནད་རྣམས་ཐུར་དུ་འབྲུ། །ཤིང་ཚྭས་རླུང་སེལ་གློ་རྣག་འདྲེན། །ཀྵེ་སྨུང་ཚྭ་ཡིས་གྲང་སྐྲན་སེལ། །ཐལ་ཚྭ་དེ་དང་ཕྱོགས་མཐུན་དྲོད། །ཁ་ཚྭས་ལྷྭ་བ་འཇོམས་པར་བྱེད། །ཐང་ཀན་ཚྭ་ཡིས་རྨ་འབྲས་གཅོད། །ཚྭ་ཆུས་ཚྭ་ཡི་མ་ཞུ་སེལ། །དེ་ལྟར་ཚྭ་སྨན་ཉི་ཤུ་འོ། །

【译文】

盐碱类药物

光明盐治三因病。硇砂清脉为甘露。火硝杀虫破石瘤。三种硼硝干黄水。岩盐治疗痞瘤症，并治消化不良症。碘盐可治瘿疣肿，绛地海盐效同此。紫硇砂为热药主，治疗肠热药效奇。杂如查盐泻肠热。角盐可治肠胃寒。藏北白盐之功效，与光明盐效相同。功效猛泻红岩盐。玄明粉解珠宝毒。硼砂与此功效同。碱花向下泻诸病。树盐祛风引肺脓。黑盐治疗寒痞瘤。灰盐性温效同此。治疗瘿疣卡嚓盐。老松树盐之功效，治疗伤疮肿核疮。盐水可治未消化。如是盐类二十药。

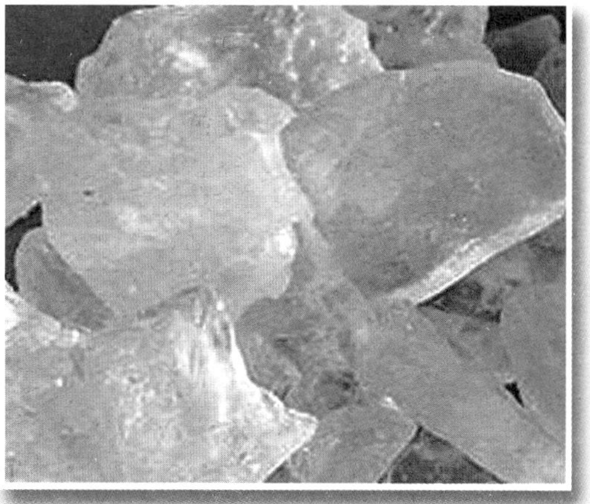

光明盐 རྒྱམ་ཚྭ།

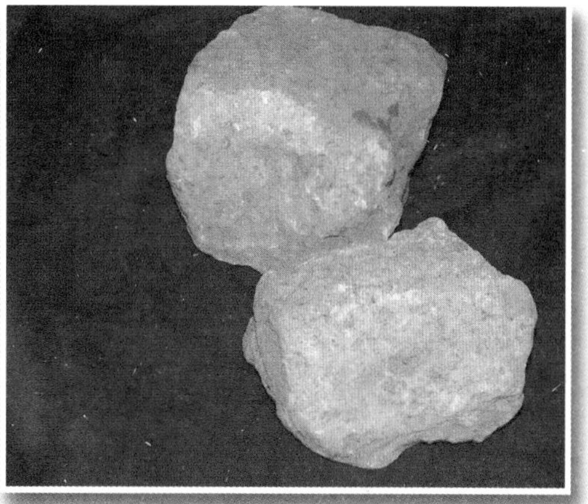

硇砂 རྒྱ་ཚྭ།

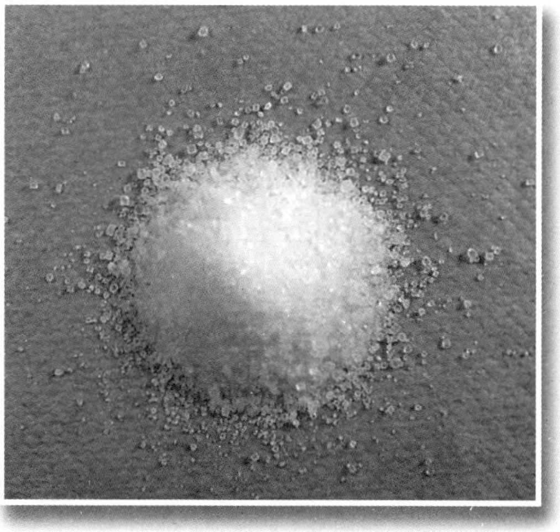

碘盐 ཕ་ཚྭ།

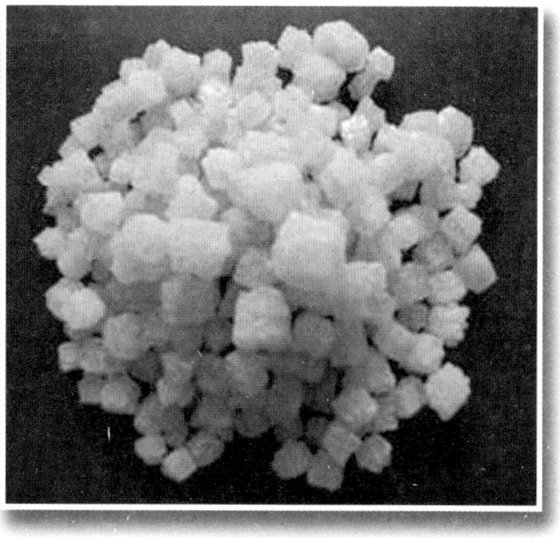

海盐 མཚོ་ཚྭ།

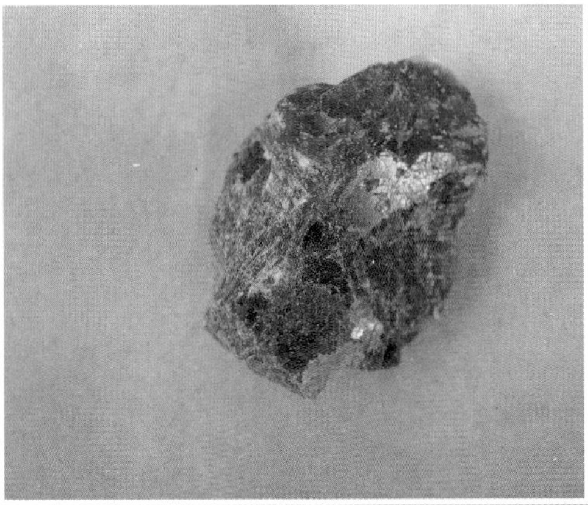

紫硇砂 ཁ་རུ་ཚྭ།

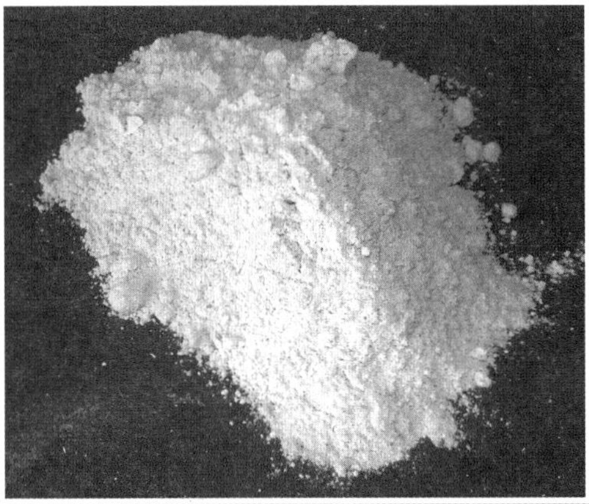

硼砂 ཚ་ལ་དཀར་པོ།

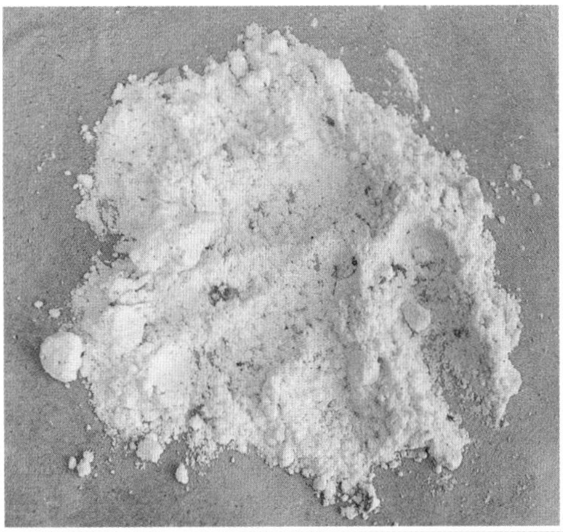

碱花 བུལ་ཏོག

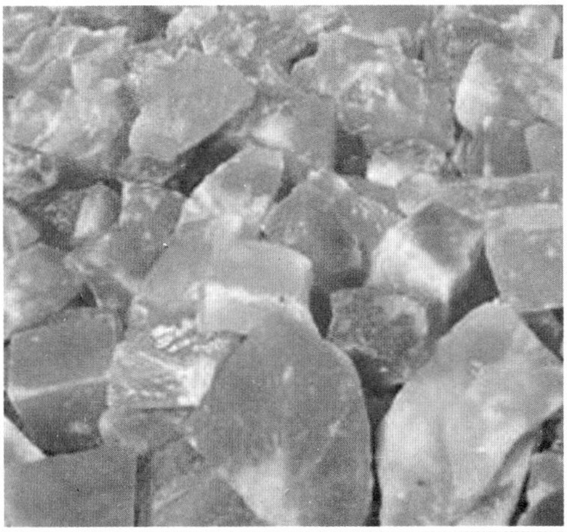

黑盐 ལྕེ་མྱང་ཚྭ།

ལེའུ་བཅུ་པ། ཐལ་སྨན་གྱི་སྡེ་ཚན།

第十章　灰类药物

ཐལ་སྨན་གྱི་སྡེ་ཚན།

དེ་ནས་ཐལ་སྨན་འགའ་ཞིག་བཤད། །གསེར་དངུལ་ཐལ་བས་ཤ་རོ་གཙོད། །ཟངས་ཐལ་ཆུ་སེར་མ་ལུས་སྐེམ། །ལྕགས་དྲེག་མཆིན་པའི་ཚ་བ་སེལ། །ཕུག་སྐེ་ཅོང་ཞི་ལ་སོགས་བཅུ། །སྐྲན་རྣམས་འཇོམས་པར་སྔར་བཞིན་བཤད། །སྒོག་སྐྱའི་ཐལ་བས་ཚད་རླུང་སེལ། །སྣ་ལོའི་ཐལ་བས་རྒྱུ་ལོང་སེལ། །ཁྲི་ལྕེའི་ཐལ་བས་རྩ་ཚད་སེལ། །སྲད་དཀར་ཐལ་བས་འདུས་རིམས་སེལ། །མཚེ་ཡི་ཐལ་བས་རྣག་ཁྲག་གཙོད། །དར་ཟབ་ཐལ་བ་དེ་དང་མཚུངས། །མཁན་པ་ཕུར་མོང་ཡོག་མོ་དང་། །ཁེ་དང་ཤིང་རུལ་ཐམས་ཅད་དང་། །སྟག་མའི་ཐལ་བས་རྨ་འབྲས་སེལ། །ཤུག་སོལ་གློ་མིག་བད་ཀན་སེལ། །སོ་ཕག་རྫ་མ་དུག་ལ་ཕན། །ཐབ་འོག་ས་ཆེག་རྒྱུ་སྲིན་སེལ། །ཨ་རུ་སྡྲོན་ཤིང་སྤྲོ་ཚ་གསུམ། །བསྲེགས་པས་མ་ཞུ་སྐྲན་ཀུན་ཕན། །གཞན་ཡང་སྤྲོ་ཤིང་རྡོ་ཀུན་གྱི། །རང་རང་ཐལ་བའི་མེ་ཏོག་རྣམས། །འདིར་མ་བསྟན་པ་ལག་ལེན་ལྟོས། །

【译文】

灰类药物

接着讲述灰类药。金灰银灰去死肌。铜灰功效干黄水。铁锈治疗肝热症。鸽颈寒水石十药，如同前述治痞瘤。大蒜灰治热隆症。蓼灰可治肠道病。秦艽灰治脉热症。黄芪灰治疫疠病，麻黄烧灰止脓血，真丝绸缎灰同效。大紫蒿和结血蒿、冬菱草和青桐树、一切腐树桦树灰，治疗创伤肿核疮。柏炭可治肺培根，砖瓦陶灰可解毒。灶心焦土之功效，能够治疗小肠虫。诃子以及油松树、草药三热药烧灰，可治痞瘤不消化。另外一切草木石，各自烧灰治各病，在此不述见实践。

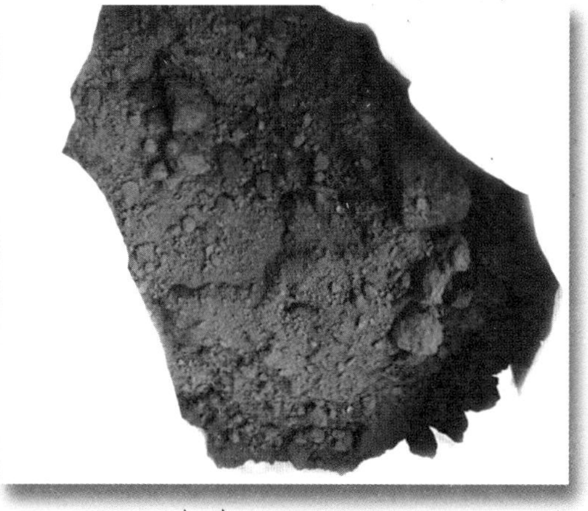

铜灰 ཟངས་ཐལ།

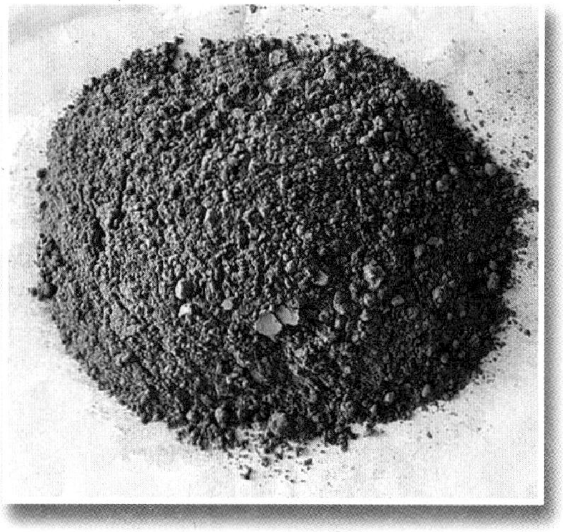

铁落 ལྕགས་དྲེག

ལེའུ་བཅུ་གཅིག་པ། སྲོག་ཆགས་ལས་བྱུང་བའི་སྨན་གྱི་སྡེ་ཚན།

第十一章　动物类药物

སྲོག་ཆགས་ལས་བྱུང་བའི་སྨན་གྱི་སྡེ་ཚན།

དེ་ནས་སྲོག་ཆགས་ལས་བྱུང་བའི། །ཤ་རུས་མཁྲིས་པའི་རིགས་རྣམས་ལ། །རགས་པའི་རིམ་པ་འགའ་ཞིག་བཤད། །མི་ལུས་འདི་ལ་ཡོན་ཏན་མང་། །སྐྲ་ཡི་མར་ཁུ་ཞུན་ཆེན་གཉིས། །རླུང་སེལ་རྒྱ་སེར་ཀུན་ལ་ཕན། །གཞོབ་ཀྱི་རྣག་ཁྲག་གཅོད་པའི་མཆོག །མཆན་སྤུ་གདོན་དང་དུག་ལ་ཕན། །ཤ་ཆེན་རླུང་གདོན་དུག་ལ་ཕན། །རུས་པ་བསྲེགས་པས་རྨ་འབྲས་གསོད། །ཐལ་ཆེན་འབྱུང་པོ་ཐམས་ཅད་ཕན། །མིག་དབང་གཟའ་ཡི་ནད་ལ་ཕན། །ཕྲུ་མས་དྭངས་མའི་དུག་ཞི་བྱེད། །དྲི་ཆུ་དྲོན་མོས་ཁ་ནད་སེལ། །དྲི་ཆུ་གྲང་མོས་མིག་ནད་སེལ། །དྲི་ཆེན་གདོན་སྐྲན་ཀུན་ལ་ཕན། །མཁྲིས་ཆེན་མཁྲིས་ནད་ཀུན་ལ་ཕན། །དེ་བཞིན་ལུས་ཀྱི་ཆ་ཤས་ཀྱི། །ནད་སེལ་བཅུད་བྱེད་ཉེར་བཞི་ཡོད། །རྒྱས་པར་རྡོ་རྗེ་མཁའ་འགྲོར་ལྟོས། །

ཁྱི་ཤས་གྲང་བའི་དམུ་ཆུ་སྐེམ། །རྟ་ཤས་གྲང་བ་སེལ་བར་བྱེད། །གླང་ཆེན་ཤ་རུས་གདོན་ལ་བསྡུགས། །བ་གླང་ཤ་ཡིས་མཁྲིས་ཚད་སེལ། །དེ་རྣམས་ཤ་ཆེན་རྣམ་པ་ལྔ། །ཁ་ད་སི་ནི་སྟོབས་བསྐྱེད་ལ། །ན་གི་དྲི་དང་དངུལ་ཆུ་འཆིང་། །སེང་གེ་ཤ་ཡིས་གདོན་དུག་སེལ། །སྟག་གཟིག་ཤ་ཡང་དེ་དང་འདྲ། །དོམ་གྱི་ཤ་ཡིས་ཚད་པ་སེལ། །དྲེད་མོའི་ཤ་ཡིས་གྲང་རླུང་འཇོམས། །མི་རྒོད་ཕག་རྒོད་ར་རྒོད་རྣམས། །བསིལ་བས་གདོན་ནད་སེལ་བའི་མཆོག། ཀུང་དང་དབྱི་དང་སྦྲུག་སྟག་རྣམས། །ཕྱོགས་མཐུན་བཅུད་ལྡན་གདོན་ནད་སེལ། །ཁ་ཤས་གདོན་སེལ་གློ་བ་ཡིས། །གློ་རྣག་སེལ་བའི་སྨན་དུ་བཤད། །ཕྱི་བའི་ཤ་ཡིས་གྲང་རླུང་སེལ། །གྲུམ་པ་ཏེ་ལོ་སྲེ་མོང་གསུམ། །གདོན་ནད་རྒྱ་སེར་སྐེམ་པ་ཡིན། །རྒོད་གཡག་ཤ་རུས་རླུང་སེལ་མཆོག །འབྲི་གཡག་དེ་དང་ཕྱོགས་མཐུན་དྲོས། །ལུག་ཤ་བད་ཀན་ཞི་ཞིང་བཅུད། །ར་ཤ་བསིལ་བས་ཚ་བར་འཕྲོད། །ཕག་ཤ་བསིལ་བས་ཚད་འབྲས་སེལ། །བོང་བུའི་ཤ་ཡིས་རླུང་ཀུན་ཕན། །ཁྱིམ་གཡག་ཤ་ཡང་དྲོད་དུ་གཏོགས། །རྒྱ་དང་ཁ་ཤ་ཤྭ་བ་དང་། །གཉན་གཙོད་རྣ་བ་གླ་བ་དང་། །རི་དྭགས་ཤ་རྣམས་ཕལ་ཆེར་སྙོམས། །རྐྱང་དང་རྟ་ནི་ཕྱོགས་མཐུན་ཡིན། །མ་ཧེ་བ་མེན་བཅུད་བྱེད་ལ། །རྒྱ་བསིལ་བཅུད་ལྡན་ཡོན་ཏན་མང་། །བྱི་ལས་རོ་ཙ་བྱེད་པ་སྟེ། །སྤྲང་ཁུས་མ་ཞུ་སེལ་བའི་མཆོག །

ད་བྱིད་སྐྱིན་པོར་ཁུ་བ་གསོ། །རྩངས་པ་དེ་དང་ཕྱོགས་མཐུན་ནོ། །ཞིག་སྲིན་མཁལ་མའི་ཆུ་སེར་འདྲེན། །ཉ་ཤས་རྨ་སྐྲན་དུག་ལ་ཕན། །གསེར་སྦྱུལ་གཉན་ནད་ཐམས་ཅད་སེལ། །ལྕགས་སྦྱུལ་མིག་ནད་ཐམས་ཅད་སེལ། །སྦྲུལ་གཞན་ཤ་སྐྱེད་ཐོད་དུ་བྱེད། །བྱ་རྒོད་གདོན་རྣམས་སྨན་ཡིན་ལ། །ཕོ་བོའི་གྲེ་བས་མ་ཞུའི་སྨན། །ཁྲ་ སླག་བཅུད་ལྡན་འབྱུང་པོ་སེལ། །ནེ་ལེ་འོལ་བ་ནི་དེ་ཕྱོགས་མཐུན། །འུག་པ་སྲིན་བྱ་གདོན་སེལ་ལ། །རྨ་བྱ་བྱ་དབང་གྲང་བ་སེལ། །དུག་ནད་ཅན་གྱིས་བསྟེན་མི་རུང་། །ཙ་བྱི་ཤིང་རྟ་སོ་བྱ་སོགས། །ཁུ་བྱུག་ཕུ་ཏིག་ནེ་ཙོ་དང་། །ཕུག་རོན་ཁྱིམ་བྱ་གོང་མོ་དང་། །ཟྲིག་པ་གུ་ལིང་ཆུ་སྲེག་དང་། །བྱེའུ་སྣ་ཚོགས་ཤ་རྣམས་ཀྱིས། །སྤྱིར་ནི་ལུས་ཡང་རྩལ་སྟོབས་བསྐྱེད། །སོ་སོའི་ཡོན་ཏན་འདིར་མ་བརྗོད། །ཕུ་ཤ་གདོན་སེལ་ཕོ་རོག་དང་། །ཁྭ་ཏ་གདོན་དང་མཁྲིས་ལ་ཕན། །སོ་བྱ་ཆུ་འགག་སེལ་བ་སྟེ། །ཁྲུང་ཁྲུང་དང་ངུར་ཆུ་སྐྱུར་མོ། །ཆུ་བྱ་ཕལ་ཆེར་བསིལ་བ་ཡིན། །ཀ་ལན་ཏ་ཀས་རོ་ཙ་བྱེད། །

རི་བོང་ཀླད་པས་དམར་ནད་སེལ། །ཐོག་རུས་དེ་དང་མཚུངས་པ་ཡིན། །འབྲུག་རུས་མགོ་ནད་རུས་དུག་སེལ། །རུས་སྦལ་རུས་པས་མཛེ་ལ་ཕན། །སྲེ་ལོང་རླུང་མཁྲིས་ཐམས་ཅད་སེལ། །མགོ་རུས་ཕལ་གྱིས་རླུང་སྲིན་སེལ། །གཞུག་ཆུང་མཁལ་སྙིད་ནད་རྣམས་སེལ། །རྐང་རྣམས་ཡན་ལག་ནད་ལ་ཕན། །དེ་བཞི་རུས་བཅུད་རྣམ་བཞི་ཟེར། །

བྱ་མ་བྱི་ཡིས་མོ་ནད་སེལ། །བྱང་བ་རྩ་སྦྱོང་གཙོ་བོ་སྟེ། །སྦྲུར་མགྲོགས་དེ་ཡི་གྲོགས་སུ་བཟང་། །གཞན་ཡང་སྡོམ་སྡིག་ལ་སོགས་པས། །སྲོག་ཆགས་ཕྲ་མོ་ཀུན་ལ་ཡང་། །ནུས་པ་སོ་སོར་དཔག་མེད་ཀྱང་། །སྙིགས་དུས་སེམས་ཅན་སྡིག་ཅན་གྱིས། །རིག་ན་གནོད་དོགས་མ་བཤད་དོ། །

སྦྲུལ་ཆེན་མཁྲིས་པས་ནད་རྣམས་འཇོམས། །རྨ་བྱའི་མཁྲིས་པས་ཀླུ་ནད་སེལ། །དོམ་མཁྲིས་རྨ་ཚད་མིག་ལ་ཕན། །གཡག་རྒོད་མཁྲིས་པས་གྲང་ནད་སེལ། །ཉ་མཁྲིས་ཚད་པ་རྨ་ཚད་སེལ། །ཕག་མཁྲིས་ཚ་སེལ་མིག་ལ་ཕན། །འཕྱི་བའི་མཁྲིས་པས་རྨ་རླུང་སེལ། །གཞན་ཡང་ཕྱར་བསྟན་སྲོག་ཆགས་རིགས། །ཕལ་གྱིས་རྨ་གསོ་ཚད་པ་སེལ། །སོ་སོའི་ནུས་པ་འདིར་མ་བརྗོད། །

དུག་སྦྲུལ་ར་ནི་སྨན་གྱི་མཆོག །དུག་དང་སྲིན་ནི་འཇོམས་པར་བཤད། །བསེ་རུ་དཀར་པོས་དུག་ཚད་

སེལ། །ནག་པོས་རྣག་སྐེམ་སྐོམས་པ་ཡིན། །ཁ་ཤའི་རྩ་ཡང་རྣག་སྐེམ་སེལ། །རྒྱ་རུ་བུ་འབྱིན་བསིལ་སྐོམས་ཡིན། །ཤྭ་རུ་ཆུང་ངུས་རྣག་སྐེམ་སེལ། །ཆེན་པོས་དམུ་ཆུ་སྐེམ་པ་དང་། །རྨ་རྐན་འབྲས་ལ་བསྲེགས་བཏང་མཆོག །གཅོད་རུས་འབྲུ་བ་གཅོད་པ་སྟེ། །དགོ་བའི་རྩ་ཡང་དེ་དང་མཚུངས། །གཉན་གྱིས་ནད་རྣམས་སྤྱི་ལ་ཕན། །ཨ་ཧེའི་རྩ་ཡིས་འོར་ནད་སྐེམས། །མཛོ་རུས་ཛ་བྲན་དུག་ལ་ཕན། །གླང་ཐུག་རྩ་ནི་མགོ་ཆག་ཕན། །ལུག་ཐུག་རྩ་ནི་མོ་ནད་ཕན། །རྐོད་གཡག་གཡག་ཐུག་རྩ་ཡིས་ནི། །རྨ་འབྲས་ཕོལ་མིག་ནད་ལ་ཕན། །ར་རུ་བསིལ་བའི་ཕྱོགས་སུ་གཏོགས། །སྐྱིམ་རྩ་དེ་དང་ཕྱོགས་མཐུན་ནོ། །རྟ་བའི་རྩ་ཡང་ཚད་པར་ཕན། །ཆུ་གླང་རྩ་ཡང་དེ་དང་མཚུངས། །ཧ་རྨིག་ཧ་བོན་གདོན་ལ་ཕན། །རྩ་དང་མཁྲིས་པ་སུམ་ཅུ་ཡོད།།

རྨ་བྱའི་སྒྲོ་ཡིས་སྤྲུ་དུག་སེལ། །སྐྱང་ཐུར་དེ་དང་མཚུངས་པ་ཡིན། །ཨུག་པ་སྒྲོ་ཡིས་གློ་རྣག་འདྲེན། །སོ་བྱའི་མཇུག་སྒྲོས་ཆུ་འགག་སེལ། །གོ་བོའི་སྒྲོ་སེར་ཆུ་རྣམས་སྐེམ། །ཕུ་ཤུད་སྲིན་བྱ་བྱ་རྐོད་རྣམས། །གདོན་ནད་སེལ་བར་ཤེས་པར་བྱ། །སྟག་གི་སྨ་རས་དུག་ལ་ཕན། །བལ་ཆོལ་བསྐོལ་བས་ཀླུང་ནད་སེལ། །ར་བལ་མཚེར་བའི་ནད་ལ་ཕན། །ཁྱི་སྤྱུས་སྐྲངས་པའི་ནད་ལ་ཕན། །གཞན་ཡང་སྤུ་སྒྲོ་མང་ཡོད་ཀྱང་། །ཤ་དང་ཕྱོགས་མཐུན་འདིར་མ་བརྗོད།།

མི་ཧ་ཁྱི་གསུམ་མར་གསར་གྱི། །རིལ་མས་དུག་ནད་སེལ་བར་བྱེད། །སྤྱང་བྲུན་གདོན་ནད་སེལ་བ་ཡིན། །ཁྱི་བྲུན་དཀར་པོས་གཉན་ཚོགས་གསོད། །ཕག་རིལ་འབྲུམ་ནག་སྨན་མཆོག་ཡིན། །ཁྲུག་ཧའི་བྲུན་གྱིས་དམར་བཤལ་ཕན། །ཞིང་སྲིན་བྲུན་གྱིས་སྲིན་ནད་སེལ། །གསེབ་ཐོན་སྤངས་ཀྱིས་ཁྱི་སྨྱོན་སེལ། །འདི་དག་རེ་རེའི་ནད་སེལ་བས། །ཁྱད་པར་ཕོང་དུ་གཏོང་བ་ཡིན། །རྨ་བྱའི་བྲུན་གྱིས་གཉན་ལ་ཕན། །ཤ་ཟན་བྱ་རྣམས་ཀུན་གྱི་བྲུན། །ནུས་པས་གདོན་སྐྲངས་འདུལ་བར་བྱེད། །ཕྱུག་རྣོན་རིལ་པ་ལ་སོགས་པ། །འབྲུ་ཟན་བྲུན་གྱིས་གྲང་སྐྲན་འདུལ། །སླ་བ་ཤྭ་བ་ར་ལ་སོགས། །རྩྭ་ཟན་བྲུན་གྱིས་ཚ་སྐྲངས་འདུལ། །བ་གླང་མཛོ་ཟྭེ་ལ་སོགས་པ། །གཡུ་བྲུན་ཡན་ལག་ནད་ལ་ཕན། །ཚ་སེལ་རྣམས་ལ་ཆུ་གྲང་སྦྱར། །གྲང་བ་རྣམས་ལ་ཆང་རུས་ཁུ། །གཞན་ཡང་སྨན་བཞི་སོ་སོར་སྦྱར།། རྒྱས་པར་འདི་ན་མ་བཤད་དོ།།

བ་རའི་མར་གྱིས་མཁྲིས་པ་སེལ། །འབྲི་ལུག་མར་གྱིས་རླུང་སེལ་ལ། །བ་མེན་མཛོ་མོས་ཉེས་གསུམ

སེལ། །འབྲུ་མར་ཐམས་ཅད་རླུང་ལ་ཕན། །ཤིང་འབྲས་ངོ་བོ་བཞིན་ཞེས་བྱ། །ཞུན་མར་ཀུན་ལ་ཤེས་པ་ཡོད། །འོ་ཟློན་རྣམས་ཀྱིས་བད་ཀན་སྐྱེད། །བཞོས་ཐོག་ལེགས་བསྐོལ་ནད་ཀུན་ཕན། །ཏྲ་བོང་འོ་མས་གྲང་བ་སེལ། །ཞོ་ནི་བད་སེལ་ཕྲུམ་དང་ཐུད། །གྲང་བ་སེལ་བའི་དམ་པའོ། །ཆུར་ཁུས་དེ་རྣམས་འཇུ་བར་བྱེད།།

【译文】

动物类药物

接着讲述动物药，肉骨胆类之药物，分为几类依次说。

人的身体功效多，人发之油人脂肪，治疗隆症消黄水，燎焦可止脓和血。腋毛治邪可解毒。人肉治隆又解毒，治疗邪魔能解毒。人骨烧灰止疮疖。尸灰治疗邪魔病。人眼可治凶曜症。胎盘能解精华毒。热尿治疗口腔病。凉尿治疗眼睛病。大便可治邪痞瘤。人胆可治肝胆病。如是治体部分病，尚有滋补二十四，详阅金刚空行典。

狗肉可干寒水肿。马肉功效治寒症。大象肉骨疗邪症。黄牛肉治胆热症。上述乃为五大肉。卡达丝肉增体力。鲮鲤气香制水银。狮肉防邪能解毒，虎豹之肉效同此。熊肉功效治热症。棕熊肉治寒隆症。野人野猪斑羚肉，性凉治疗邪魔病。草豹猞猁竹虎肉，可疗邪症并滋补。狍肉治疗邪魔病。狍肺能够治肺脓。旱獭肉治寒隆症。獾猪艾虎香鼬肉，治疗邪病干黄水。野牛肉治骨隆症，牦牛肉热功效同。绵羊肉治培根病，并且能够补身体。

山羊肉凉治热症。猪肉性凉治热症，并且能治肿核疮。驴肉可治诸隆症。
畜养牦牛肉性温，鬣羚狍鹿马鹿肉，盘羊藏羚青羊肉，獐子食草动物肉，
大多数肉性皆平，野驴马肉药效同。野黄牛和水牛肉，功效能够补身体。
尿凉滋补功效多。猫肉能滋补壮阳。狼肉治疗未消化。
蛤蚧之肉养精液，蜥蜴之肉亦养精。螃蟹引出肾黄水。伤疮瘤毒鱼肉治。
锦蛇治疗瘟毒病。银环蛇肉治眼病。其他蛇肉增肌肉，并且能够提胃阳。
秃鹫肉治邪魔病。胡鹫喉治不消化，玉带海雕白尾鹞，诸肉补身治邪魔，
鹞肉鸢肉效同此。鸱鸮肉和鸱鸺肉，功效治疗邪魔病。孔雀马鸡肉祛寒，
毒病患者不可服。啄木鸟肉河乌肉、鸬鹚肉和杜鹃肉、斑鸠肉和鹦鹉肉、
鸽子肉和公鸡肉、松鸡肉和鹧鸪肉、古陵鸟肉鹧鸪肉，各种禽肉之功效，
一般轻身又增力，各自功效不多述。斑鸠肉治邪魔病。大嘴乌鸦渡鸦肉，
治疗邪症胆腑病。治尿闭症鸬鹚肉。黑颈鹤肉天鹅肉，赤麻鸭肉海鸥肉，
水鸟肉多呈凉性。滋补益精麻雀肉。
治疗赤痢野兔脑，与此同效雷殛骨。龙骨功效治头病，并且治疗骨毒症。
治疗麻风乌龟骨。踵骨可治隆赤病。头骨治疗隆虫病。小尾椎治肾腰病。
骨髓可疗四肢病。如是称为四营骨。
鼯鼠治疗妇女病。斑蝥主要清泻脉，龙虱可称良佐药。另外蜘蛛蝎子等，
所有微小之生物，各自功效多无量。浊世众生造恶业，恐其伤害不多述。
治疗诸病蟒蛇胆。治疗龙病孔雀胆。熊胆清伤疗目疾。治疗寒症野牛胆。
鱼胆清热解疮毒。猪胆清热益眼病。旱獭胆汁疗脓病。另外前述生物类，
胆多养疮解热毒，各自功效不再述。
毒蛇角为上品药，治疗毒症和虫病。白犀角治热毒症。性平干脓黑犀角。
狍角功效也干脓。羚角性平可催产。可以干脓小鹿角。大鹿角干肾水肿。

鹿角烧灰治旧疮，并且治疗肿核疮。藏羚角和黄羊角，可以治疗泻痢症。治疗诸病盘羊角。水牛角干心水肿。犏牛角治犏牛毒。种黄牛角治头破。种绵羊角利女病。种牦牛野牦牛角，可治疮疖牛眼疮。山羊角为凉性药，白羊右角效同此。青羊角和水牛角，可治各种热燥症。马蹄马肩治邪魔。此为角胆三十味。

孔雀尾翎豪猪刺，可治一切毛中毒。鸱鸮翎毛引肺脓。鸬鹚尾翎通尿闭。兀鹫翎可干黄水。鸱鸺秃鹫戴胜鸟，翎毛皆治邪魔病。虎须可治中毒症。羊毛脂汁治隆病。山羊毛治脾脏病。狗毛可疗肿胀病。另外毛翎有很多，与肉同效不再述。

人马狗粪团油丸，功效能够治毒病。狼粪治疗邪魔病。狗粪白粒之功效，诛杀瘟毒疗毒症。天花痘疹猪粪治。治疗赤痢燕子粪。木蛀虫粪治虫病。青驴粪治狂犬病。诸药分别治各病。尤其内服疗效佳。孔雀粪可祛瘟毒。所有食肉禽类粪，功效皆能消邪肿。食粮鸽子等禽粪，皆治寒性痞瘤病。獐子鹿类山羊等，食草动物之粪便，功效治疗热肿胀。黄牛犏牛等牛粪，可治四肢之疾病，清热要用凉水调。祛寒酒肉汤来调。另外四药分别配，此处不再详细述。

黄牛山羊奶酥油，功效皆治赤巴病。牦牛绵羊奶酥油，功效能够治隆病。野黄牛奶犏牛奶，功效治疗三灾病。植物油可治隆病。所说果类如自性。一切融酥便可知。生奶引发培根邪。刚挤新奶烧开服，功效能治诸疾病。马奶驴奶治寒症。酪之功效治培根，稀酪以及酥酪糕，治疗寒症之妙药。酪浆能化上述药。

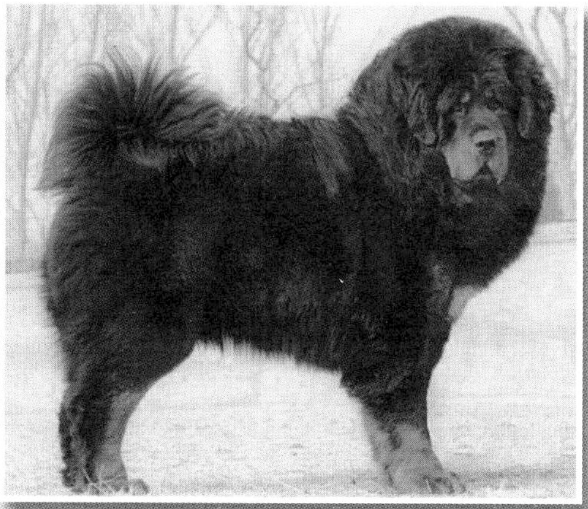

狗 ཁྱི།

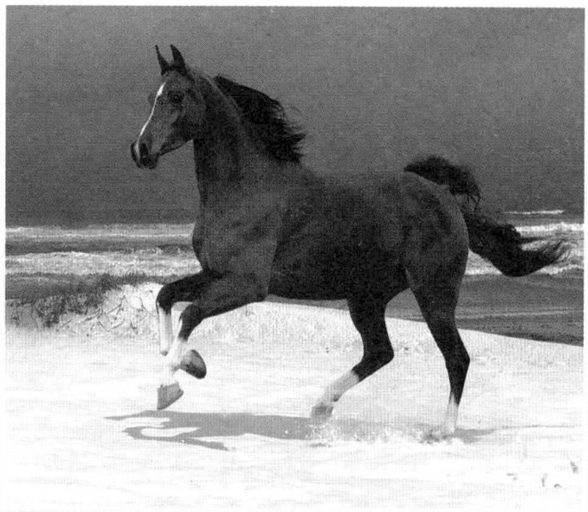

马 རྟ།

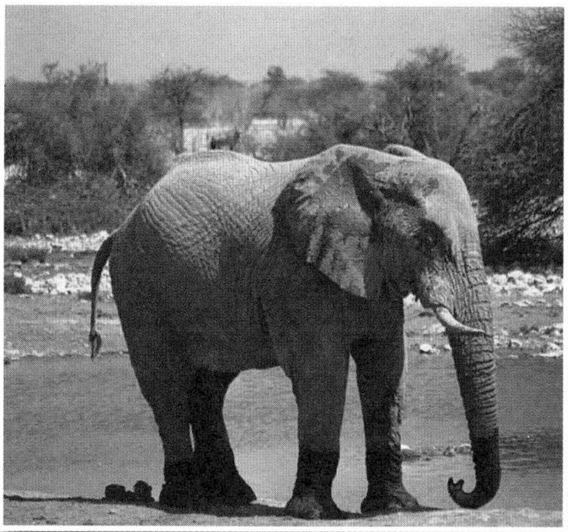

大象 གླང་ཆེན།

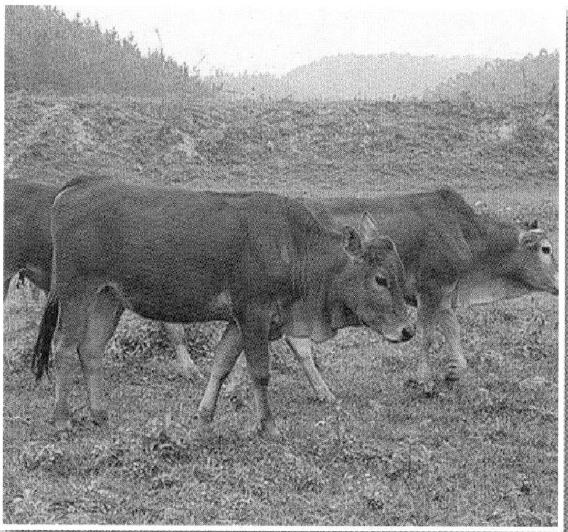

黄牛 བ་ལང་།

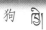

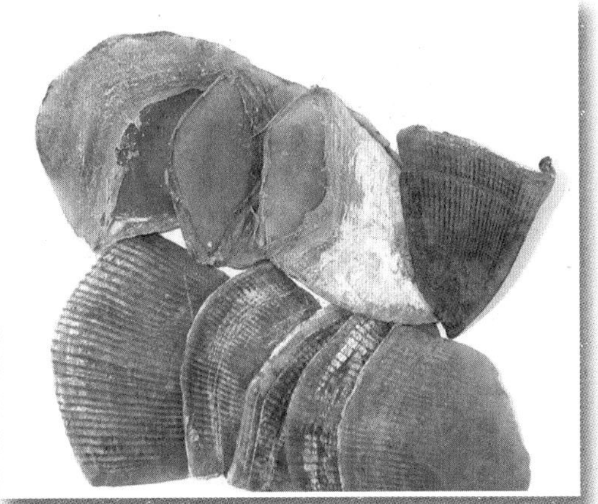

鲮鲤 ཆུ་སྲིན་སྡེར་མོ།

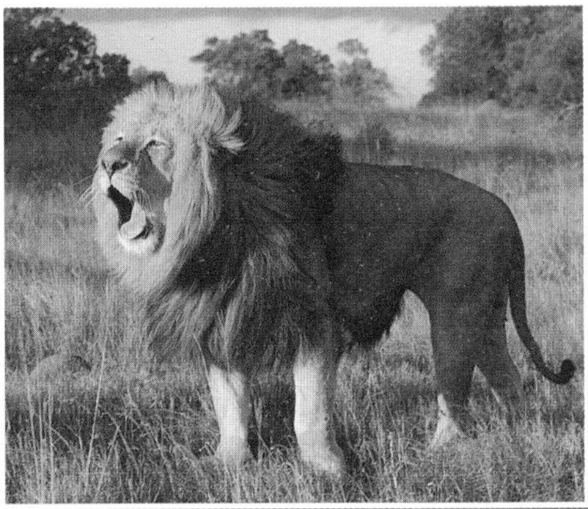

狮 སེང་གེ།

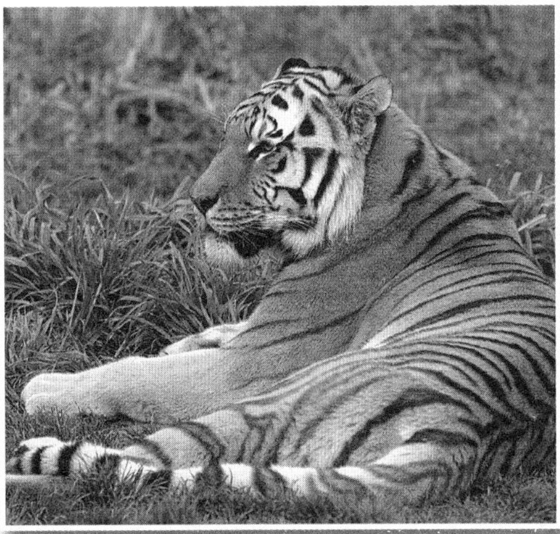

虎 སྟག

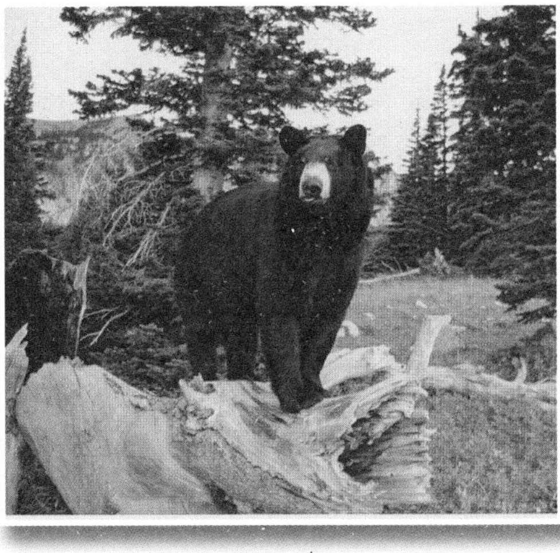

熊 དོམ།

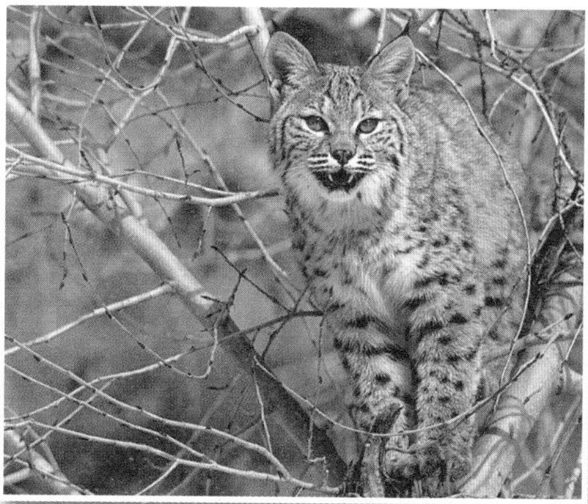

猞猁 དབྱི།

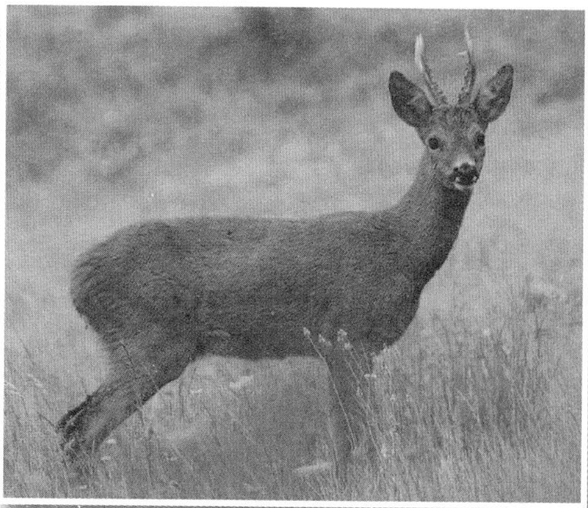

狍 ཁ་ཤ

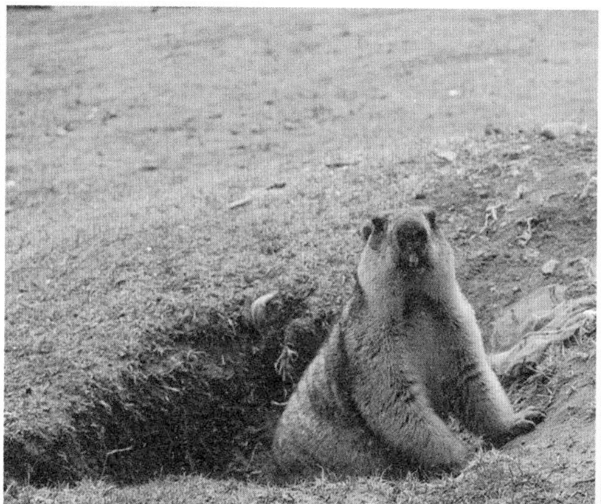

旱獭 འཕྱི་བ།

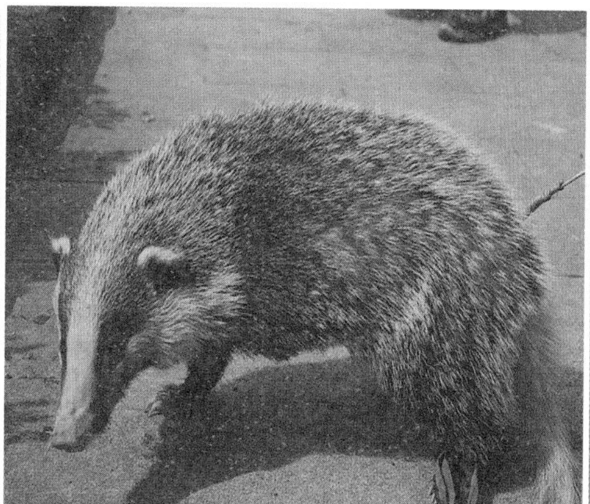

獾猪 གྲུམ་པ།

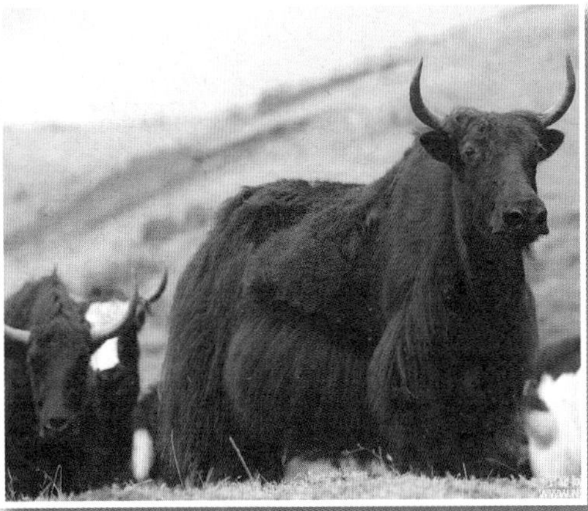

公野牦牛 གཡག་རྒོད།

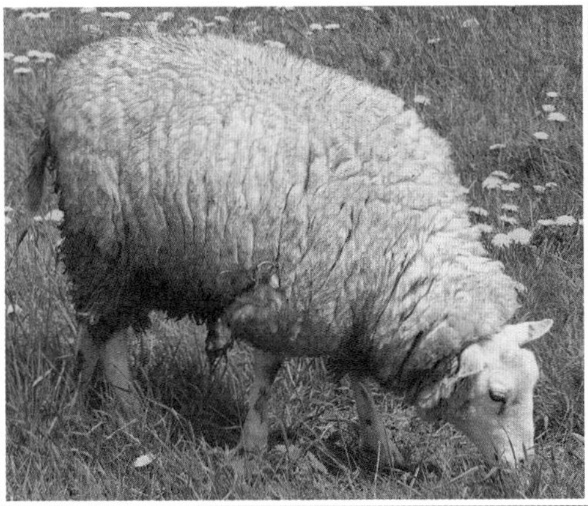

绵羊 ལུག

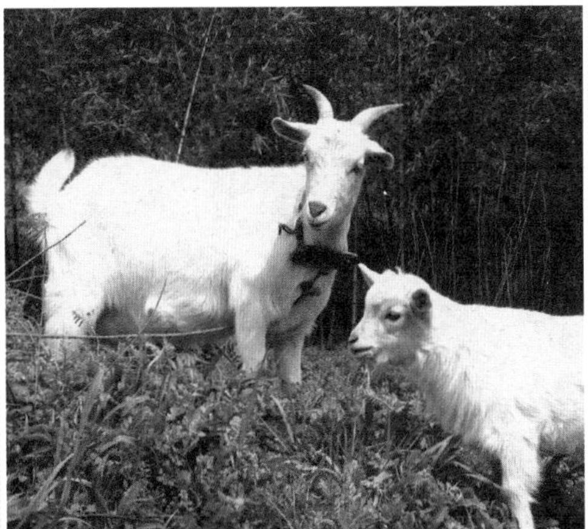

山羊 ར་མ།

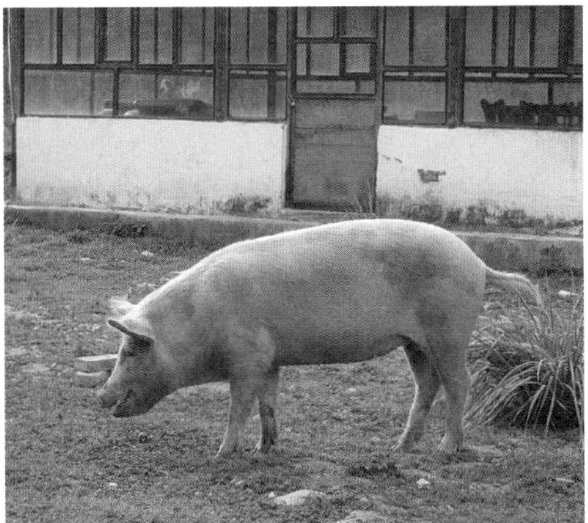

猪 ཕག

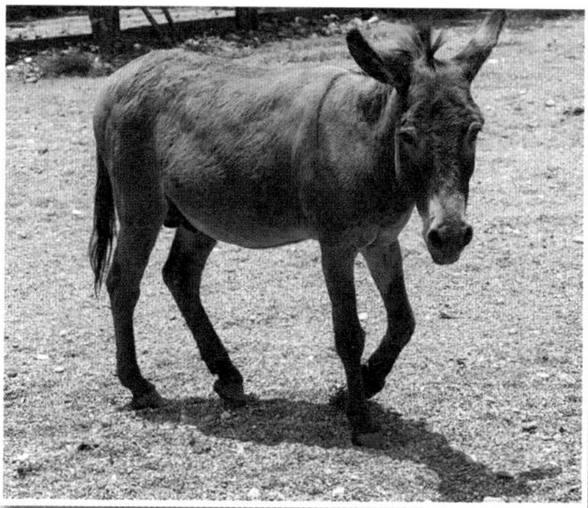

驴 ཝོང་བུ།

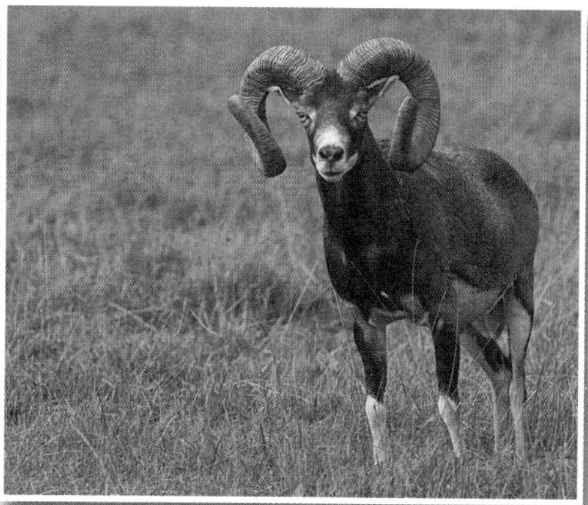

盘羊 གཉན།

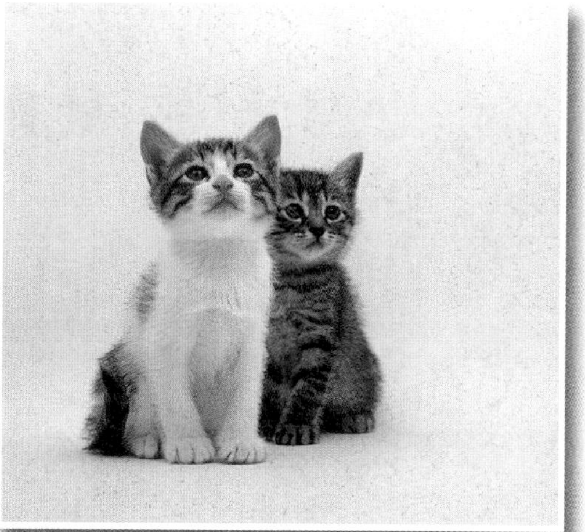

猫 བྱི་ལ།

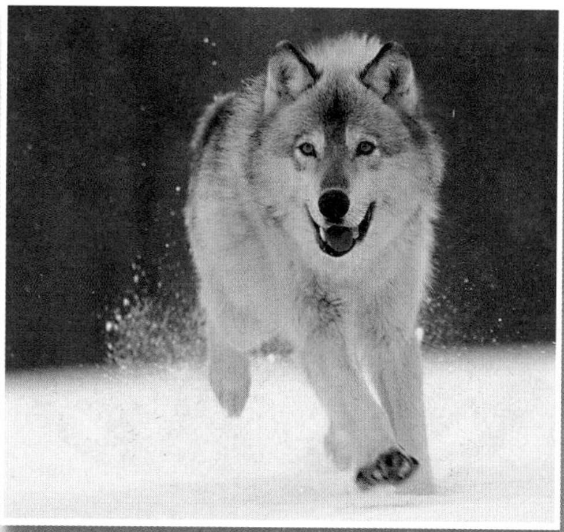

狼 སྤྱང་ཀི།

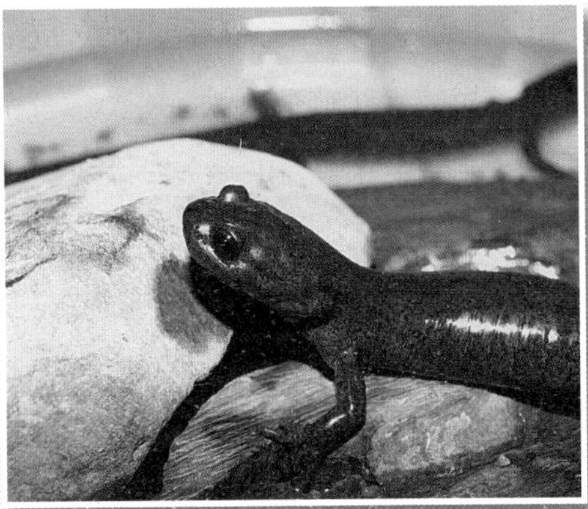

羌活鱼 ད་བྱིད།

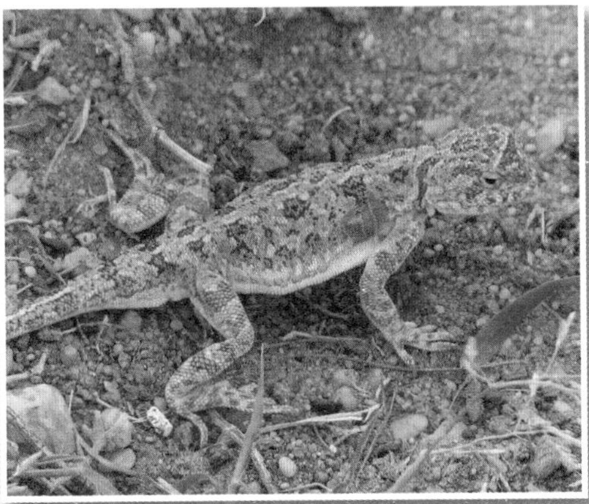

蜥蜴 རྩངས་པ།

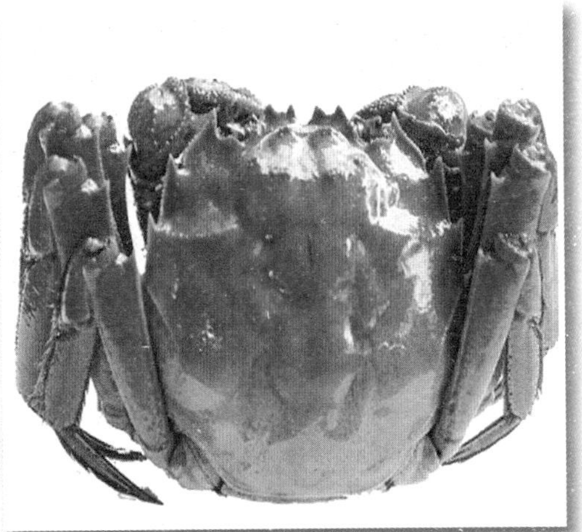

螃蟹 སྡིག་སྲིན།

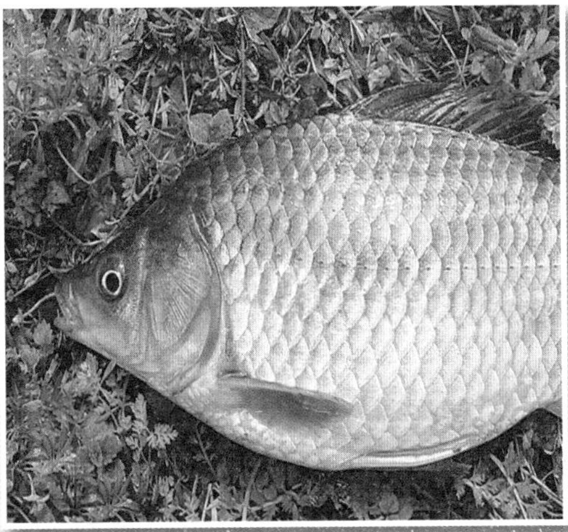

鱼 ཉ།

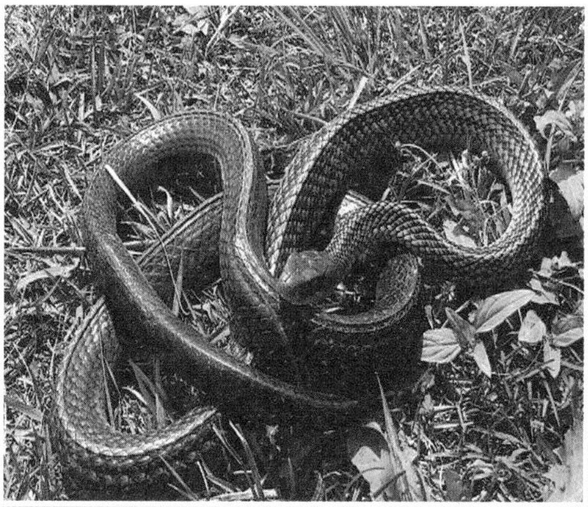

乌梢蛇 ལྕགས་སྦྲུལ།

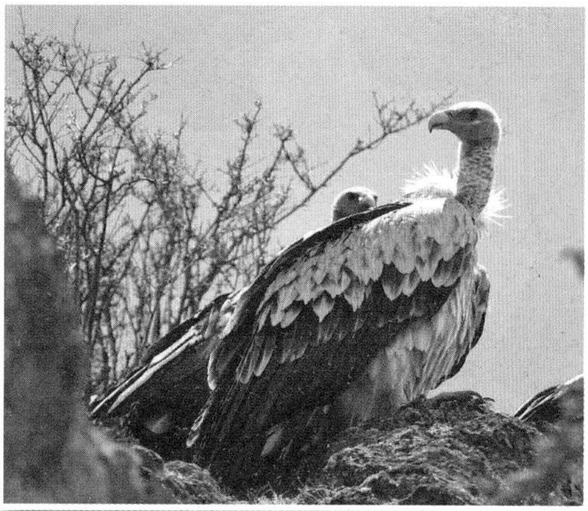

秃鹫 བྱ་རྒོད།

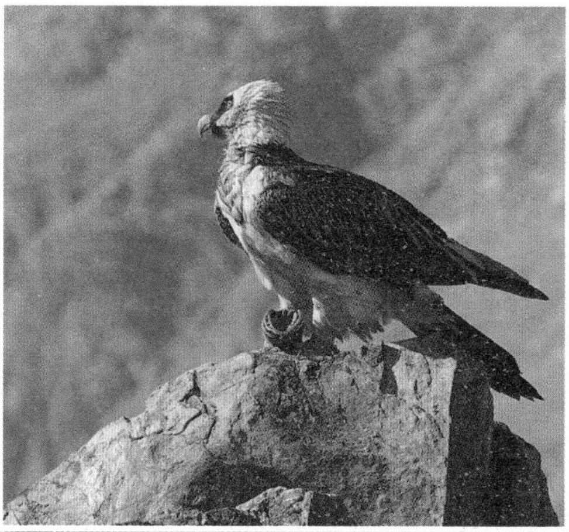

胡兀鹫 གོ་བོ།

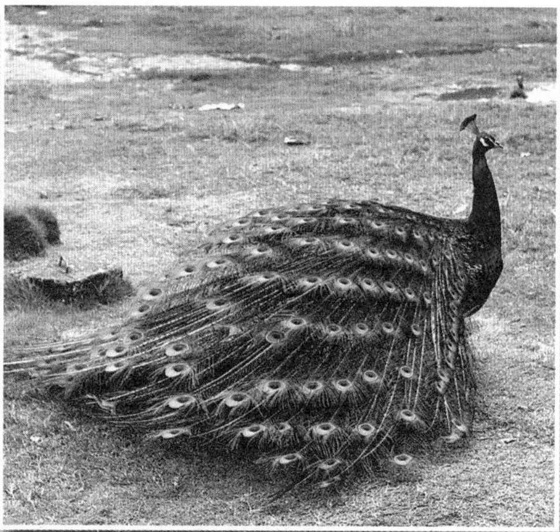

孔雀 རྨ་བྱ།

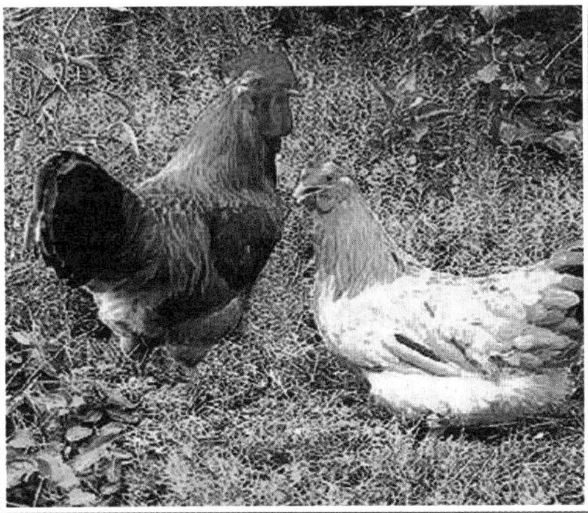

鸡 ཁྱིམ་བྱ།

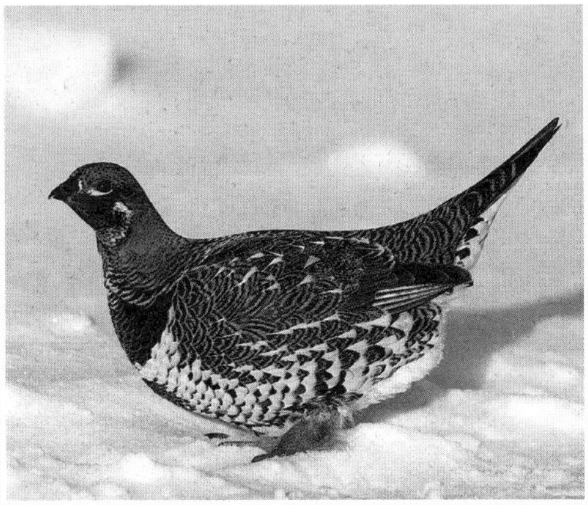

松鸡 གོང་མོ།

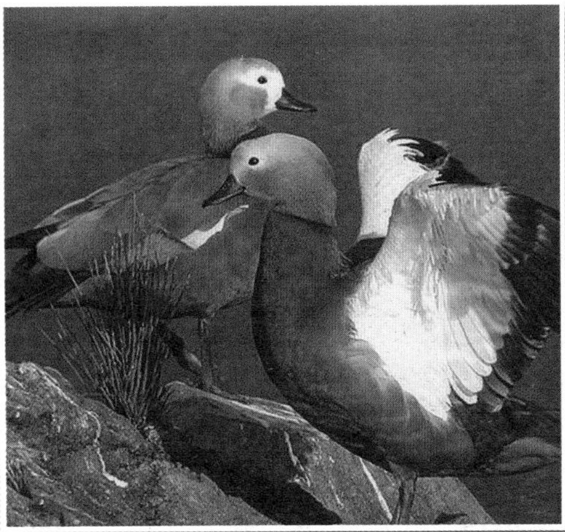

赤麻鸭 ངུར་པ།

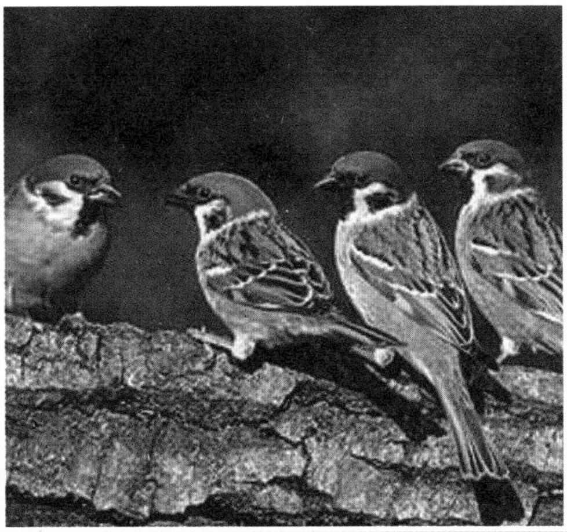

麻雀 མཆིལ་པ།

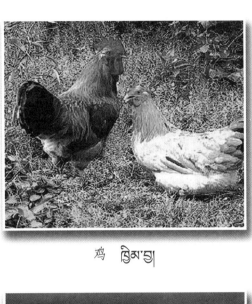

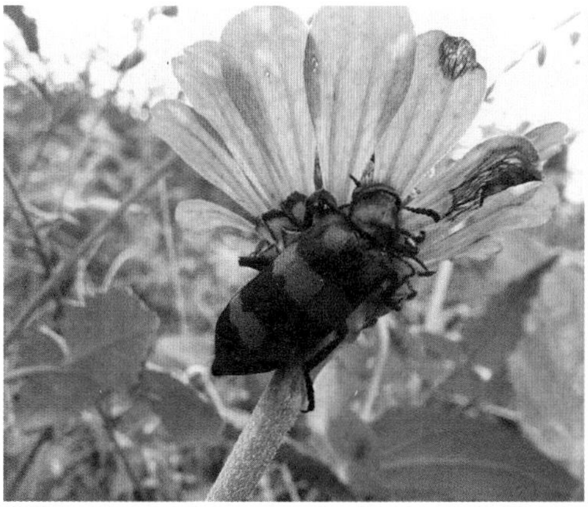

斑蝥 བྱང་བ།

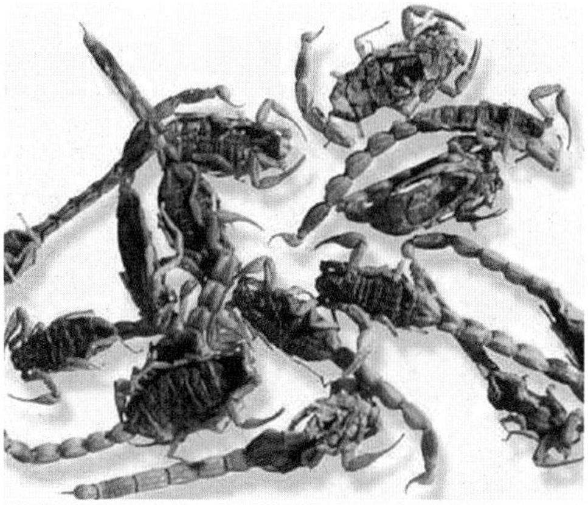

蝎子 སྡིག་པ་ནག་པོ།

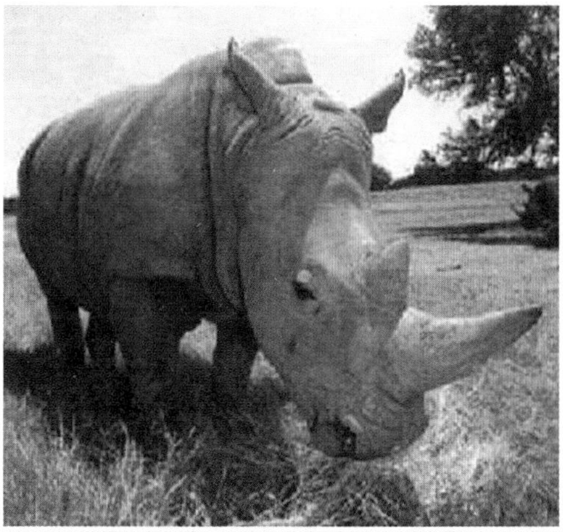

白犀角 བསེ་རུ་དཀར་པོ།

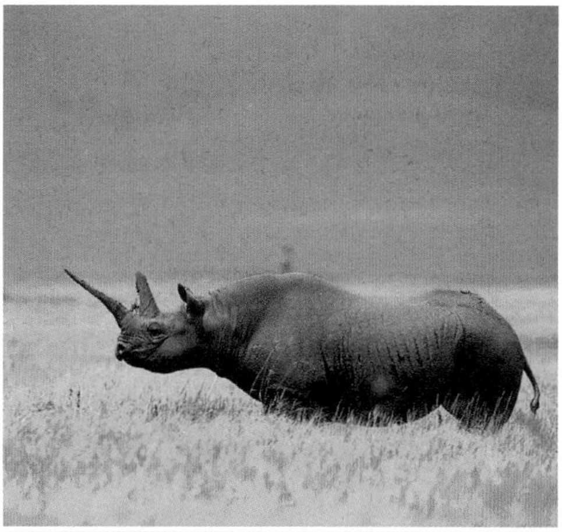

黑犀角 བསེ་རུ་ནག་པོ།

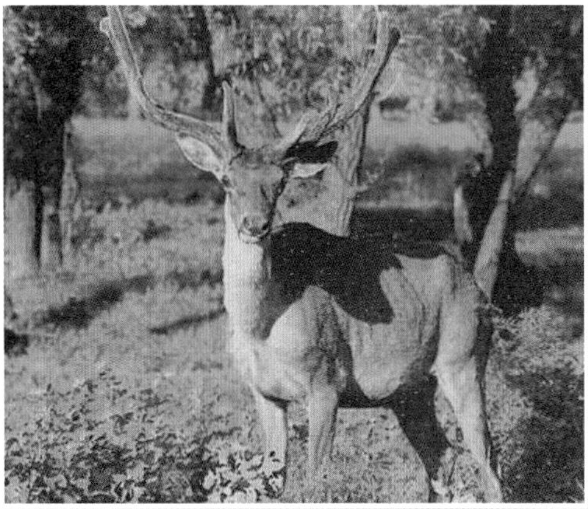

鹿角 ཤྭ་རུ།

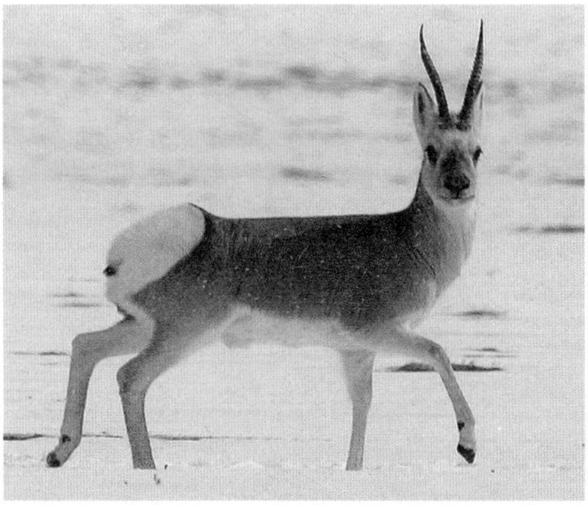

羚羊角 གཙོད་རུ།

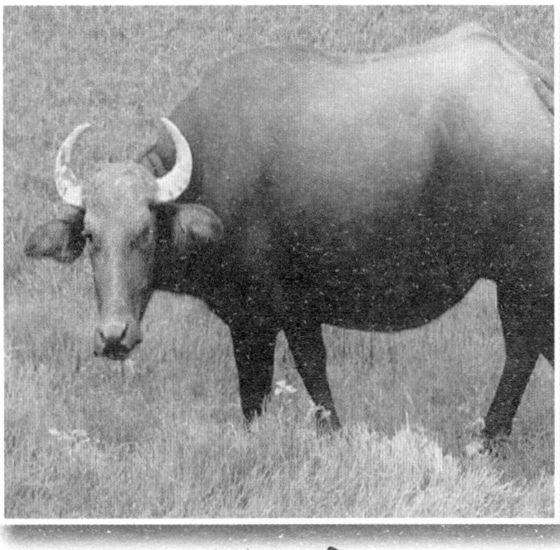

水牛 མ་ཧེ།

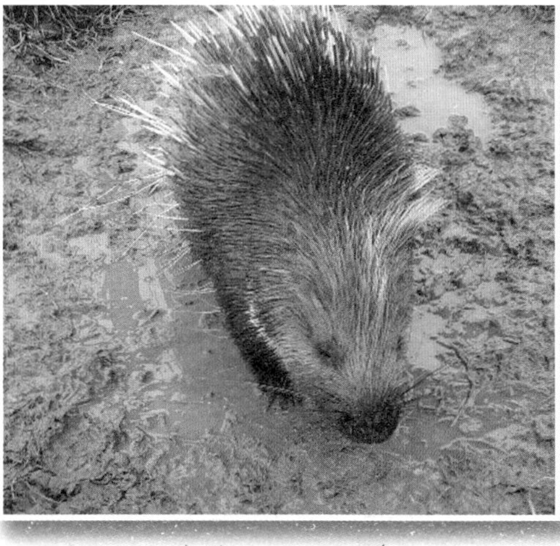

豪猪 གཟུགས་མོ།

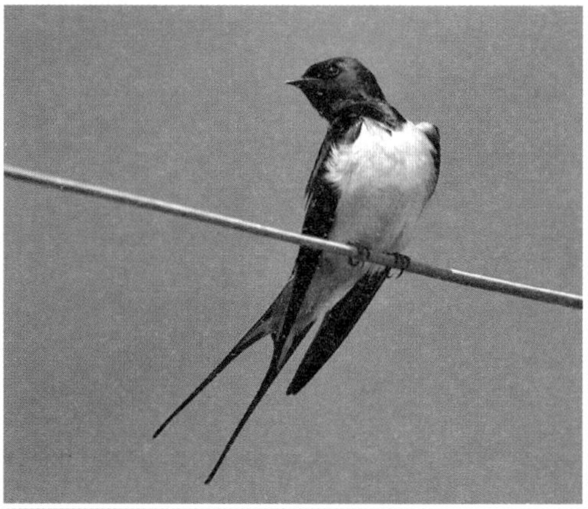

燕子 ཁུག་རྟ།

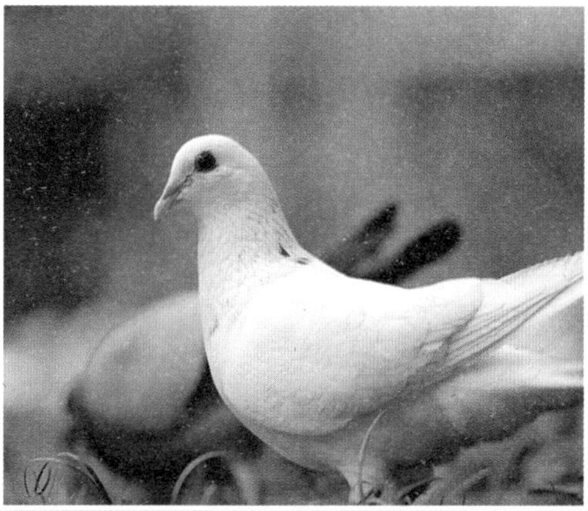

鸽子 ཕུག་རོན།

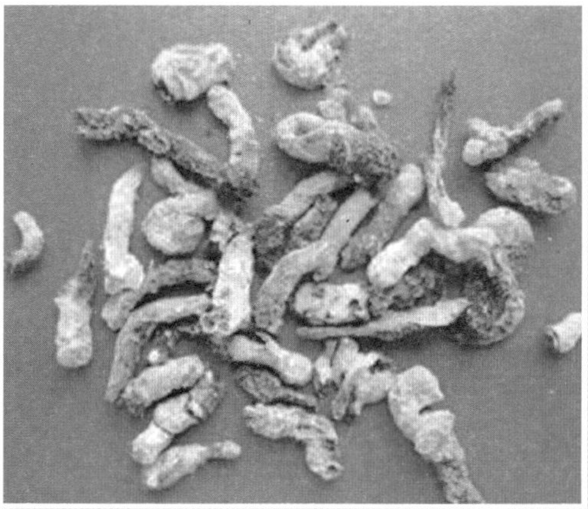

兀鹫粪 གོ་བོའི་བྲུན།

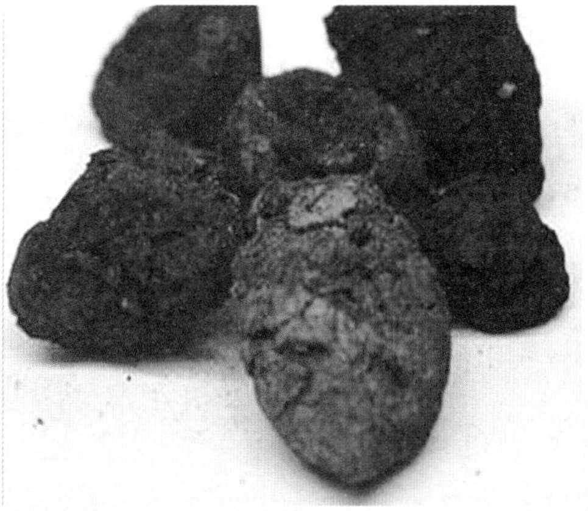

猪粪 ཕག་བྲུན།

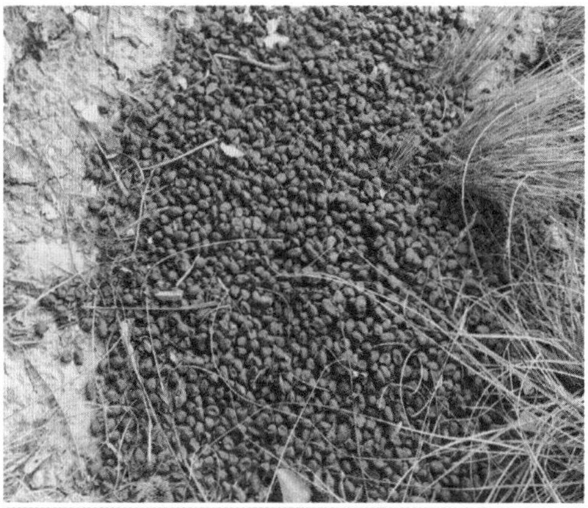

獐子粪 གླ་རིལ།

དེ་ལྟར་བརྒྱད་བརྒྱ་བཅུ་ཕྲག་གསུམ། །ལྷག་པའི་སྨན་ནུས་བཤད་པ་འདི། །གངས་ཅན་རྒྱ་བོད་ཕལ་ན་ཡོད། །མིང་གི་རྣམ་གྲངས་ཡུལ་སྐད་ཀྱི། །དུ་མ་བཤད་ཀྱང་ཕལ་ཆེར་འདུས། །བློ་ལྡན་རྣམས་ཀྱིས་ཞིབ་ཏུ་དཔྱོད། །རྩ་བ་དགུན་ལ་ལོ་མ་དབྱར། །མེ་ཏོག་སོས་ཀ་འབྲས་བུ་སྟོན། །ཁམས་རྣམས་རྒྱས་པའི་དུས་སུ་བླངས། །ཤ་རྣམས་དར་བབ་གློ་བུར་བཟང་། །རིན་ཆེན་རྡོ་ཤིང་ངེས་མེད་བླང་། །རྐང་བར་བཏང་ན་སྨན་རྟ་གཅིག །སྦྱོ་དང་ཁམས་རྣམས་འཇམ་བཙལ་ལ། །དུག་འདོན་གྲོགས་དང་སྦྱིབས་ཤེས་ནས། །ནད་རྣམས་མ་ལུས་འཇོམས་པར་བྱེད། །སྙིགས་དུས་ནད་མང་རྩི་སྨན་དགོས། །དེའི་ཕྱིར་གཞན་ལ་ཕན་སེམས་ནས། །གཞུང་མང་གདམས་པ་དུ་མ་ལ། །གསུངས་མང་ཕྱོགས་གཅིག་བསྡུས་པ་ནི། །དྲང་སྲོང་བརྒྱུད་པའི་རྗེས་ཞུགས་པ། །རང་བྱུང་རྡོ་རྗེས་སྦྱར་བ་ཡིན། །འགྲོ་བའི་ནད་རྣམས་སེལ་བར་ཤོག །

སྨན་རྣམས་ཀྱི་ཡོན་ཏན་ཕྱོགས་རེ་བསྟན་པ་ཡིན་ནོ། །རེ་རེ་གྲོགས་དང་བསྡེབས་ན་ནད་མང་པོ་འཇོམས་པ་ཡོད་དོ། །ཡི་གེ་མང་དོགས་ནས་མ་བྲིས་སོ། །ནད་སོ་སོའི་སྦྱོར་བ་གཞུང་དུ་ཤེས་པར་མཛོད་ཅིག འགྲོ་ལ་ཕན་པ་རྒྱ་ཆེན་པོ་འབྱུང་བར་གྱུར་ཅིག

ལུག་ལོ་ཟླ་བ་གཉིས་པའི་ཡར་ཚེས་རྒྱ་མཚོ་སྣང་གི་དགོན་གསར་དུ་སྦྱར་བའི་དགེ་བས་འགྲོ་རྣམས་ནད་ཀྱི་སྡུག་བསྔལ་ལས་ཐར་བར་ཤོག། །།

【译文】

如是药物八百三，已讲特殊之药效，汉印藏地皆有生，药物名称之称呼，包括几种方言名，智者们要细研究，冬采根茎夏采叶，夏季采花秋摘果，皆在旺时适时采。肌肉畜壮宰杀好，珍宝石木随时采，基本方药配药引，要懂草药炮细制，去毒配伍佐药服，方能息除诸疾病。浊世病多良药少，因之为利其他人，多部医典之教诫，众多善言皆汇集，追随仙人之传承，让穹多吉编撰成，祈愿息除众生病！

讲述每味药物之功效，各自配伍佐药治病多，恐其文繁之故未多述，

各种疾病配方阅药典，祈愿有益广大之众生！

羊年二月上旬吉日撰于尖措昂新寺　祈愿众生从病痛中解脱！